Le Mal de dos

POUR LES NULS

W0321576

Le Mal de dos POUR LES NULS

Anthony Tschiegg

Ostéopathe D.O.

Dr Sylvie Godon-Hardy

Neuroradiologue

FIRST Editions

Le Mal de dos pour les Nuls

© Éditions First, un département d'Édi8, 2013. Publié en accord avec Wiley Publishing, Inc.

« Pour les Nuls » est une marque déposée de Wiley Publishing, Inc.
« For Dummies » est une marque déposée de Wiley Publishing, Inc.

Le Code de la propriété intellectuelle interdit les copies ou reproductions destinées à une utilisation collective. Toute représentation ou reproduction intégrale ou partielle faite par quelque procédé que ce soit, sans le consentement de l'Auteur ou de ses ayants cause est illicite et constitue une contrefaçon sanctionnée par les articles L335-2 et suivants du Code de la propriété intellectuelle.

ISBN : 978-2-7540-5307-5
Dépôt légal : Novembre 2013

Direction éditoriale : Marie-Anne Jost-Kotik
Édition : Laury-Anne Frut
Avec la participation d'Anne Blondet
Correction : Florence Le Grand
Maquette et couverture : Stéphane Angot
Illustrations techniques : Deletraz, Corinne Pauvert et Sylvie Belin
Illustrations de partie : Marc Chalvin
Production : Emmanuelle Clément

Imprimé en France

Éditions First, un département d'Édi8
12, avenue d'Italie
75013 Paris – France
Tél. : 01-44-16-09-00
Fax : 01-44-16-09-01
E-mail : firstinfo@efirst.com
Internet : www.pourlesnuls.fr

Remerciements

Je souhaite remercier Elisabeth Tschiegg, mes enfants Adrian et Anastasia, Patrick Geppner, Bob Jeudy, Olivier Tissot, Pascale Laferriere, Claire Genet, Noël Gros, Philippe Lecq, Géraldine Adloff, Sylvaine Allié, Sebastian Byrde, Georges Schmidt, Simon Cohen, Alain Gauthier.

Sommaire

Introduction 1

A propos de ce livre 2
Comment ce livre est-il organisé ? 2
  Première partie : Qu'est ce que le mal de dos ? 3
  Deuxième partie : Mieux vaut prévenir que guérir 3
  Troisième partie : Comment se débarrasser du mal de dos ? 3
  Quatrième partie : Comment en finir avec son mal de dos ? 4
  Cinquième partie : La partie des Dix 4
Les icônes utilisées dans ce livre 5

Première partie : Qu'est-ce que le mal de dos ? 7

Chapitre 1 : Pourquoi ai-je mal au dos ? 9

De la préhistoire à notre histoire 9
  De la station quadrupède à la station debout 10
  Pourquoi debout ? 10
  La métamorphose 11
  Et la colonne vertébrale dans tout cela ? 11
  Le singe est-il responsable de notre mal de dos ? 12
Comment le mal de dos s'installe-t-il ? 13
  La notion d'équilibre 13
  Le mouvement 13
  La souplesse 14
  Le coup de poignard dans le dos 15
J'avais pourtant bon dos… 15
  Vous avez fait le gros dos pendant longtemps 15
  Le cumul des mandats 16
  La goutte d'eau qui fait déborder le vase 16
  Et c'est ainsi que naquit… 16
Réveillez-vous ! 17
  Tout sauf courber l'échine ! 17

Et la douleur fut 18
Un chemin tout tracé 19
L'état d'urgence est déclaré 20
La psychologie de la douleur 20
La douleur qui rend fou 21

Chapitre 2 : La colonne vertébrale : un véritable Meccano® 23

Anatomie, physiologie, biomécanique 23
La colonne vertébrale 23
La colonne vertébrale au milieu du squelette 25
La vertèbre : pièce élémentaire du Meccano® 28
Les articulations de la colonne vertébrale 30
Les systèmes ligamentaires et musculaires 32
À chaque étage sa spécialité 34
Le rachis cervical 34
Le rachis dorsal 35
Le rachis lombaire 36
Le sacrum 36
Les contraintes et les mouvements 38
Le système nerveux 40
Imagerie médicale 42
Quels examens peuvent être demandés ? 45

Chapitre 3 : Leurs localisations 53

Les rachialgies 53
Quelles lésions, quelles douleurs ? 54
Les différents types de douleurs 55
Différentes pathologies, différentes catégories de douleur 55
Les lésions mécaniques 58
Les lésions non mécaniques 60
Douleurs… À quel étage ? 61
Les lombalgies communes 61
Et les autres lombalgies, non communes… 66
Les cervicalgies 66
Les dorsalgies 70
Les coccygodynies 71

Chapitre 4 : Les origines et conséquences des pathologies du dos 73

Les courbatures 74
Le sport qui vous momifie 74

La traumatologie ... 74
Les accidents qui font froid dans le dos ... 74
La fracture et le mal de dos ... 75
Le coup du lapinou ... 75
Le bas du dos, ses problèmes spécifiques et leurs conséquences ... 76
La problématique sciatique ... 76
La cruralgie ... 77
Le syndrome du canal étroit ... 78
Le spondylolisthésis ... 78
La star du mal de dos : la hernie discale ... 79
Le vieillissement et l'usure ... 80
L'ennemi public numéro 1 ... 80
Le bec-de-perroquet ... 82
Une cathédrale de verre ... 82
La fibromyalgie ... 83
Les autres maladies du dos, moins fréquentes… ... 85
La polyarthrite rhumatoïde ... 85
Les spondylarthropathies ... 86
Les maladies infectieuses ... 88
Mal de dos et cancer ... 88
Les chocs psychologiques et le mal de dos ... 89

Chapitre 5 : Les origines fréquentes du mal de dos ... 91

D'où viennent les pannes mécaniques ? ... 91
Le « faux mouvement » ou les mauvaises habitudes ... 91
De Jardiland à Castorama ... 92
Le travail ... 93
L'hérédité n'est pas une fatalité ... 95
Posture et usure ... 96
Ces kilos qui sont de trop ! ... 97
L'obésité ... 98
Le sport oui, mais pas n'importe lequel, et pas n'importe comment ! ... 98
Les sports asymétriques à limiter en cas de mal de dos ... 99
Le sport excessif et ses ombres ... 100
Les sports à « haute tension » ... 101

Chapitre 6 : Et si cela venait d'ailleurs ? ... 103

De là ou d'ailleurs… ... 103
Le mal de dos « du ventre » ... 103
La prudence ... 104

Le stress ou le facteur majeur 105
Jésus et le mal de dos 107
Un bassin en vrille 108
L'occlusion, késaco ? 109
La technique imparable des sportifs 110

Chapitre 7 : La femme enceinte, les bébés, les enfants, et le mal de dos ... 113

La femme enceinte 114
Pourquoi cette douleur ? 114
Un sauveur 114
Comment optimiser votre nuit 116
Et après l'accouchement : la gymnastique abdominale hypopressive 117
Les bébés 117
Les enfants et le mal de dos 119
Le principe de prévention 119
Mozart et le mal de dos 121
Un enfant, ça tombe ! 121
Le langage du dos et du ventre chez l'enfant 122
L'adolescent 122
La croissance 122
La scoliose 123
La maladie du dos rond 125
Les ados et le frigo 126
L'alcool, la drogue, la cigarette ou le sport 127

Chapitre 8 : Les seniors et le mal de dos 129

L'avancée en âge et le mal de dos 129
Le vieillissement ostéo-articulaire 129
L'âge et les maladies du dos 130
Arrêt subit = danger 131
Le dos qui murmurait à l'oreille de l'homme 132
L'étoile du berger 132
Le syndrome de l'éternité 132

Deuxième partie : Et s'il valait mieux prévenir que guérir ? ... 135

Chapitre 9 : Comment préserver la santé de votre dos ? 137

Penser à économiser son dos 137
Que faut-il faire au quotidien ? 137
Comment entrer et sortir de la voiture 140

Un esprit sain dans un corps sain 142
La marche sportive 143
La natation ou le sport de prédilection 144
L'aquagym, aquajogging, aquacycling 145
La course à pied et ses bienfaits 145
Le cyclisme 147
L'équitation 148
La danse 148
Le ski 149
L'escalade et l'alpinisme 149
La musculation 150
Le thermalisme et le mal de dos 151
Les thermes : une cure de jouvence 151
La cure thermale 152
La thalassothérapie 152
Les exercices de prévention 152
Quel est le matériel qui peut changer votre quotidien ? 154
Le matelas 154
L'oreiller 155
Les chaussures 155
La chaise 157
La voiture 159

Chapitre 10 : À l'écoute des signaux d'alarmes 161

Le témoin d'huile 161
« Work in progress » 162
Sherlock Holmes 162
Le rein et le dos 162
Que pouvons-nous mettre sur le dos de notre ventre ? 163
Une douleur dans la jambe peut annoncer un problème de dos 163
Une douleur de l'épaule ou de bras 164
Maux de tête, migraines quel rapport avec le dos ? 164
Des vertiges ou des acouphènes 165

Chapitre 11 : « Que ton aliment soit ton médicament » Hippocrate 167

Quel régime alimentaire pour un bon dos… 167
Des aliments vivants 168
L'équilibre acido-basique 169
Le rôle capital des oméga-3 171
L'incontournable vitamine D 172
Le rôle de la vitamine D dans les douleurs chroniques de dos 173
Les aliments à éviter 173

Quelques conseils alimentaires pour nettoyer votre organisme 174
Dissocier les aliments 174
Une cure de détox 174
Les intolérances alimentaires et le mal de dos 175
Adieu chameau 176
Les compléments alimentaires 177

Chapitre 12 : Veiller à faire un entretien thérapeutique régulier 179

Pourquoi une prévention thérapeutique ? 179
Massez-moi, massez-moi, massez-moi… 181
Le drainage lymphatique 182
Une séance d'ostéopathie deux fois par an 182
Une séance d'acupuncture de temps en temps 183
Un peu de souplesse Messieurs, Mesdames… 184
Et nos champions… 184

Chapitre 13 : Qui consulter ? 187

Pourquoi consulter ? 187
La première consultation 188
L'interrogatoire 188
L'évaluation de la douleur 189
L'examen clinique 191
Premier temps de l'examen : l'inspection 191
Deuxième temps de l'examen clinique : la palpation 193
Quand il faut d'autres examens 196
Quels examens ? 196

Chapitre 14 : Les médicaments et les infiltrations 199

Le cercle vicieux de la douleur 199
Le travail du rhumatologue 201
Les médicaments administrés par voie générale 201
Les antalgiques 202
Les anti-inflammatoires 204
Les corticoïdes 207
Les myorelaxants 207
Les autres médicaments 208
Les traitements locaux 209
Les infiltrations 209

Chapitre 15 : La thérapie 213

La médecine manuelle et la médecine du sport 213
La médecine manuelle 213
La médecine du sport 214
Le kinésithérapeute 215
Qui est-ce ? 215
Pourquoi y avoir recours ? 218
La rééducation fonctionnelle 219
La médecine physique et la réadaptation fonctionnelle 219
Les accessoires de maintien 220
Les ceintures lombaires 220
Le collier cervical 220
Les épaulières 221

Chapitre 16 : Quand c'est grave... 223

L'urgence absolue à l'étage lombaire : le syndrome de la queue-de-cheval 225
L'urgence... plus nuancée 225
La sciatique paralysante 226
La sciatique hyperalgique 226
La compression médullaire : urgence absolue aussi 227
Les causes de compression médullaire 227
Névralgies cervico-brachiales (NCB) paralysante et hyperalgique 229
Quelles sont les différentes techniques chirurgicales des pathologies dégénératives ? 230
Pour une hernie discale 230
Pour un canal vertébral étroit 231
Pour un spondylolisthésis 232
Autres techniques, autres indications... 232

Troisième partie : Se débarrasser du mal de dos ? 235

Chapitre 17 : L'ostéopathie 237

Qui est exactement l'ostéopathe ? 237
Ses champs d'action 237
La globalité : l'homme comme écosystème 238
Quand vais-je voir l'ostéopathe ? 240
« T'as mal où ? » 240
Qu'est-ce qu'une lésion ostéopathique ? 240

La consultation ostéopathique 241
L'écoute ostéopathique 243
Et qu'en est-il de mon mal de dos ? 244
Le marteau ou la plume… 245

Chapitre 18 : L'acupuncture 247

Le concept du QI 248
La théorie du yin et du yang 248
Théorie des cinq mouvements (des cinq éléments) 248
Modes d'action de l'acupuncture 249
Action locale 251
Action segmentaire 251
Action générale 254
Action sur les trajets des méridiens 255
Les points d'acupuncture 256
Les différentes techniques 257
L'acupuncture et les pathologies de la colonne vertébrale 258

Chapitre 19 : Les autres méthodes et leur efficacité 265

Redressez-vous ! La posturologie 266
Qu'est-ce donc ? 266
Qui la pratique et comment ? 266
Le dos par les pieds : la podologie 267
Pour quelles raisons ? 267
Libérez vos muscles : la méthode Mézières 268
Comment ça marche ? 269
À vos mains : la chiropraxie 270
La technique 270
L'étiopathie 271

Chapitre 20 : Les meilleurs remèdes naturels contre le mal de dos 273

De la poudre de perlimpinpin ? 273
De l'or pour le dos : l'oligothérapie 275
Se faire une idée sur les oligoéléments 275
Qui sont-ils et où peut-on les trouver ? 275
Le mécanisme d'autodéfense des oligoéléments 276
Des plantes pour le dos : la phytothérapie 278
La phytothérapie à travers les âges ? 278
Quelles plantes ? 279
Quels sont les remèdes pour le mal de dos ? 279
Quelques préparations pour le dos à faire soi-même 279
Hao Pi : des patchs époustouflants 280

Les huiles essentielles pour traiter la douleur 281
Les huiles essentielles antalgiques 281
Quelle dilution pour le dos ? L'homéopathie 282
Deux mots d'histoire 282
L'homéopathie et le mal de dos 283

Quatrième partie : Comment en finir avec son mal de dos ?... 285

Chapitre 21 : Vivre en conscience avec sa fragilité 287

Que faut-il vraiment changer ? 287
La philosophie du changement 287
Entre Atlas et Hercule 288
Changer sans tout arrêter 289
Les mouvements à ne plus jamais faire 290
Les différents cas de figure 290
La liste noire des mouvements 291
À éviter : le stress et la fatigue 293
Ne plus se surestimer 294
Comment doit-on vivre avec un dos fragile ? 294
Le lendemain d'un accident du dos 294
Apprendre à gérer la crainte de se bloquer 296
L'anxiété par anticipation 296
Un simple exercice de relaxation 296
La disparition progressive 297
L'adieu 297

Chapitre 22 : Retrouver de la souplesse et renforcer son dos 299

De la discipline et de la rigueur 299
Le stretching 300
L'école du dos 301
La vie en yogi 302
Le corps et l'esprit 302
Le yoga et les temps modernes 302
Précautions d'usage 304
Les mouvements des éléments 305
Le taï-chi-chuan 305
Les clefs du Pilates 306
La méthode 306
Les principes du Pilates 307
Le Pilates et mon mal de dos 307
Les contrefaçons peuvent vous coûter cher ! 308

Chapitre 23 : Les meilleurs exercices et quelques massages 309
Exercices 310
Massages 310

Chapitre 24 : La guérison « de la tête au dos » 313
Les maux pour le dire 313
Le rôle de la psyché et des émotions 313
Les anxieux et le mal de dos 314
Le merveilleux pouvoir de la parole 315
Apprendre à gérer votre stress 316
Apprendre à lâcher prise 317
Dans le moment présent 318
Être tolérant et généreux avec soi-même 319
Les bienfaits de la relaxation 319
La sophrologie 320
Le déroulement de la séance 321
Le mécanisme de l'anticipation positive 322
Le rôle de l'hypnose dans la douleur 323
L'exercice de la méditation 324
Le mécanisme de la respiration et le dos 325
Compostelle ou la guérison 326

Cinquième partie : La partie des Dix 329

Chapitre 25 : Dix mots-clés du mal de dos 331
La névralgie 331
Le lumbago 331
La sciatique 332
La hernie discale 332
Le rhumatisme 332
L'arthrose 332
L'ostéoporose 333
La cyphose 333
La lordose 334
La scoliose 334

Chapitre 26 : Dix gestes à ne pas faire lorsqu'on a mal au dos 335
Peindre un plafond 335
Désherber la tête en bas 335
Soulever une charge lourde à bout de bras 336
Passer huit heures à conduire 336

Évitez toutes les manœuvres de rotation 337
Évitez les sports violents 337
Évitez tout mouvement répétitif 338

Chapitre 27 : Dix questions que vous vous posez sur le mal de dos 341

Mon mal de dos va-t-il disparaître ? 341
Vais-je pouvoir un jour vivre comme avant ? 342
Pourquoi cela m'est-il arrivé ? 342
Pourquoi mon mal de dos peut-il devenir chronique ? 343
Quand dois-je aller voir mon médecin ? 343
Dois-je m'arrêter de travailler ? 344
Dois-je me faire manipuler ? 345
Quand dois-je faire un scanner ? 345
Quand puis-je reprendre le travail ? 346
Si j'ai mal, puis-je continuer à faire du sport ? 346

Chapitre 28 : Dix idées reçues 349

L'arthrose vertébrale est toujours douloureuse 349
L'arthrose ne touche que les personnes âgées 349
Une hernie discale, ça s'opère toujours 350
Quand on a mal au dos, on reste couché 350
Vous ne pourrez plus jamais faire de sport 351
Une fracture vertébrale est toujours douloureuse 351
Mon père a eu mal au dos, j'aurais mal au dos 352
Les médicaments vont tout solutionner 352
Plus on a mal, plus c'est grave 352

Chapitre 29 : Dix « pense-bêtes » 355

Tenez-vous droit devant votre ordinateur 355
Décroisez vos jambes 355
Veillez à avoir votre écran en face de vous 356
Réglez aussi la hauteur de votre écran 356
Faites des poses 356
Songez à respirer 357
Faites quelques étirements 357
Marcher tous les jours 357
Votre bouteille doit être sur votre bureau 358
Changez de position plusieurs fois par jour 358

Conclusion 359

Index 361

Introduction

Mal de dos, mal du siècle. Les raisons qui vous ont poussé à ouvrir ce livre sont sans doute diverses. Peut-être souffrez-vous du dos ? Êtes-vous simplement curieux, ou encore désireux de ne jamais avoir mal au dos ? Dans ce cas, vous souhaitez connaître les ficelles qui pourront vous préserver des douleurs de dos.

Le mal de dos représente en France le troisième motif de consultation en cabinet médical. Il est la première cause d'arrêt de travail et le responsable de 50 % des maladies professionnelles.

Son diagnostique et son traitement ont considérablement évolué ces dernières années. L'imagerie médicale permet aujourd'hui grâce à la radiographie, au scanner et à l'IRM, d'identifier les origines de la douleur avec plus de précision et d'orienter le patient vers une solution appropriée. Il existe aussi un choix thérapeutique plus important que par le passé.

J'ai souhaité écrire ce livre pour partager avec vous les raisons qui nous amènent à avoir mal au dos, et surtout les possibilités qui existent pour en finir avec le mal de dos.

Lorsque des patients viennent en consultation avec des difficultés à se tenir debout et vivent dans la peur du moindre mouvement qui pourrait les changer en statue, nous, spécialistes du dos, n'aspirons qu'à une chose : trouver des solutions pour les aider, et c'est précisément de ces solutions dont nous allons parler.

Dans ce livre, la plupart des hypothèses, des causes et des solutions concernant le mal de dos seront abordées. Le docteur Sylvie Godon-Hardy médecin neuro-radiologue, parlera tout d'abord de l'anatomie et de la physiologie de notre dos. Puis elle traitera de l'approche et de la prise en charge du mal de dos par la médecine en général, par les médecines spécialisées dans le mal de dos en particulier. Elle nous éclairera aussi sur les médicaments et la chirurgie. Elle nous parlera de ce que l'imagerie médicale apporte comme éclairage sur les problématiques du dos. Elle évoquera encore les nouveaux traitements de la douleur, de la médecine hospitalière, qu'elle pratique, à l'acupuncture (à laquelle l'on peut aussi avoir recours en milieu hospitalier). Laissez-nous vous prendre par la main, pour vous accompagner sur ce chemin passionnant….

A propos de ce livre

Le Mal de dos pour les Nuls vous donne des clefs pour vous permettre de comprendre et de trouver des solutions pour prévenir, soigner, voire éliminer un mal de dos.

Nous nous intéresserons aux différents facteurs qui vont déclencher un problème de dos, de l'accident grave à la chute malencontreuse en passant par la chaise sur laquelle vous êtes installé toute la journée face à un écran d'ordinateur. Seront aussi abordé les « faux » mouvements, que vous répétez de manière inconsciente dans votre lit, au travail, ou dans le sport que vous pratiquez. Nous vous parlerons encore des différents stress que vous subissez dans votre quotidien, qui affectent le dos. Nous vous indiquerons enfin qui et quand aller consulter, et nous vous conseillerons sur les exercices que vous pourrez faire par vous-même afin d'améliorer votre posture et votre confort.

Ce livre est fait de façon à ce que vous puissiez le lire en une fois, mais aussi pour que vous puissiez y venir et y revenir, à votre guise, à la manière d'un guide pratique de référence. Il contient anecdotes, exercices et conseils précieux pour aller mieux. *Le Mal de dos pour les Nuls* vous permettra de vous familiariser avec les termes médicaux et les examens à pratiquer, afin de pouvoir comprendre plus aisément l'origine de votre mal de dos et poser les bonnes questions à votre médecin.

Enfin, il est une introduction aux nouvelles méthodes thérapeutiques.

Comment ce livre est-il organisé ?

Ce livre est composé de cinq parties. Il débute par un alphabet du mal de dos, puis aborde les thématiques de prévention et de traitement du mal de dos, et enfin la rééducation.

Il sera ponctué d'un certain nombre de sujets qui nous tiennent à cœur, et vous donnera des points de vue différents sur le mal de dos, de la médecine classique aux thérapies alternatives. Vous aurez ainsi en votre possession des outils qui vous permettront de comprendre et de choisir comment prendre en main votre mal de dos.

Première partie : Qu'est ce que le mal de dos ?

Cette partie est une introduction au mal de dos. Nous partirons des origines de l'Homme debout, pour aller jusqu'à l'Homme assis, et nous verrons comment cela a influencé notre dos et ses douleurs. Nous vous éclairerons sur le fonctionnement du dos et de la colonne vertébrale, mais surtout sur les dysfonctionnements, les maladies et traumatismes qui peuvent entraîner un mal de dos. Vous comprendrez également quels sont les déséquilibres mécaniques qui provoquent le mal de dos, sur le plan fonctionnel, quelles en sont les origines habituelles et quelles en sont les origines cachées. Un précieux chapitre sera consacré au mal de dos chez la femme enceinte et chez l'enfant. Et enfin, nous aborderons les retraités et le mal de dos.

Deuxième partie : Mieux vaut prévenir que guérir

Si vous voulez éviter d'être un jour confronté à des douleurs de dos, cette partie est pour vous. Elle vous donnera des idées sur les exercices et les sports à pratiquer pour rester hors d'atteinte du mal de dos.

Cette partie traite également des signes avant-coureurs d'un problème de dos, de la façon de les identifier et de l'usage que l'on peut en faire.

À la suite de conseils diététiques, nous vous expliquerons l'intérêt de faire un entretien thérapeutique régulier, comme il est d'usage de faire une révision périodique de sa voiture sans attendre qu'elle tombe en panne.

Troisième partie : Comment se débarrasser du mal de dos ?

À quel moment faut-il rendre visite à votre médecin généraliste ? Quelles sont les réponses qu'il va pouvoir vous formuler ?

Votre médecin va vous orienter vers la solution qu'il estime être la plus adaptée à vos douleurs. Peut-être vous enverra-t-il faire des examens radiologiques dans un premier temps ? Sylvie Godon-Hardy vous fera à ce sujet un panoramique des examens que l'on peut pratiquer en radiologie pour identifier un mal de dos, des plus simples aux plus élaborés. Peut-être votre médecin généraliste vous donnera-t-il un traitement médicamenteux ? Vous prescrira-t-il des séances de kinésithérapies ou de physiothérapies (c'est selon les pays)?

Peut-être vous adressera-t-il, s'il le juge nécessaire, à un médecin spécialiste, radiologue, rhumatologue, neurologue, ou encore chirurgien, en fonction de la gravité de votre mal de dos ?

Mais nous avons également pour but de vous initier à une approche globale de votre mal de dos. Néanmoins, cela ne vous évitera pas forcément de passer par la case médecin traitant.

Sachez qu'il existe plusieurs thérapies alternatives, l'ostéopathie et l'acupuncture par exemple qui, pratiquées avec bon sens, peuvent agir en profondeur sur un mal de dos et s'avérer très efficaces. Nous vous expliquerons comment être sûr d'avoir une personne sérieuse en face de vous. L'ostéopathie, la chiropraxie ainsi que l'acupuncture n'auront plus de secrets pour vous ! Nous vous parlerons aussi d'oligothérapie, d'homéopathie et de phytothérapie.

Quatrième partie : Comment en finir avec son mal de dos ?

Enfin, nous vous donnerons un grand nombre de conseils pour ne plus avoir mal au dos. Nous vous ferons une liste exhaustive de ce qu'il faut bannir de votre vie.

Mais nous vous parlerons aussi de tout ce que vous pourrez encore réaliser en plaçant votre conscience dans votre dos, et en apprenant à gérer votre stress au mieux, par exemple grâce à la respiration. Nous vous en dirons plus sur le gainage, la souplesse, la gymnastique du dos, et les sports appropriés. Nous aborderons les bienfaits du stretching, du yoga, du taïchi et de la méthode Pilates.

Et en toute fin, nous vous parlerons de la relation entre la psyché et le corps, de la façon dont le stress peut être géré, et de la manière de vivre en équilibre, « un esprit sain dans un corps sain ».

Cinquième partie : La partie des Dix

Dans cette dernière partie à laquelle vous êtes sans doute habitués en tant que lecteurs invétérés de la collection « pour les Nuls », nous vous parlerons des dix « maux » clés du mal de dos, qu'il faut absolument connaître pour parler « mal de dos ».

Puis nous vous donnerons dix gestes à ne surtout pas faire lorsqu'on a mal au dos.

Nous répondrons à dix de vos questions, et vous parlerons de dix idées reçues sur le mal de dos.

Et au final nous vous donnerons dix pense-bêtes pour vous rappeler les bons réflexes pour votre dos.

Les icônes utilisées dans ce livre

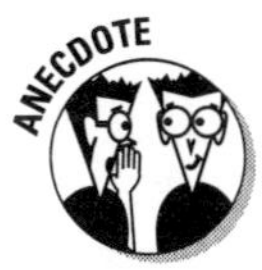

De temps en temps, de petites histoires valent mieux que de longs discours !

Ne passez pas à côté des paragraphes soulignés par cette icône, il en va de votre santé !

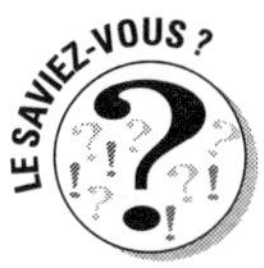

Pour aller un peu plus loin ou pour illustrer notre propos, l'icône « Le saviez-vous » est à votre service.

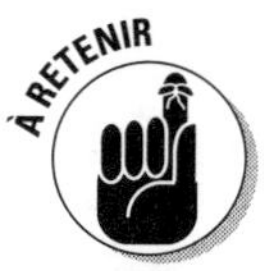

Nous voulons particulièrement attirer votre attention, suivez cette icône !

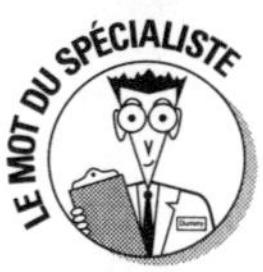

Cette icône signale des conseils que nous vous donnons.

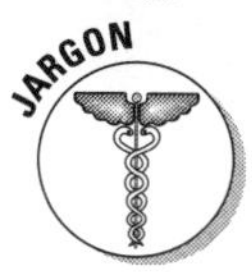

Pour les amoureux des mots, l'icône « Jargon » est là !

Première partie

Qu'est-ce que le mal de dos ?

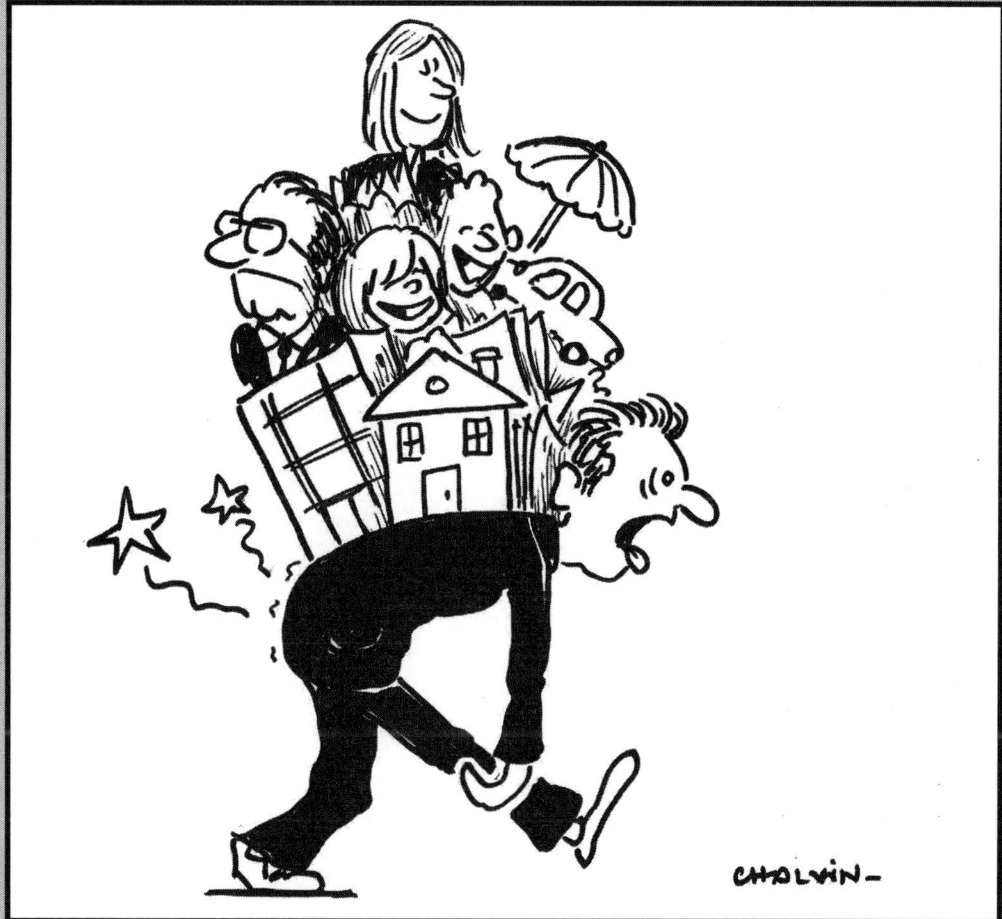

Dans cette partie…

Dans cette partie introductive, nous vous proposons de comprendre toutes les raisons qui font qu'un mal de dos s'installe. Il faut savoir qu'un mal de dos nous fait souffrir dans notre structure profonde.

Vous découvrirez comment s'articule votre colonne vertébrale et quels sont les meilleurs moyens techniques qui existent aujourd'hui pour analyser ce qui se passe au sein de votre dos.

Nous mettrons ensuite des mots sur les « maux » qui affectent votre dos.

Enfin, nous passerons au peigne fin les origines diverses de ces douleurs et complications, de la plus simple à la plus étonnante. De l'enfant jusqu'au vieillard, en passant par la femme enceinte, nous sommes tous confrontés au mal de dos à un moment ou à un autre de notre vie.

Chapitre 1

Pourquoi ai-je mal au dos ?

Dans ce chapitre :

- L'histoire de l'Homme et ses conséquences sur la fragilité du dos
- Comment un mal de dos s'installe-t-il ?
- L'abécédaire de ma douleur

Tout le monde a déjà entendu l'un de ses proches, l'un de ses collègues de travail ou l'un de ses voisins dire : « J'ai mal au dos ». Chacun se souvient avoir entendu un parent ou grand-parent se lever d'une chaise et dire « Aïe ! » au moment où il se redressait péniblement. En effet, le mal de dos est un mal extrêmement répandu, qui touche ou touchera approximativement chacun d'entre nous, de manière plus ou moins forte, plus ou moins grave, ceci en fonction de nos habitudes de vie, de notre poids, de notre travail ou des sports que l'on pratique. Nous ne sommes égaux ni face à la douleur, ni face au « capital dos » dont nous bénéficions.

Et si nos lointains ancêtres avaient eux aussi une part de responsabilité dans nos maux de dos ? Interrogeons nos origines pour mieux comprendre.

De la préhistoire à notre histoire

On ne peut considérer l'homme ou la femme que nous sommes aujourd'hui sans nous intéresser un petit peu à l'histoire de l'évolution de l'Homme. La recherche de notre tout premier ancêtre nous fait remonter à l'origine de la vie sur Terre. Nos premiers ancêtres directs sont les australopithèques, il en existait une douzaine de sortes entre 6 millions et 1,5 million d'années avant notre ère.

Il est certain que d'importantes différences anatomiques nous séparent de nos ancêtres du début de cette époque. Penchons-nous sur ceux qui nous concernent le plus, c'est-à-dire les primates du début de l'ère quaternaire, il y a 3 millions d'années.

Ce sont les australopithèques de cette période chez qui l'on va en premier constater l'adoption de la station bipodale, c'est-à-dire debout sur ses deux pieds.

De la station quadrupède à la station debout

C'est en Afrique qu'un des grands singes s'est redressé. Puis il est devenu petit à petit meilleur marcheur que les autres. Il a modifié ses habitudes alimentaires et est devenu un peu plus habile que les autres. Peut-être était-il déjà plus intelligent que ces contemporains ? C'est grâce à ces différences qu'on l'appelle « premier homme ». Cette différence à ce moment-là est encore minime, mais la voie est ouverte.

ANECDOTE

Lucy

Lucy est une de nos ancêtres les plus célèbres, elle vécut il y a un peu plus de 3 millions d'années, elle a été découverte en 1974. Elle appartient à la famille des *Australopithecus Afarensis*. On a exhumé environ 40 % de son squelette, ce qui a permis, notamment grâce à des fragments des os de son bassin, de son crâne et de sa colonne, d'avoir une idée de son apparence lorsqu'elle vivait. Lucy vient confirmer l'existence à cette période de la station debout.

Pourquoi debout ?

LE SAVIEZ-VOUS ?

On pense que nos ancêtres ont adopté la station debout pour plusieurs raisons, la première étant liée à leur environnement, un environnement de bois et de prairies. Il semblait plus facile de se déplacer à travers de hautes herbes debout, car cela permettait de voir plus loin. Cela présentait aussi beaucoup d'intérêts dont celui de voir le gibier à distance. Mais cela servait aussi à voir arriver de loin les grands félins et autres prédateurs.

La station debout permettait aussi d'éliminer l'excès de chaleur que produisait le corps en station quadrupède. Ainsi la longueur des pas de ces premiers hominidés permettait de consommer moins d'énergie, lors des grands déplacements, avantage important lorsqu'on cherche de la nourriture sur de vastes étendues.

En outre, debout, le corps expose une moins grande partie de son anatomie au soleil, pendant les saisons chaudes.

La métamorphose

Le passage à la station debout et à la marche sur deux pieds s'accompagne de profondes modifications anatomiques.

La première modification touche l'évolution du *foramen magnum*, qui est l'ouverture par laquelle la moelle épinière communique avec le cerveau.

On se rend compte que les crânes évoluent beaucoup de l'australopithèque à l'homme moderne. L'architecture des crânes d'australopithèques était conditionnée par la nourriture, c'est-à-dire une mâchoire proéminente et des muscles solides, ainsi qu'une dentition très développée. La nourriture de cette période est dure, difficile à mastiquer, composée de racines, d'os à ronger et d'aliments crus. Le four et la plaque de cuisson n'avaient pas encore vu le jour, pour détendre les chairs et autres victuailles trouvées dans la nature.

Chez l'homme moderne, on constate une part prédominante laissée à l'arrière du crâne. On se rend compte que le volume du cerveau a influencé l'équilibre du crâne, avec un volume proéminent en arrière, par rapport à l'australopithèque qui ne dispose pas de partie arrière.

En se redressant, les premiers hommes vont modifier leurs bassins. D'un bassin étroit comme celui du chimpanzé, on passe à un bassin qui s'élargit chez l'australopithèque pour devenir encore plus évasé chez l'Homo sapiens, ce qui permet au fur et à mesure de meilleurs appuis dans la station debout.

Au fil du temps, sur de nombreuses générations, les premiers hommes vont voir leurs jambes s'allonger, devenir beaucoup plus fortes que leurs bras, leurs pieds développer une voûte pour mieux supporter le poids de leur corps, pour soutenir l'architecture. Et leurs mains devenir plus aptes à porter, manipuler et fabriquer des objets, des outils ou des armes.

Et la colonne vertébrale dans tout cela ?

La colonne vertébrale d'un animal bipède est conçue pour soutenir son poids depuis le haut et vers l'avant, tandis que chez un animal quadrupède elle est horizontale et soutient les organes sous elle.

La colonne vertébrale dessine une courbure en S vue de profil. Le bassin devient court droit et étroit comme vu précédemment, et grâce à cela la colonne peut mieux se verticaliser. Mais le poids qu'elle va supporter va être deux fois et demie plus lourd à cause de son axe : auparavant le poids des viscères était mieux réparti, la pesanteur ne jouant pas en la faveur de cette nouvelle posture.

Le singe est-il responsable de notre mal de dos ?

On ne peut évidemment pas directement dire cela, cependant il est tout à fait clair que notre squelette n'était à l'origine pas fait pour être debout, et marcher sur ses membres postérieurs. Cette posture correspond à une adaptation. Il est évident qu'il y a des segments de notre colonne vertébrale qui vont être plus sollicités que d'autres et de ce fait souffrir à cause de cette position, notamment la partie basse de notre dos appelée vertèbres lombaires, et plus encore les lombaires basses et la charnière lombosacrée. L'homme ne s'est pas contenté de se redresser, il se penche en avant, porte des charges, et pas systématiquement dans l'axe de son corps. Il fait des mouvements de rotation, court, saute, ne prend pas très grand soin de son dos et agit souvent en dépit du bon sens et de la loi de la pesanteur. Et d'ailleurs, lorsque les patients arrivent au cabinet pour se faire soigner, il leur faut peu de temps pour réaliser les erreurs qu'ils ont commises.

À l'origine notre structure n'était pas adaptée à l'utilisation que nous en avons aujourd'hui. Et les différentes manières que nous avons de solliciter notre corps en ces temps modernes vont sans doute mener à d'autres modifications anatomiques de notre espèce.

ANECDOTE

Le cyclope aux longs doigts

En médecine, on a coutume de dire que c'est la fonction qui crée l'organe. Cela signifie que notre organisme s'adapte à ce qu'on lui demande, à ce qui est important ou vital pour lui. Cette adaptation nécessaire a conduit l'homme à se redresser et à se tenir debout, mais elle engendre d'autres modifications. J'ai été frappé un jour par un documentaire qui faisait état d'un lac d'eau salé au sein des îles Paléo dans le Pacifique. Ce lac était peuplé d'une seule espèce, des méduses, des millions de méduses. Ces méduses vivaient là en paix depuis plus d'un millier d'années. En l'absence de prédateurs, elles avaient perdu leurs propriétés urticantes. Ce type d'adaptation prend des centaines de générations, mais je vous invite à méditer sur ce que pourraient devenir les générations futures, si elles devaient s'adapter uniquement à la vie sédentaire de bon nombre de nos contemporains. Un seul œil pour se concentrer sur un ordinateur, l'absence de bras, remplacés par de longs doigts reliés directement à l'épaule, pour pouvoir taper sur toutes les touches de l'ordinateur sans bouger les mains. Un dos en forme de dossier de chaise pour ne plus avoir à trouver des chaises ergonomiques, et de courtes jambes pour se déplacer jusqu'au réfrigérateur ou aux toilettes…

Comment le mal de dos s'installe-t-il ?

En premier lieu, il s'agit d'un dérèglement, dérèglement d'un état d'équilibre. Trois composantes sont capitales pour votre dos, l'équilibre, la mobilité et la souplesse. C'est lorsqu'on perd une de ces composantes que le dos commence à dysfonctionner. Pourquoi ces trois composantes sont-elles importantes ?

La notion d'équilibre

L'équilibre dans le système musculo-squelettique est un gage de bonne santé mécanique. Il signifie que les forces mécaniques qui existent au sein du corps s'équilibrent pour que l'on puisse tenir debout de la façon la plus symétrique possible. Cette symétrie n'est pas réelle, cependant le corps tend vers elle du mieux qu'il peut. Les muscles et les ligaments vont organiser l'équilibre du squelette.

Puis un jour, lorsque l'équilibre mécanique du corps est défaillant, on évolue vers un dysfonctionnement, qui va engendrer progressivement des tensions. Ces tensions vont dans un premier temps être adaptées par les tissus. Puis l'équilibre est rompu, et c'est à partir de ce moment que les tensions créent des compressions de nerfs, qui vont donner lieu à des douleurs.

Le mouvement

Le mouvement est ce qui met notre corps en marche. Il existe deux types de mouvements, le mouvement réflexe – que l'on rencontre à la suite d'une brûlure par exemple – et un second mouvement, celui qui nous intéresse : le mouvement volontaire. Ce mouvement met en rapport des os, des segments musculaires, des articulations ainsi que le tronc.

Le mouvement volontaire est induit par notre cerveau. Il met en route un certain nombre d'automatismes. Le premier est la coordination de temps, où des étapes se succèdent de façon chronologique, notamment dans un déplacement. Vous devrez « mettre un pied devant l'autre ». En vous levant d'une chaise, vous allez tout d'abord solliciter vos mains, bras et épaules, puis ce sera le tour de votre dos, et enfin de vos jambes. Dans un mécanisme ordonné, une multitude de muscles vont être impliqués, ils ne sont pas commandés par notre volonté mais sont simplement sollicités, c'est ce que l'on appelle les chaînes musculaires.

Il existe, au sein du mouvement volontaire, un mouvement qui sollicite de la précision, ainsi qu'une attention toute particulière. Ce mouvement est un autre mouvement que le mouvement volontaire classique. Si l'on observe par exemple le geste qui est effectué dans le *swing* de golf, on remarquera que tous les mouvements du corps vont se coordonner pour taper dans une balle posée au sol. Une des composantes du mouvement va être la précision, mais il ne va pas s'agir uniquement de taper la balle, il faudra aussi lui donner la vitesse et la direction requises pour qu'elle atteigne un point donné. Plusieurs informations sont ainsi présentes dans le geste. Le dos est au centre du *swing*. Une contracture ou un blocage de dos va modifier l'accomplissement du mouvement et va aussi occasionner de la douleur lors du mouvement. Si le corps est habitué à effectuer un mouvement, il va être facilité par cette habitude, car les muscles seront conditionnés pour travailler ensemble d'une manière spécifique qui devient presque réflexe. De ce fait, le mouvement devient plus fluide, la commande du cerveau et du cortex s'effectue plus facilement. C'est ce que l'entraînement dans le sport tend à favoriser.

Lorsqu'un mouvement est dissymétrique et répété, il va doucement organiser un déséquilibre qui peut commencer à créer des dysfonctionnements musculaires et articulaires. Cela peut créer le lit d'un mal de dos. Toute perte de mobilité entraîne doucement des tensions puis des douleurs.

La souplesse

La souplesse n'est pas donnée à tout le monde, elle doit pourtant demeurer un but pour un équilibre musculaire et articulaire. C'est une qualité physique qui permet de réaliser un geste avec le plus d'amplitude et d'harmonie possible. On voit participer plusieurs intervenants dans la notion de souplesse, en premier lieu on distingue les composantes articulaires et musculaires. Le tonus musculaire de la personne va lui aussi influer. Et en dernier lieu, ce qui va favoriser la souplesse et que l'on trouve dans toutes les ambiances où sont pratiqués le yoga, le taï chi et le Pilates, c'est la température ambiante. Elle joue un rôle important car la chaleur améliore considérablement la souplesse, tandis qu'à l'inverse, le froid la diminue. Ne dit-on pas être tétanisé par le froid ?

La souplesse est la clef d'un vieillissement épanouie. Vous verrez plus loin quels sont les facteurs qui agissent à l'encontre de la souplesse et comment les juguler au mieux. La perte de souplesse entraîne une certaine rigidité qui va nuire au dos et aux articulations qui y sont liées. Progressivement le dysfonctionnement va s'installer et vous allez être en proie au mal de dos.

Le mal de dos peut se caractériser par différents symptômes, il peut commencer par la méthode douce, c'est-à-dire par une tension qui se transforme progressivement en douleur sourde, mais il peut aussi être violent.

Le coup de poignard dans le dos

Jusqu'ici « mal de dos » sonnait à vos oreilles comme le nom d'une île lointaine... Vous aviez certainement entendu des proches, parents ou amis, vous parler de leurs douleurs de dos, mais tant que vous n'étiez pas personnellement touché, vous ne réalisiez pas tout à fait bien ce que cela signifiait.

Un jour, alors que votre dos vous avait toujours laissé tranquille, vous vous trouvez dans une situation des plus classiques de la vie de tous les jours, et tout à coup, dans un geste habituel et maîtrisé, vous vous retrouvez plié en deux, coincé sans pouvoir vous relever. Vous venez de faire connaissance avec le mal de dos.

Il existe une multitude d'origines différentes aux problèmes de dos. La pénibilité du travail en est une, avec cette particularité que les douleurs apparaissent souvent sur le tard car elles sont liées à l'usure. L'usure s'opère sur des années et un jour la douleur se manifeste. Mais elles peuvent aussi apparaître tôt, si le travail est très répétitif et très difficile. Le mal de dos post-traumatique est aussi l'un des maux de dos les plus fréquents, car le dos, bien qu'ayant été traité et réparé, reste parfois douloureux. La personne atteinte peut aussi se sentir limitée dans ses mouvements. Il existe beaucoup d'autres maux de dos, des maux de dos aux origines diverses.

J'avais pourtant bon dos...

Vous alliez bien, et soudainement une raideur dans la nuque, un point dans le dos, une aiguille dans la fesse ou une douleur dans la jambe apparaît. Tous ces symptômes font partie de ce que l'on appelle mal de dos. Si un symptôme apparaît sans crier gare, c'est-à-dire s'il se manifeste sans que vous n'ayez fait un faux mouvement, soulevé une charge lourde ou accompli une tâche difficile et répétitive, il a sans doute une origine plurifactorielle, c'est-à-dire qu'il est la résultante d'une accumulation de tensions. Cet enchaînement peut prendre des années jusqu'à ce que la douleur apparaisse. C'est un mécanisme de compensation qui est à l'œuvre, notre dos va compenser pendant une longue période, il va s'adapter et s'adapter jusqu'à ce qu'il se bloque.

Vous avez fait le gros dos pendant longtemps

Par quel enchantement s'adapte-t-il ? Par un mécanisme compensatoire, le bassin, la colonne vertébrale, *via* les muscles qui entourent notre dos, vont se mettre en tension pour éviter que nous nous bloquions, et pour trouver un mode de fonctionnement provisoire. Les hanches vont fonctionner comme des poulies, et les muscles du dos comme les haubans d'un bateau.

Pourquoi cela se passe-t-il ainsi ? Notre dos n'est pas naturellement dans un schéma symétrique, et l'usage que l'on en fait est dissymétrique. Qui plus est, notre quotidien comporte une multitude d'agressions extérieures.

Le cumul des mandats

Le fait d'être droitier ou gaucher va conduire à une utilisation plus importante d'un des côtés de notre dos. Les tensions ou les lésions vont se manifester soit du côté que l'on va sursolliciter, soit du côté opposé par compensation. Une utilisation déséquilibrée du corps organise des tensions. La croissance va elle aussi jouer son rôle. Elle va venir accentuer certains déséquilibres du dos. Ensuite vont intervenir des chutes, des accidents de la vie, un enchaînement de facteurs qui vont jouer un rôle. On va observer des facteurs extérieurs qui viennent s'empiler les uns sur les autres, des postures déséquilibrées prolongées par exemple, mais aussi des mouvements répétitifs que vont nous dicter nos vies professionnelles.

S'ajoute à cela le stress dont l'influence sur les maux de dos n'est plus à prouver. Puis tous les mouvements peu physiologiques liés au fait de porter, à la pratique du bricolage, du jardinage, d'un sport mal adapté pour le dos. Et enfin les chutes et autres accidents de la vie.

Et un beau jour va arriver le facteur déclencheur de votre mal de dos.

La goutte d'eau qui fait déborder le vase

Le facteur déclencheur de votre mal de dos vient agir comme le révélateur du problème. Votre colonne s'est mise en tension au fur et à mesure du temps avec les différentes étapes que nous avons citées. Puis soudainement arrive ce facteur qui ne sonne qu'une fois, autrement dit un geste très simple de la vie quotidienne : prendre une assiette dans un lave-vaisselle, se brosser les dents de façon énergique… Ce type d'incident va entraîner la phrase : « Je ne comprends pas, je me suis bloqué le dos sans avoir rien fait de spécial. » Mais il peut aussi s'agir d'un mouvement plus violent comme soulever un lave-linge lors d'un déménagement. Dans les deux cas, les symptômes peuvent être tout aussi violents, avec ceci de différent que dans la deuxième situation le risque de vous être blessé est plus important.

Et c'est ainsi que naquit…

Vous venez de rejoindre le cercle très large des personnes concernées par le mal de dos. Le mal de dos toque ainsi un jour à votre porte, et lorsqu'il se manifeste il est toujours difficile de savoir s'il va s'installer pour quelques heures, quelques jours, quelques mois ou quelques années. Lorsqu'il apparaît pour la première fois, dans une grande majorité de cas, il ne deviendra pas chronique tout de suite. Les maux de dos qui touchent le segment thoracique de la colonne vertébrale sont le plus souvent liés à un simple blocage vertébral. Lorsque le mal de dos touche les lombaires ou les cervicales, il y a des risques que cela devienne récurrent, si l'on ne fait pas le nécessaire pour le corriger. À tout âge, un mal de dos peut naître d'un moment à l'autre sans signes avant-coureurs, il n'est pas pour autant une fatalité qui s'abat sur vous. Il existe, nous le verrons, beaucoup de solutions pour éviter que cela devienne chronique.

Réveillez-vous !

Votre dos vient vous parler, il vient mettre des mots sur des « maux ». C'est-à-dire que comme beaucoup de processus lésionnels, le mal de dos intervient à la manière d'un signal d'alarme. Il vient vous prévenir d'un déséquilibre, il vient vous dire que vous devez reconsidérer quelque chose dans votre façon de vivre. Votre dos est le témoin de vos erreurs, il vous signale qu'à l'avenir d'une façon ou d'une autre vous serez tenu de prendre soin de lui. Quelle que soit l'intensité de votre douleur ou la gravité de votre mal de dos, il vous faudra placer votre conscience proche de votre dos, dans chaque mouvement que vous ferez au début. Et à mesure que vous vous soignerez, vous aurez des moments de répit et vous guérirez sans doute, car le dos a d'énormes capacités de guérison.

Tout sauf courber l'échine !

Le mécanisme compensatoire du corps est un mécanisme tout à fait passionnant.

Le dos va être par exemple capable pendant des années de s'adapter à des contraintes auxquelles il est soumis. La répétition d'un geste accompli parfois plusieurs milliers de fois par jour, le port de charges lourdes multiplié dans une journée de travail, la position assise prolongée chaque jour de la vie, vont mettre en place des tensions que le système musculaire, ostéo-articulaire et les tissus conjonctifs vont compenser. Vous aurez d'abord des torsions, puis de petits blocages. Certaines vertèbres vont s'adapter et se mettre en tension sans qu'au départ vous le sentiez. Elles vont se bloquer pour éviter que la tension aille plus loin car cela impliquerait une modification significative de la posture et cela vous obligerait à marcher courbé. C'est une des raisons pour laquelle notre colonne vertébrale est composée de vertèbres et de disques. Elle doit être capable de compenser ces tensions dans un maximum d'axes. Sans cette nécessité d'adaptation, il aurait suffi d'un manche à balai en lieu et place de la colonne vertébrale.

Le cerveau organise ce travail d'adaptation pour que dans toutes les situations nous conservions une vision qui soit parallèle au plan : tout est fait pour que nous puissions continuer à vivre normalement, dans un relatif équilibre, tant que les blocages ne sont pas trop importants et douloureux. Mais dès que la lésion (ou le problème) devient trop sérieuse, il va influer fortement sur la posture et parfois sur la marche, s'il touche les segments inférieurs de la colonne vertébrale.

L'impact du mal de dos sur la population mondiale

Le mal de dos touche une part très importante de la population mondiale. Il concerne toutes les cultures, mais se développe beaucoup dans les pays occidentaux. Il s'agit d'une des affections les plus fréquentes dans le monde. L'Organisation mondiale de la santé (OMS) estime que dans le monde 80 % des personnes ont souffert au moins une fois dans leur vie de mal de dos. Selon certaines enquêtes, on pense que c'est la première cause de consultation médicale au monde. Aux États-Unis, en 2007, seulement 27 millions de personnes ont déclaré avoir eu mal au dos, soit 11 % de la population adulte, selon l'Agency of Healthcare Research and Quality. En 2005, le *Journal of the American Medical Association* évalue à 85,9 milliards de dollars le montant des dépenses de santé attribuées aux problèmes de dos. Par ailleurs en 2007, les Américains ont payé de leur poche 7 milliards de dollars pour des thérapies alternatives. Selon ce même journal, le nombre de personnes atteintes de problèmes de dos est en constante augmentation à en croire les dépenses qui y correspondent, puisque entre 1997 et 2005 on observe une augmentation de 65 % des dépenses de santé liées au traitement du mal de dos. Ceci vaut pour l'exemple des États-Unis, mais cela vaut aussi pour l'Europe : selon l'International Association for the Study of Pain (IASP), des dizaines de millions d'Européens souffrent de douleurs chroniques de dos. De plus, pour 65 % de ces patients, les douleurs cervicales, thoraciques ou lombaires sont sous-évaluées et pas suffisamment prises en charge.

Et la douleur fut

La douleur est définie par l'Association internationale de la douleur (ASP) comme « une expérience sensorielle désagréable, associée à un dommage tissulaire présent ou potentiel, ou décrite en termes d'un tel dommage ». Il faut distinguer la douleur aiguë symptôme d'une lésion, de la douleur chronique, qui est une maladie à part entière. Une douleur est considérée comme chronique lorsqu'elle est installée depuis plus de trois mois. De manière générale, elle apparaît comme un signal d'alarme. La douleur est le motif numéro un de consultation en cabinet ou à l'hôpital. Elle est décrite de façon assez peu précise par les personnes qui souffrent. Cela peut être un classique « J'ai mal au dos », qui devra être ciblé lors de l'interrogatoire en cabinet. En fonction des patients, la description ou le siège de la douleur va être décrit de façon plus ou moins précise, elle peut être vécue ou ressentie de manière très différente. Son explication va dépendre de la perception de chacun mais aussi du type de douleur : il existe des douleurs diffuses difficiles à localiser, ou des douleurs précises dont le siège est extrêmement facile à définir pour le patient qui va parler de point, de pointe ou de « coup dans le dos ».

La douleur d'origine vertébrale est très souvent liée à l'agression ou la lésion d'un nerf, le nerf rachidien. Elle est en général perçue dans les environs de celui-ci, c'est le cas dans des névralgies du type sciatique, cruralgie, dorsalgie ou névralgie cervico-brachiale. Parfois l'atteinte de ce nerf peut déclencher des douleurs à distance plus difficiles à identifier.

Un chemin tout tracé

Tout naît du siège de la lésion. De cet endroit part un message véhiculé par des nerfs périphériques jusqu'au cerveau, c'est à cet endroit qu'il active ce que l'on appelle la « douleur ». Comme énoncé précédemment, ce message peut être perçu de plusieurs manières. Sur sa route, il existe différents processus qui vont en augmenter ou en diminuer l'intensité. Les récepteurs qui se situent autour de l'endroit de la lésion sont présents dans la peau, les tissus conjonctifs et les muscles.

De ces terminaisons nerveuses vont partir des fibres nerveuses de différents diamètres, qui vont être soit de grande taille comme des autoroutes, soit de petite taille comme des routes départementales. Ces fibres nerveuses vont aller jusqu'à la moelle épinière. Les plus grosses vont transmettre le message rapidement, et vont signaler une douleur localisée alors que les fibres les plus fines vont amener la sensation de douleur diffuse.

Ce message douloureux va être transporté jusqu'au cerveau par la moelle épinière. Au sein de cette moelle épinière, il existe un mécanisme qui s'appelle « la porte ». Ce filtre va être plus ou moins ouvert et va ainsi moduler l'intensité de la douleur. Si la porte est grande ouverte, l'intensité de la douleur est plus importante. Si, par exemple, suite à un coup sur la nuque, on applique de la glace, le froid va immédiatement fermer cette porte de façon momentanée.

Arrivé au cerveau, différentes structures cérébrales – comme le thalamus et le cortex cérébral – vont être sollicitées. C'est à cet endroit que la perception de la douleur se met en route, elle permet de localiser et de déterminer la nature de la douleur.

Il existe dans notre cerveau des mécanismes de régulation de la douleur, les endomorphines ou endorphines, qui vont agir sur le mécanisme de la porte. Ils vont dans la plupart des cas baisser l'intensité de la douleur. C'est un système anti-inflammatoire spontané que met en place notre cerveau, mais ce système ne suffit pas toujours à éliminer la douleur.

L'état d'urgence est déclaré

La douleur de dos va très vite avoir une influence sur l'ensemble du corps. Du cerveau où elle a signalé son existence et créé ses premiers points d'ancrage, elle va tisser des toiles dans les tissus adjacents. Elle va créer des contractures et des fixations tout autour de son siège. On peut même dire qu'elle va avoir une influence sur l'ensemble du corps.

Pourquoi ? Parce qu'une douleur qu'elle soit aiguë ou chronique, fait vivre notre organisme dans un état de « stress ». Tout va devenir plus difficile. Chaque mouvement va rappeler qu'il y a une lésion, et cette lésion a pu déclencher une douleur irradiante. Au-delà de l'impact physique, la douleur de dos va avoir une réelle influence sur un plan psychique et émotionnel chez la personne qui souffre.

La psychologie de la douleur

L'impact de la douleur sur la psyché de la personne qui souffre va être multiple. Dans un premier temps, la douleur va créer soit une sensation désagréable, soit une douleur extrêmement vive. Son intensité va être variable. On peut la graduer de 1 à 10, ce qui veut dire que si vous avez très mal elle avoisinera les 10, si vous souffrez moyennement elle pourra se situer autour de 5. Cette graduation est importante pour la personne qui soigne, car elle permet d'avoir une idée de l'intensité de la souffrance du patient.

La douleur peut être omniprésente ou s'activer par intermittence. Au stade le moins élevé, elle ne va créer qu'une gêne, mais si cette gêne devient plus importante et si, en plus, elle devient permanente, cela va commencer à agir fortement sur l'ensemble du système nerveux de la personne concernée. Le comportement de la personne va être perturbé par l'apparition et par l'éventuelle redondance de cette douleur.

Ce que l'on peut dire de manière quasi systématique, c'est que la douleur de dos rend irritable. Elle élève le seuil de sensibilité de la personne touchée. La tolérance à la douleur va être différente en fonction des individus. L'irritabilité va aussi varier, si la douleur cède momentanément à tel ou tel traitement, qu'il soit médicamenteux ou manuel.

Il peut arriver que la douleur soit atténuée par une position antalgique, par exemple la position couchée ou au contraire la position debout, ce qui permet de s'aménager des moments de répit. Cependant le quotidien devient sensiblement plus difficile à gérer lorsqu'aucune position ne soulage, car pour récupérer, il est nécessaire d'avoir des moments pendant lesquels la douleur se met en sourdine.

Dans tous ces cas de figure, le mal de dos va influer sur notre système sensitif, notre système émotionnel, puis sur notre psyché, les personnes souffrant de manière continue vont être vraiment déstabilisées dans leur vie de tous les jours. Il existe tout un tas de gestes qu'elles ne peuvent plus faire, elles sont dans une vie limitée par la douleur, une vie d'adaptation à leur mal de dos. Cela peut aller jusqu'à la nécessité d'avoir un soutien psychothérapeutique, pour apprendre à accepter et à vivre avec la douleur. Beaucoup de centres de traitement de la douleur vont proposer ce type d'assistance. La personne qui souffre se sent souvent seule et incomprise, ce qui n'est pas fait pour faciliter la communication avec elle.

La douleur qui rend fou

Le cas le plus gênant : lorsqu'il n'existe plus d'alternative à la douleur et que cette dernière prend une place majeure dans la vie de la personne atteinte. C'est aussi l'éventualité la plus grave. La douleur ne cède plus à rien, des traitements ont fonctionné mais ne fonctionnent plus, parfois une opération a été effectuée mais n'a pas apporté de soulagement.

La répétition des crises rend les segments radiculaires beaucoup plus sensibles et réactifs, et la douleur devient insupportable. Dans tous les cas, les personnes vivent dans l'appréhension de chaque mouvement qui pourrait déclencher la douleur.

Dans l'attitude de ces patients, il existe beaucoup d'agacement, d'irritabilité, de fragilité aussi, on le serait à moins ! Dans un premier temps, ils ressentent un véritable sentiment de révolte, révolte qui fera bientôt place à une forme de résignation. Ces patients sont extrêmement compliqués à aider, ils ont souvent perdu la foi en toute thérapeutique, parfois même en la vie. Ils peuvent aller jusqu'à « couper » toute relation avec l'extérieur. Si une relation thérapeutique peut recréer un chemin de communication et redonner un peu d'espoir, ces personnes peuvent être à nouveau aidées. Cependant le profil dans lequel la personne souffrant du dos s'est cristallisée est compliqué. Dans les cas où la chirurgie n'a pas été tentée, cela vaut parfois la peine d'y avoir recours, car il y a un certain nombre de pathologies du dos qui peuvent être levées par un acte chirurgical. Dans le domaine de la médication, il existe aussi des remèdes qui interviennent comme des recours d'extrême limite. La morphine en est un. Il peut arriver dans des cas excessivement douloureux de hernie discale que la morphine soit utilisée. En général, lorsque la personne en est là, toutes les solutions ont été tentées. Cependant, il peut arriver que tout à coup, d'un jour à l'autre, alors que toute perspective de mieux-être semblait perdue, un traitement ou un acte thérapeutique fonctionne et apporte une solution, momentanée ou durable, mais dans les deux cas cela va permettre d'avoir un peu de répit et un peu d'espoir.

Chapitre 2

La colonne vertébrale : un véritable Meccano®

Dans ce chapitre :

- Bien décrypter la notice de ce jeu de construction
- Zoom sur une pièce élémentaire du puzzle : la vertèbre
- Tout démonter pour tout reconstruire : les spécificités de chacune des pièces

Anatomie, physiologie, biomécanique

La colonne vertébrale

La colonne vertébrale – ou rachis – est un axe osseux vertical, qui s'étend du crâne au bassin. C'est le pilier central du tronc, axe du corps autour duquel tout – ou presque – s'organise. Et pourtant, il mesure autour de 70 centimètres chez un adulte de taille moyenne.

Son rôle, ou plutôt ses rôles, sont multiples :

- elle nous permet de tenir debout (c'est une évidence, mais une véritable performance) ;
- elle nous soutient en toutes positions (ou presque !), grâce à elle nous sommes stables et mobiles ;
- elle forme un tunnel osseux qui protège notre si précieuse moelle épinière.

Vue d'ensemble...

Comme un jeu de construction, la colonne vertébrale est constituée d'un empilement de pièces osseuses semblables à de petits cylindres rigides (les vertèbres) que l'on aurait reliées entre elles par un liant caoutchouteux (les disques) permettant la mobilité de cette tige osseuse.

On dénombre ainsi 24 vertèbres mobiles numérotées :

- **7 vertèbres cervicales** (le cou) nommées C1 à C7 ;
- **12 vertèbres dorsales** ou **thoraciques** nommées D ou T1 à T12 ;
- **5 vertèbres lombaires** L1 à L5 ;

À la partie inférieure de cette colonne :

- **5 vertèbres soudées** (absence de disques) forment le sacrum ;
- et en dessous, 3 ou 4 toutes petites pièces osseuses, **le coccyx** qui est en fait le reliquat de la queue des quadrupèdes.

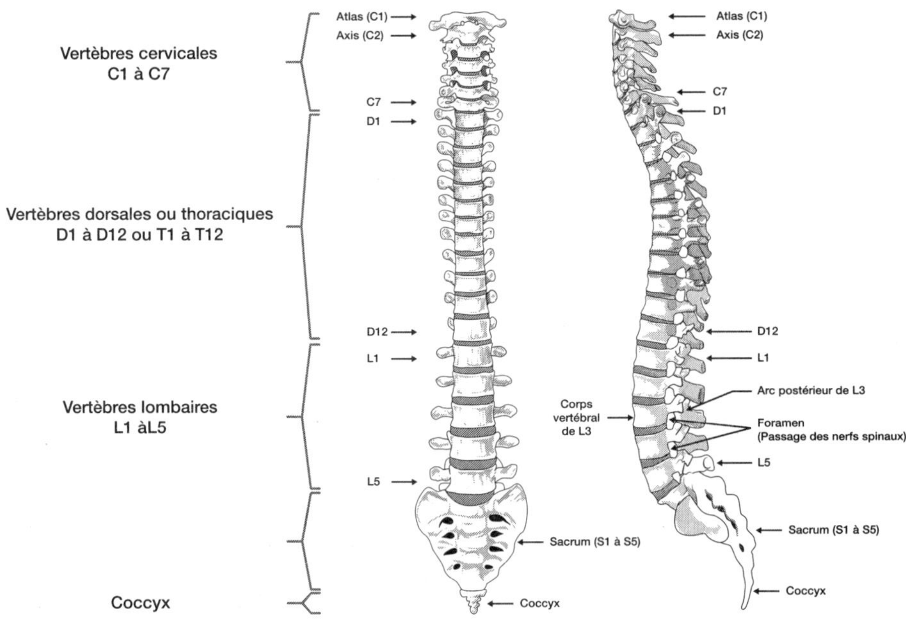

Figure 2-1 : La colonne vertébrale (de face et de profil).

La colonne vertébrale au milieu du squelette

Ajoutons les principales pièces périphériques à ce pivot central :

- **le crâne** posé et articulé sur la colonne cervicale (rachis cervical) ;
- **les 12 côtes** articulées aux 12 vertèbres dorsales, 12 côtes droites et 12 côtes gauches, pour former le gril costal – et non la grille costale ! – les 10 premières côtes se rassemblent en avant en se soudant au sternum – alors que les 2 petites dernières ne se rejoignent pas et sont dites flottantes ;
- **le sacrum** relié au bassin – ou os iliaque ou os coxal – par les articulations sacro-iliaques ; et ce bassin lui-même posé sur les deux fémurs, squelette des cuisses, par les hanches ou articulations coxo-fémorales ;
- sans oublier **les épaules** (ceinture scapulaire).

Les courbures

Quand on regarde quelqu'un debout de face ou de dos (c'est-à-dire dans le plan frontal même de dos !), la colonne vertébrale est – normalement – bien rectiligne et centrale, formant l'axe de symétrie droite-gauche du corps.
En revanche, quand on le regarde de profil (c'est-à-dire dans le plan sagittal), la colonne zigzague et présente plusieurs courbures alternées tout à fait normales (ou physiologiques) :

- à l'étage cervical, il s'agit d'une lordose c'est-à-dire une courbure dont la partie bombée (la convexité) regarde vers l'avant et la partie creuse (la concavité) vers l'arrière ;
- à l'étage dorsal ou thoracique, il s'agit d'une cyphose, courbure inverse, le fameux « dos rond », parfois trop rond que les parents veulent toujours redresser : « tiens-toi droit ! » ;
- à l'étage lombaire, de nouveau une lordose, la cambrure lombaire bien connue ; à ce propos quand on parle de « reins creux », il ne s'agit pas des reins mais bien de la colonne vertébrale !
- et tout en bas, le sacrum et le coccyx forment une cyphose figée ;
- à chaque changement de courbure, on parle de charnière, zone de relative fragilité, car très sollicitée comme le sont toujours les charnières !

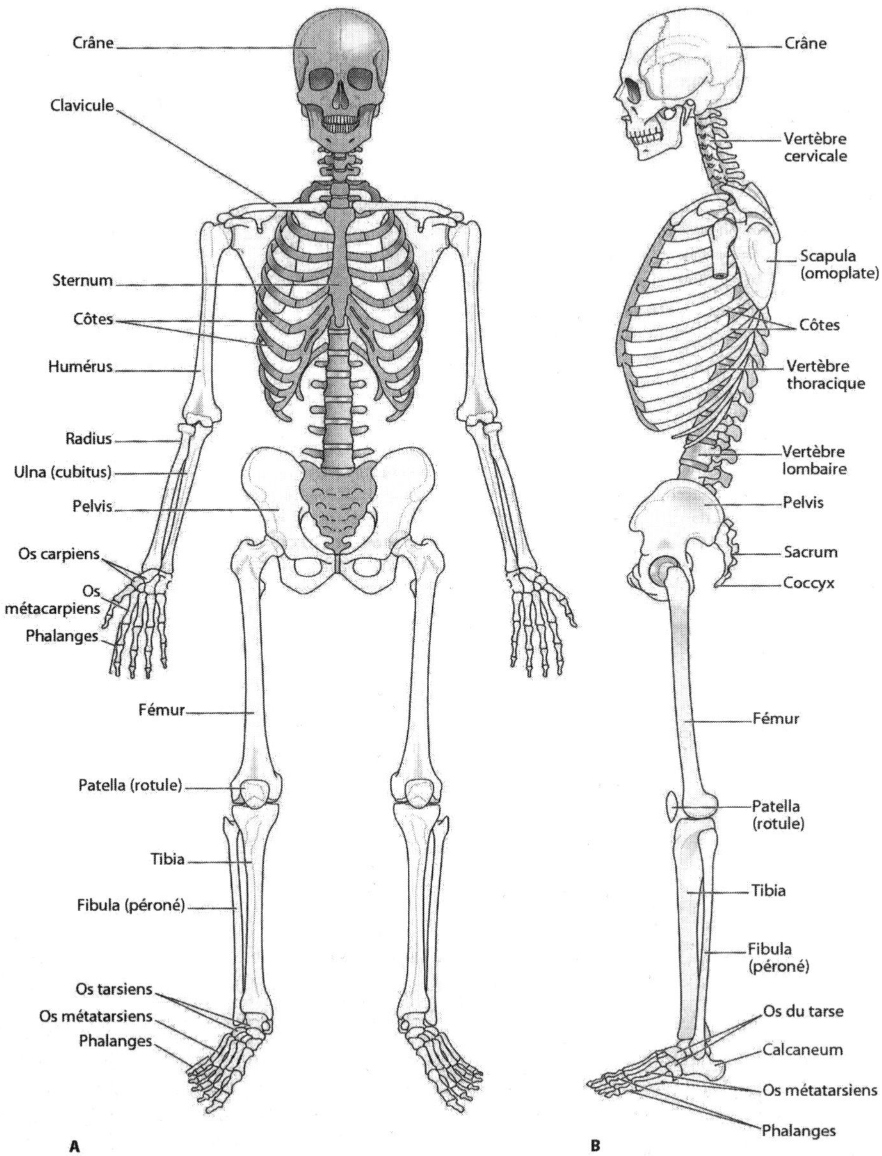

Figure 2-2 : Le squelette humain.

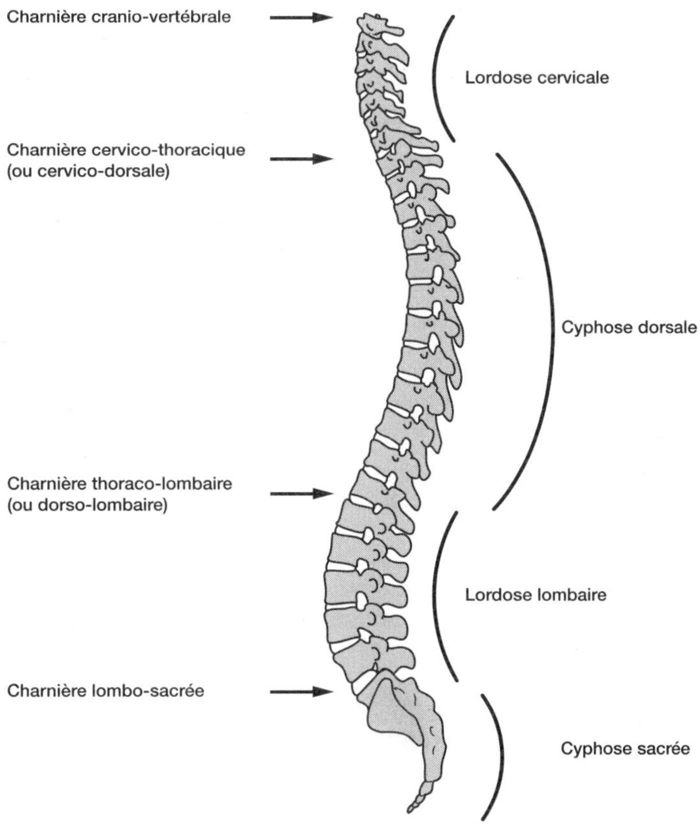

Figure 2-3 : Les courbures de la colonne vertébrale de profil.

À RETENIR

Précisions

Notons que la lordose est la courbure du redressement. Chez le quadrupède, l'ensemble du rachis est en cyphose, seule la lordose cervicale existe qui permet le regard horizontal. Au cours de l'évolution, la lordose lombaire apparaît lors du passage de la quadrupédie à la bipédie : elle est nécessaire pour la verticalisation et la stabilité du rachis. C'est d'ailleurs le même phénomène chez le nourrisson qui marche à quatre pattes : la lordose lombaire n'existe pas, elle apparaît et se forme progressivement lors de l'apprentissage de la marche.

Pourquoi ces courbures ? Notre rachis est soumis à de très fortes pressions. La présence des courbures augmente la résistance du rachis à ces pressions. La résistance augmente avec le nombre de ses courbures. Ainsi, notre colonne vertébrale normale est dix fois plus résistante que le serait une colonne rigide.

LE SAVIEZ-VOUS ?

La loi de Euler

Elle définit l'indice de résistance d'une colonne.

Calcul de l'indice de résistance : $IR = N^2 + 1$ (N = nombre de courbures)

Si la colonne vertébrale avait 2 courbures, sa résistance serait 5 fois plus grande qu'une colonne sans courbure.

Avec ses 3 courbures (on ne compte pas la cyphose sacrée qui est rigide), la colonne vertébrale est donc 10 fois plus résistante qu'une colonne rigide.

Mais ce n'est pas le seul intérêt des courbures. Elles ont également un rôle essentiel dans le bon équilibre de notre corps, elles contribuent à sa stabilité et sa mobilité.

La vertèbre : pièce élémentaire du Meccano®

Voyons maintenant comment est formée une vertèbre type, structure élémentaire de cet assemblage. Quel que soit l'étage, toutes les vertèbres ont un montage commun.

Le corps vertébral

Situé en avant, le corps vertébral ressemble à un morceau de cylindre un peu déformé que l'on aurait aplati sur sa face arrière, avec donc deux surfaces planes, supérieure et inférieure, appelées plateaux vertébraux ; ces plateaux, recouverts d'une plaque de cartilage, vont permettre aux vertèbres de se relier les unes aux autres par une sorte d'articulation : le disque intervertébral... dont nous allons beaucoup parler.

L'arc postérieur

Sa forme paraît beaucoup plus complexe que le très simple et massif corps vertébral mais en fait elle est bien moins compliquée que les Lego® ou Meccano® de vos enfants !

Cet arc postérieur, comme son nom l'indique, est situé en arrière du corps vertébral. Il ressemble un peu à un fer à cheval dont les deux extrémités sont fixées dans le corps vertébral. Le corps vertébral et l'arc postérieur délimitent un orifice appelé trou vertébral. La superposition des trous vertébraux de l'ensemble des vertèbres forme alors un canal osseux, le canal vertébral, dans lequel passe la moelle épinière.

Ces arcs postérieurs superposés doivent bien se relier les uns aux autres ! Pour ce faire, il existe des reliefs osseux ou excroissances qu'on appelle apophyses qui sont implantées sur cet arc postérieur :

- le massif des apophyses articulaires, deux par vertèbre, un de chaque côté. Cette volumineuse excroissance verticale présente une surface articulaire supérieure et une surface articulaire inférieure ce qui va permettre la superposition des arcs postérieurs entre eux. Dans notre jeu de construction, entre chaque pièce élémentaire (la vertèbre), nous avons donc trois systèmes de liaison, trois articulations, un trépied en somme : en avant UN disque, en arrière DEUX articulations postérieures (une droite, une gauche).

Décomposons davantage cet arc postérieur :

- En avant de ce massif des apophyses articulaires que l'on vient de mettre en place, c'est le **pédicule**, comme un pied cylindrique directement implanté dans le corps vertébral, un de chaque côté bien sûr ! Entre les pédicules de chaque vertèbre, il existe une trouée osseuse, par laquelle passe une racine nerveuse (ou nerf spinal) ; cet orifice s'appelle **trou de conjugaison** ou **foramen**.

- En arrière du massif des apophyses articulaires, nous trouvons la **lame** ; on lui a donné ce nom car elle est plus aplatie, plus fine que le pédicule. Les deux lames de chaque côté se rejoignent en arrière sur la ligne médiane et forment **l'apophyse épineuse**. C'est la superposition des apophyses épineuses que l'on sent en arrière, tout le long du milieu du dos.

- Ce n'est pas fini ! Sur cet arc postérieur, il existe encore d'autres excroissances osseuses ou apophyses, les **apophyses transverses** : plus petites, plantées horizontalement de chaque côté.

Ces excroissances osseuses, apophyses transverses et épineuses, sont de véritables et multiples points d'« ancrages » sur lesquels viendront s'insérer les muscles vertébraux, participant ainsi à la consolidation et la stabilisation de la charpente osseuse.

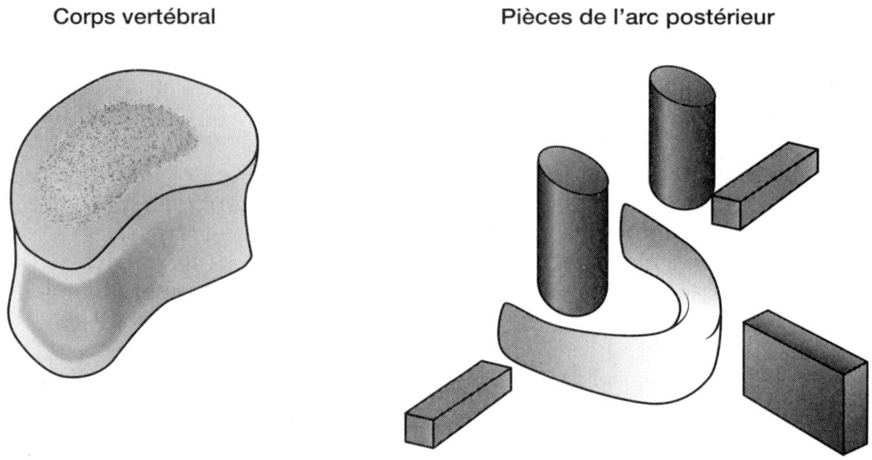

Figure 2-4 : La vertèbre en pièces détachées et l'assemblage.

Les articulations de la colonne vertébrale

Entre chaque vertèbre, il y a donc trois articulations : la plus volumineuse, antérieure et médiane, le disque intervertébral et deux plus petites, les articulations postérieures, une de chaque côté.

Le disque intervertébral

Il est constitué de deux éléments principaux :

- **Le nucléus pulposus**, au centre, est une sorte de bille gélatineuse très riche en eau (90 % chez l'enfant, 80% chez l'adulte, 70 %… et de moins en moins au fil du temps !). Il se comporte un peu comme une éponge qui, plongée dans l'eau, se gonfle et qui, comprimée, perd son eau ; il n'est pas innervé (n'a pas de nerf).
- **L'anneau fibreux ou annulus fibrosus**, à l'extérieur du disque, est formé d'une superposition de lamelles fibreuses circulaires et concentriques qui lui donne une grande résistance. Cet anneau s'attache fermement aux plateaux vertébraux et maintient le nucléus pulposus en bonne position. Il est plus résistant en avant qu'en arrière, mais innervé presque exclusivement dans sa partie postérieure et donc plus « sensible » aux agressions.

L'ensemble de ces deux structures qui constituent le disque, forme un véritable système d'amortisseur hydraulique et de répartition des pressions lors de la marche, de la course, du saut… de tout mouvement ; le nucléus supporte 75 % de la charge et l'annulus 25 %.

Les contraintes (les pressions exercées sur le disque) peuvent être considérables, surtout à l'étage lombaire qui supporte tout le poids du tronc. Au poids du corps, il faut aussi ajouter les pressions dues aux efforts des différents mouvements (flexion, extension, rotation…) et au port de charges.

Le nucleus sous ces contraintes et fortes pressions se déshydrate et donc s'affaisse puis se réhydrate lorsque les pressions diminuent ; c'est la raison pour laquelle notre taille diminue entre le matin et le soir jusqu'à 2 centimètres. La nuit le disque, déchargé du poids, se recharge en eau : il se réhydrate et reprend de la hauteur !

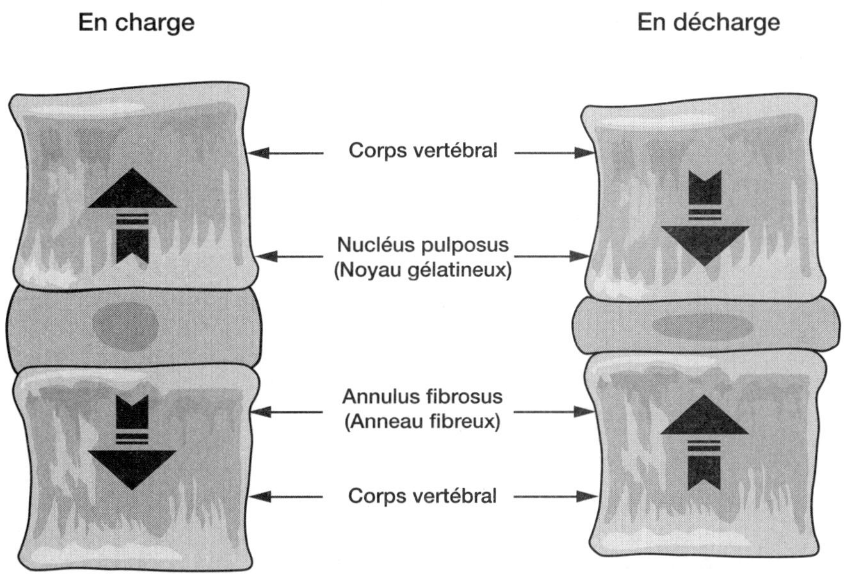

Figure 2-5 : Le disque intervertebral en charge et en décharge

Les articulations postérieures

Elles ont plusieurs noms : **articulations interapophysaires**, **zygapophysaires**, ou **facettes articulaires**.

Elles sont formées par la superposition des massifs articulaires postérieurs.

Toutes petites, elles ressemblent à leur grande sœur et sont constituées des mêmes éléments : du cartilage et une capsule articulaire. Cette capsule forme une sorte de « manchon » fibreux qui maintient les deux os de l'articulation ; elle est tapissée d'une membrane synoviale et contient du liquide synovial, véritable lubrifiant de la jointure. Ces articulations postérieures permettent ainsi des mouvements de glissement, même limités, des vertèbres entre elles ; la forme et l'orientation de ces petites surfaces articulaires déterminent le type de mouvement possible entre les vertèbres : flexion, extension, rotation et bien sûr les mouvements combinés.

Les systèmes ligamentaires et musculaires

La verticalité et la stabilité de la colonne vertébrale ne pourraient être assurées par les seules articulations intervertébrales ; des systèmes de renfort sont indispensables pour maintenir et consolider cette structure.

Les ligaments

Nous avons vu que tout le long du rachis, les vertèbres reposent les unes sur les autres par trois points d'appui : le disque intervertébral et deux articulations postérieures.

Un premier système de « contention » s'étend accolé et tout le long de la colonne vertébrale, de la base du crâne au sacrum, à la fois sur son contour externe et sa surface interne c'est-à-dire le long du canal vertébral.

LE SAVIEZ-VOUS ?

Les liaisons ligamentaires

On distingue trois systèmes de liaisons ligamentaires (d'avant en arrière) :

- **le ligament vertébral commun antérieur**, étendu sur la face antérieure des corps vertébraux et des disques ;
- **le ligament vertébral commun postérieur** étendu sur la face postérieure des corps vertébraux et des disques : c'est une zone riche en terminaisons nerveuses sensitives donc très sensible aux agressions locales ;
- **les ligaments jaunes**, très épais et résistants qui de chaque côté s'insèrent sur l'arc postérieur (lame) et se rejoignent en arrière sur la ligne médiane.

À ce triple système ligamentaire de contention « serrée », s'ajoutent :

- **le ligament interépineux**, très puissant qui, comme son nom l'indique, s'insère entre chaque apophyse épineuse postérieure ;
- **le ligament intertransversaire** s'insère, lui, latéralement entre chaque apophyse transverse ;
- n'oublions pas **le ligament craniovertébral** qui relie le crâne au rachis cervical et le **ligament ilio-lombaire** qui attache le rachis au bassin.

L'ensemble de ces ligaments constitue un système de liaison très solide entre les vertèbres, lui assurant à la fois une grande résistance mécanique et une bonne mobilité.

Les muscles

Ils sont très nombreux, leur anatomie très complexe… Laissons cela aux spécialistes.

Leur rôle est d'assurer à la fois le maintien, c'est-à-dire la station debout, et de permettre la mobilité de notre colonne vertébrale. Ils sont disposés de façon symétrique de part et d'autre de notre colonne, pour assurer la bonne tenue de cet axe central.

Les muscles situés en arrière sont dits **dorsaux** (ou **spinaux**), ils permettent les mouvements d'extension – ils sont donc extenseurs –, la bonne tenue verticale et les mouvements vers l'arrière. Les muscles situés en avant de la colonne vertébrale, de près ou de loin, sont dits **ventraux**, ils permettent les mouvements de flexion, c'est-à-dire les mouvements vers l'avant – ils sont donc fléchisseurs – ; les muscles de la paroi abdominale en font partie – la fameuse sangle abdominale –, les tablettes de chocolat ont un rôle des plus importants dans le maintien et la bonne forme de notre colonne !

Tous ces muscles, dorsaux et ventraux, sont de formes et d'étendues très variables et disposés en plusieurs plans :

- **Les muscles les plus profonds**, c'est-à-dire au contact du rachis pour les muscles dorsaux, sont aussi les plus courts, ils renforcent les « amarres » des vertèbres entre elles.
- **Les muscles du plan moyen** ont une longueur… moyenne, ils s'occupent plus particulièrement des charnières, les zones de changement de courbures fortement sollicitées lors des mouvements.
- **Les muscles superficiels**, situés sous le revêtement cutané (c'est-à-dire la peau et le petit matelas graisseux sous la peau, d'épaisseur très variable d'une personne à l'autre !), sont les plus longs, étendus schématiquement de haut en bas, de la nuque au sacrum, et sont les plus mobiles, les plus aptes aux mouvements.

N'oublions pas bien sûr, dans cette architecture complexe, les muscles qui véritablement attachent la colonne vertébrale au crâne, aux épaules et au bassin.

Entre les muscles dorsaux et ventraux, tout est une question d'équilibre ; les uns ne doivent pas « dominer » les autres. Il s'en suivrait une attitude en extension trop importante – penchée en arrière – si les muscles dorsaux dominaient les muscles ventraux ; et au contraire, une attitude en flexion exagérée – penchée en avant – si les muscles ventraux dominaient les muscles dorsaux.

La région de la colonne vertébrale est donc une structure riche et complexe, composée des vertèbres, des disques intervertébraux, des articulations apophysaires postérieures, de nombreux ligaments, de nombreux muscles avec leurs tendons d'insertion osseuse. Il faut ajouter à tout cela la vascularisation et l'innervation à chaque étage vertébral de l'ensemble de ces structures. Chacune de ces structures peut être responsable de douleur !

À chaque étage sa spécialité

La mobilité, la variabilité des vertèbres est adaptée à leur fonction. Après l'assemblage des pièces détachées d'une vertèbre type et le montage de cette belle colonne ondulée par l'empilement des vertèbres, zoomons sur les différents niveaux, car ils ont bien sûr des différences et chacun leurs spécialités.

Le rachis cervical

C'est la partie la plus souple et la plus mobile de la colonne : ses vertèbres sont les plus petites et ses disques peu épais (elles portent moins de poids même s'il s'agit de la tête !).

Les deux premières vertèbres ont une anatomie particulière : nommées C1 (ou atlas en référence au titan grec de la mythologie condamné à porter la terre sur sa tête) et C2 (ou axis en référence à l'axe, le pivot autour duquel on tourne), elles s'articulent avec le crâne de telle sorte que l'on puisse tourner la tête dans tous les sens (ou presque !) ; elles n'ont pas de disque entre elles.

Le plateau vertébral supérieur des autres vertèbres cervicales, C3 à C7, se relève sur les côtés pour former une petite crête osseuse : les **uncus** (littéralement « en forme de crochet ») qui s'articulent avec les dépressions latérales du plateau de la vertèbre du dessus ; ce petit complément d'articulation latérale renforce la colonne cervicale si mobile. Ils forment la partie antérieure du trou de conjugaison dans lequel passe la racine nerveuse.

L'orientation des articulations postérieures permet aussi cette grande mobilité : flexion, extension, latéroflexion (la possibilité de pencher la tête sur le côté), rotation et bien sûr tous les mouvements combinés.

Les apophyses transverses ont la particularité d'être « trouées » et leur superposition forme un long canal osseux qui permet ainsi le passage de chaque côté de l'artère vertébrale, artère essentielle qui entre dans le crâne et participe largement à la vascularisation du cerveau ; c'est pour cela que le rachis cervical ne doit être que très doucement manipulé !

Les muscles du cou s'amarrent aussi sur le crâne, sur sa partie arrière ce qui explique que certaines céphalées (maux de tête) viennent du cou et que certaines cervicalgies (douleurs du cou) se propagent au crâne.

N'oublions pas non plus que le rachis cervical joue un rôle important dans la vision et l'équilibre car il doit assurer la stricte horizontalité du regard et du système de l'équilibre (situé dans l'oreille interne).

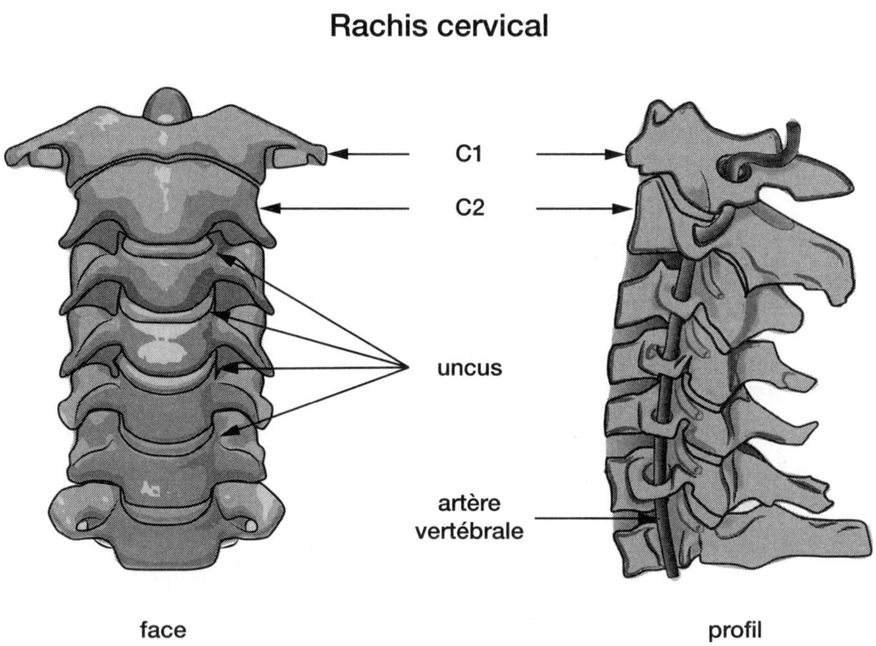

Figure 2-6 : Schéma du rachis cervical

Le rachis dorsal

C'est le plus rigide car :

- Il porte la cage thoracique qui contient les poumons et à laquelle s'attache le diaphragme ; chaque côte (il y en a 12 de chaque côté) s'articule à une vertèbre (et même par deux petites articulations de chaque côté).

- L'orientation des facettes articulaires et la forte pente vers le bas des apophyses épineuses un peu superposées comme les tuiles d'un toit limitent fortement la flexion et l'extension mais permettent tout de même la rotation et la flexion latérale… Essayez : quand vous vous penchez en avant, ce n'est pas le haut du dos qui se plie… mais la colonne lombaire.

Les contorsionnistes n'ont pas cette anatomie normale du rachis dorsal ; l'entraînement dès leur plus jeune âge modifie la croissance et déforme complètement la colonne pour leur permettre les attitudes les plus invraisemblables, ou alors, ils ont un « défaut de fabrication » dès le départ !

Le rachis lombaire

Il porte la plus lourde charge et est donc soumis aux plus fortes contraintes : ses vertèbres sont les plus volumineuses et ses disques les plus épais… et par conséquent c'est lui qui souffre le plus… Nous en reparlerons.

Le sacrum

On ne peut parler du rachis lombaire sans parler du **sacrum** car ils sont étroitement liés l'un à l'autre. Le sacrum est la partie la plus fixe de la colonne vertébrale. Constitué de 5 vertèbres soudées, globalement en forme de pyramide inversée, il est oblique en arrière et forme un angle avec le rachis lombaire, angle très important dans la statique rachidienne. Sa surface supérieure qu'on appelle la « plate-forme sacrée » porte véritablement tout le rachis. Le sacrum est lui-même relié au bassin par les articulations sacro-iliaques. Cette anatomie explique donc la grande dépendance qui existe entre la colonne vertébrale et le bassin. Rappelons que le bassin est formé par deux os iliaques qui se réunissent en avant en formant le pubis.

Parlons maintenant un peu géométrie : l'angulation que forme le rachis lombaire avec le sacrum se définit par la « pente sacrée » et c'est une sacrée pente ! Elle correspond à l'inclinaison du plateau sacré avec l'horizontale, en moyenne de 37 degrés (la température du corps humain !), mais elle peut varier !

La lordose lombaire n'est pas identique d'une personne à l'autre. Plus la pente sacrée est importante, plus le rachis lombaire est cambré (en termes médicaux : plus la lordose est importante) et plus le dos est voûté (en termes médicaux : plus la cyphose dorsale est marquée).

Lorsqu'on est cambré vers l'arrière, on diminue la pression en avant c'est-à-dire la pression sur les disques, mais on augmente les pressions en arrière, c'est-à-dire sur les articulations postérieures.

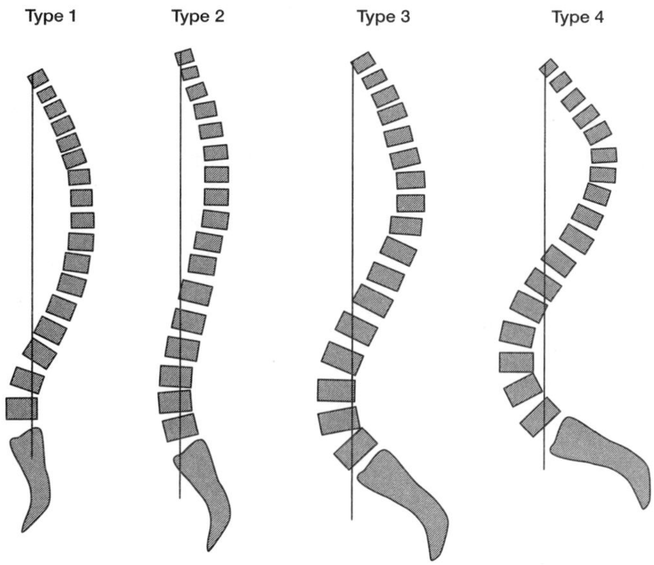

Figure 2-7 : Les différentes type de courbures (d'après Roussouly). Le type 2 correspond au dos plat.

Si la lordose lombaire est peu marquée, le rachis lombaire trop vertical, c'est le contraire : on augmente la pression en avant, c'est-à-dire sur les disques, on la diminue sur les articulations postérieures.

Il y a bien sûr d'autres mesures pour évaluer ce qu'on appelle la statique spino-pelvienne, c'est-à-dire les rapports entre la colonne vertébrale et le bassin et bien sûr des critères du meilleur équilibre possible…

Laissons cela aussi aux spécialistes, à ceux qui vous aideront à trouver cet équilibre idéal, les bonnes postures, à répartir les charges harmonieusement, le meilleur équilibre rachidien avec le minimum d'effort musculaire. C'est le principe de l'épargne ou économie rachidienne… économie ?… sujet d'actualité, n'est-ce pas ?

Le coccyx

Il se compose de 4 ou 5 micro-vertèbres atrophiées soudées entre elles ; c'est un vestige osseux, un résidu correspondant à la queue des mammifères. Son rôle est controversé, certains le considèrent comme négligeable, d'autres comme un élément essentiel de la statique rachidienne ! N'oublions pas que, si petit qu'il soit, il peut lui aussi faire beaucoup parler de lui surtout quand on tombe dessus !

Les contraintes et les mouvements

Nous savons donc que les contraintes mécaniques augmentent au fur et à mesure qu'on descend vers le bas de la colonne et qu'elles sont transmises *via* le sacrum au bassin, puis aux deux membres inférieurs par les hanches (articulations coxo-fémorales).

C'est le rachis lombaire qui porte le plus lourd fardeau, immobile et en mouvements. Mais la pression exercée sur nos disques varie énormément en fonction de notre position et de nos mouvements.

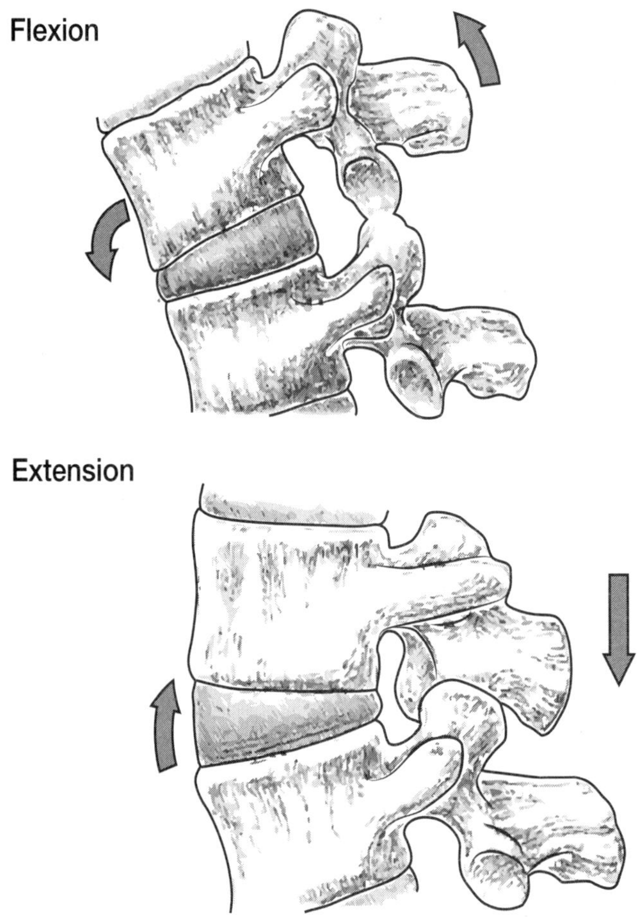

Figure 2-8 : Variations de la répartition des pressions en fonction des mouvements ou positions.

Il faut reconnaître que très souvent, on est bien content de s'asseoir après une position debout prolongée ! Plusieurs explications à cela :

- On se tient mal, on bouge mal... donc mauvaise posture, mauvaise courbure, mauvais équilibre, fatigue musculaire... fatigue tout court.
- Assis, on augmente la pression intradiscale... mais on soulage la pression exercée sur les articulations postérieures en faisant le dos rond et ces articulations-là sont bien souvent concernées dans le mal de dos.

On observe d'autres phénomènes :

- La pression du disque passe environ du simple au triple lorsqu'on passe de la position allongée à la position debout.
- Elle augmente en position assise ;
- et davantage si on se penche en avant... la pression sur les disques augmente encore debout et assis...
- et plus encore si on porte une charge...
- et le maximum : porter une charge loin du corps en se penchant en avant – ce qui est de plus très inefficace.

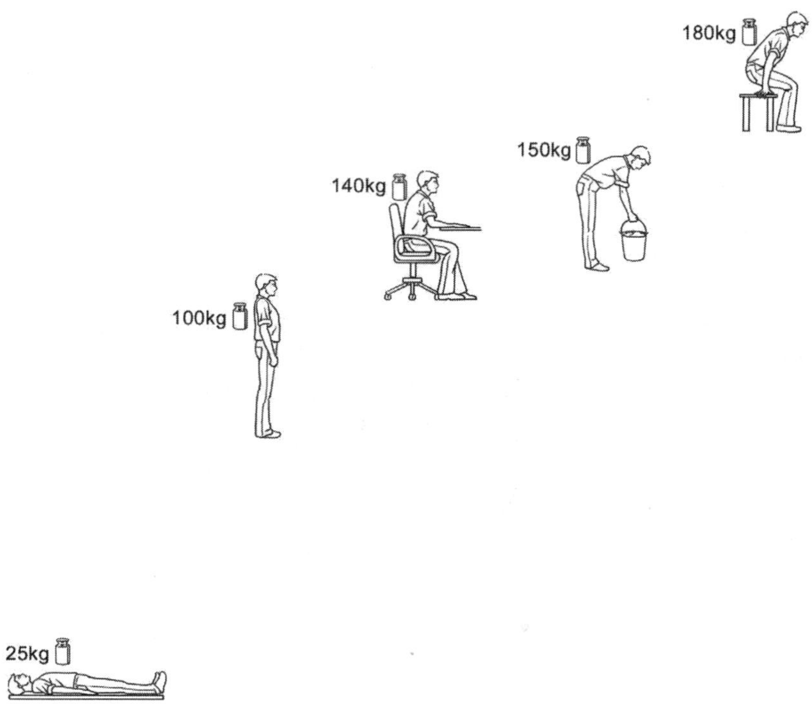

Figure 2-9 : Ce qui pèse sur notre dos pour chaque action.

Le système nerveux

Notre colonne vertébrale, une superbe construction osseuse et articulaire qui nous fait tenir debout et bouger… mais pas que.

Rien de tout cela ne serait possible sans le chef suprême de notre corps, le commandant de bord : notre système nerveux. On distingue le système nerveux central et le système nerveux périphérique.

Le système nerveux central est composé :

- de **l'encéphale** (c'est-à-dire le cerveau, le cervelet et le tronc cérébral) dans sa boîte osseuse : le crâne ;
- de **la moelle épinière** qui est le prolongement de l'encéphale et qui passe dans le canal vertébral.

À RETENIR

C'est la superposition des trous vertébraux qui forme un canal osseux, **le canal vertébral**. La superposition des pédicules de chaque vertèbre forme **le trou de conjugaison** par lequel passe chaque nerf spinal.

Le système nerveux périphérique est composé des **nerfs crâniens** qui sortent de l'encéphale (12 paires) et des **nerfs spinaux** (ou anciennement rachidiens) qui sortent de la moelle épinière pour se distribuer aux différents organes du corps humain.

On compte 31 paires de nerfs spinaux :

- 8 nerfs cervicaux (C1 à C8) ;
- 12 nerfs thoraciques (T1 à T12) ;
- 5 nerfs lombaires (L1 à L5) ;
- 5 nerfs sacrés (S1 à S5) ;
- 1 nerf coccygien (Co).

La moelle épinière ressemble à un cordon de 1 centimètre de diamètre et d'environ 45 centimètres de long… donc bien plus courte que la colonne vertébrale qui mesure environ 70 centimètres ; en effet elle se termine en regard de D12, L1 ou L2.

Tout le long de son trajet, selon une distribution segmentaire, la moelle épinière donne de chaque côté, et au niveau de chaque vertèbre, un nerf qui va sortir du canal osseux par le trou de conjugaison ou foramen : à chaque nerf spinal est donc associé à un segment médullaire.

Chaque nerf spinal à sa jonction avec la moelle est formé de la réunion de deux branches, une branche antérieure (ou racine ventrale) et une branche postérieure (ou racine dorsale).

À son extrémité inférieure, la moelle épinière donne en même temps tout le reste des nerfs qui forment la « queue-de-cheval » (c'est le vrai nom médical et effectivement c'est très ressemblant !) ; cette queue-de-cheval continue son cheminement dans le canal vertébral lombaire puis sacré et distribue une paire de nerfs à chaque étage vertébral par les foramen, jusqu'en bas de la colonne vertébrale.

Dans le canal vertébral osseux tapissé de ligaments, la moelle épinière est protégée, baignant dans le liquide (qu'on appelle cérébrospinal) et bien enveloppée dans ses méninges, trois membranes superposées, qui forment un étui lui-même entouré d'un petit matelas de graisse.

Entre l'os et le système nerveux, cette protection est bien nécessaire ! Il faut bien que la moelle épinière suive le mouvement ou plutôt tous les mouvements que lui impose la colonne vertébrale et parfois un peu trop brutalement ! Liquide et graisse amortissent les chocs !

Chaque nerf spinal a ensuite son territoire de distribution segmentaire précis dans l'organisme :

- les territoires de distribution sensitive cutanée : **les dermotomes** ;
- les territoires de distribution motrice musculaire : **les myotomes** ;
- les territoires distribution des organes profonds.

Ceci est la base anatomique de l'explication des douleurs projetées (rapportées et référées).

Quel est le rôle de la moelle épinière et des nerfs spinaux ?

La moelle épinière est la principale autoroute de l'information nerveuse du corps humain, selon une organisation segmentaire. Et cette autoroute est à double sens bien sûr !

- Elle transmet les ordres ou informations venus du cerveau vers tous les organes périphériques *via* les nerfs dits moteurs – ce sont là des ordres d'action, de mouvement : il s'agit de **la voie motrice** (ou voie efférente, du centre vers l'extérieur) empruntant la racine ventrale du nerf spinal.

- Elle transmet aussi au cerveau toutes les informations venues de la périphérie *via* les nerfs dits sensitifs empruntant la racine dorsale du nerf spinal. Ce sont là des informations venues des différents récepteurs périphériques sensoriels qui réagissent à toutes sortes de stimulations ; et à chacun sa spécialité : par exemple les thermorécepteurs répondent aux variations de température, les mécanorécepteurs aux déformations mécaniques… et les nocicepteurs aux sensations de douleurs ; il s'agit **des voies sensitives** (ou voie afférente, de la périphérie vers le centre).

La plupart des nerfs sont mixtes c'est-à-dire qu'ils peuvent transmettre des informations motrices et sensitives. Et toute cette messagerie à double sens passe par la moelle épinière, ce petit cordon de 1 centimètre de diamètre !

Imagerie médicale

L'histoire de l'imagerie médicale commence en 1895 grâce aux travaux de Wilhelm Conrad Röntgen physicien allemand qui découvre un nouveau rayonnement capable de traverser le corps humain, rayonnement jusque-là inconnu : il l'appellera donc X. C'est le début de la radiologie. Puis le XXe siècle connaîtra d'extraordinaires découvertes dans le domaine de la physique : rayons X mais aussi ultrasons, radioactivité, résonance magnétique nucléaire, découvertes qui seront très rapidement appliquées à la médecine. Ces découvertes associées aux impressionnants progrès de l'informatique vont permettre un essor réellement vertigineux des techniques d'imagerie médicale et de la connaissance du corps humain, de sa morphologie mais aussi de son mode de fonctionnement : c'est ce qu'on appelle l'imagerie morphologique et fonctionnelle.

L'imagerie morphologique et fonctionnelle regroupe donc la radiologie standard, le scanner, la médecine nucléaire, l'imagerie par résonance magnétique. N'oublions pas de citer l'échographie-doppler dont le rôle est extrêmement étendu et important mais qui, dans notre propos, n'a pas d'application.

Quelques dates...

1895 : découverte du principe des rayons X par le physicien allemand Röntgen, prix Nobel en 1901.

1972 : scanner mis au point par les radiologues britanniques Allan MacLeod Cormack et Humphrey, G. N. Hounsfield, prix Nobel en 1979.

IRM

1945 : découverte de la résonance nucléaire soumise à un champ magnétique par Édouard Purcell et Félix Bloch, prix Nobel de la paix en 1952.

Années 1970 : premières applications médicales grâce aux travaux des chimistes américains Paul Lauterbur et physicien anglais Peter Mansfield (prix Nobel de médecine en 2003) et de Raymond Damadian.

Ultrasons

1915 : découverte de la propagation des ultrasons pour les sonars (SOund NAvigation Ranging).

1955 : première échographie par Inge Edler, cardiologue suédois.

1980 : utilisation de l'échographie-doppler.

Médecine nucléaire

1934 : découvertes de la radioactivité naturelle par Henri Becquerel, Pierre et Marie Curie, prix Nobel en 1903, puis la radioactivité artificielle par Irène et Frédéric Joliot-Curie, prix Nobel en 1935.

1990 : développement de la médecine nucléaire avec la scintigraphie et la tomographie par émission de positons TEP.

Avant de préciser l'intérêt de chacune de ces techniques, rappelons que toute douleur de dos ne justifie pas systématiquement un examen d'imagerie. L'immense majorité des douleurs rachidiennes sont d'ordre mécanique avec des manifestations très variées et nombre d'entre elles fort heureusement, traitées, guériront sans avoir recours aux examens d'imagerie. Les recommandations concernant les examens d'imagerie dans le domaine des rachialgies (douleur de la colonne vertébrale) sont précises, émanant de la HAS (Haute Autorité de Santé).

La HAS ou Haute Autorité de Santé

C'est une institution française à caractère scientifique, une autorité publique indépendante de l'État créée en 2005, succédant à l'ANAES (Agence nationale d'accréditation et d'évaluation en santé), elle est chargée de nombreuses missions dont, entre autres, celle d'améliorer la qualité des soins aux patients. Elle définit ainsi des recommandations de bonnes pratiques médicales. Ces recommandations sont le résultat du travail d'un groupe d'experts dans chaque spécialité.

Un bilan d'imagerie n'est donc pas systématique dès l'apparition d'une douleur de la colonne vertébrale.

Quelles sont les recommandations ?

Une rachialgie, ou douleur de la colonne vertébrale, est un symptôme dont les causes peuvent être extrêmement variées, mais il faut savoir que dans 90 à 95 % des cas, il s'agit de ce qu'on appelle une pathologie d'origine mécanique. Elle est bien souvent liée à une détérioration de l'un ou plusieurs des nombreux éléments qui constituent notre colonne vertébrale : ce qu'on appelle « pathologie dégénérative », et vous n'avez pas fini d'en entendre parler ! Ces détériorations d'ordre mécanique, qui sont bien souvent silencieuses, donnent dans l'immense majorité des cas, quand elles se manifestent, des rachialgies dites « communes », nous en reparlerons bien sûr.

L'interrogatoire et l'examen médical apportent alors les éléments initiaux essentiels qui visent à identifier trois situations principales pour lesquelles la prise en charge sera bien différente :

- Il s'agit d'une rachialgie d'origine dégénérative sans complications, douloureuse cependant, mais qui ne nécessite pas d'imagerie d'emblée pour prescrire un traitement.
- Il s'agit bien d'une rachialgie d'origine dégénérative, mais avec des complications, rares certes, mais qui peuvent nécessiter un traitement urgent notamment chirurgical en passant toujours par la case « imagerie ».
- Il ne s'agit pas d'une rachialgie d'origine dégénérative.

Certains signes cliniques alerteront le médecin – nous ne les détaillerons pas dans ce chapitre –, des examens d'imagerie et des examens sanguins seront d'emblée demandés à la recherche d'autres types de pathologies qui pourraient être responsables des douleurs.

En dehors de ces deux derniers cadres, il n'y a pas lieu de demander d'examens d'imagerie dans les six à huit premières semaines d'évolution… sauf si un des traitements retenus comporte manipulation ou infiltrations, et si également l'absence de toute amélioration voire une aggravation modifie l'attitude thérapeutique !

Quels examens peuvent être demandés ?

La radiologie standard

Elle utilise les rayons X. Lors de la prise de la radiographie, le faisceau de rayons X traverse une zone du corps où une partie de son énergie est absorbée ; la partie non absorbée impressionne le film photographique placé à l'opposé : le noircissement de ce film est fonction de la densité des structures traversées ; dans le corps humain par exemple, le poumon plein d'air absorbe peu le faisceau de rayons X, il sortira peu atténué et impressionnera fortement le film qui restera noir. Au contraire, l'os, structure la plus dense du corps humain, absorbera une grande partie du rayon, il sortira très atténué et impressionnera faiblement le film qui restera blanc. Ce sont donc les différences de densités des structures traversées qui permettent de « dessiner » l'intérieur du corps sur un film radiographique.

Sur une radiographie standard, seules les structures osseuses sont réellement analysables, mais elles sont superposées puisqu'il s'agit de la projection d'un volume sur un plan. Il sera donc difficile de faire une analyse précise de l'os lui-même, mais possible tout de même de faire une analyse globale comme détecter un tassement vertébral par exemple. Les disques, les ligaments, la moelle épinière et les nerfs ne sont pas visibles, ce sont des structures radiotransparentes.

Toutefois l'intérêt principal de la radiologie standard ne réside pas seulement dans l'analyse de l'os lui-même. C'est encore actuellement le seul examen d'imagerie qui permette une étude statique et dynamique de la colonne vertébrale : l'examen statique se fait en position verticale, en charge, et montre dans quelle position on se tient naturellement quand on est debout, de face et de profil.

Ces examens, statique et dynamique, nécessitent d'être debout ou assis et ne peuvent donc être faits avec le scanner ou l'IRM dans lesquels on est allongé (l'IRM qui permet de faire un examen en station debout existe déjà, mais elle est encore pratiquement inaccessible).

En dehors de l'étude de la totalité de la colonne vertébrale pour un bilan de scoliose, les radiographies standards les plus fréquemment demandées sont celles du rachis cervical et du rachis lombaire ; celles de la colonne dorsale sont plus rares car la superposition du gril costal complique encore l'interprétation et on a recours alors plus facilement d'emblée au scanner ou à l'IRM.

Un examen de radiographies standard comporte au minimum deux incidences, une incidence de face et une incidence de profil, debout ou assis, suffisantes en général :

- pour évaluer l'équilibre statique de la colonne vertébrale, repérer des anomalies de courbure, et mesurer les principales angulations ;
- pour une analyse globale des vertèbres et de leur alignement : on pourra ainsi détecter des déformations du corps vertébral (un tassement), voir les signes de vieillissement ou d'usure dus le plus souvent à l'arthrose.

L'examen dynamique, grâce à des incidences dans différentes positions – le plus souvent en flexion et extension –, permet de vérifier la stabilité des vertèbres ou, au contraire, de détecter un glissement de deux vertèbres l'une sur l'autre, c'est-à-dire une instabilité d'un segment de la colonne vertébrale. Ce glissement de vertèbres s'appelle un spondylolisthésis : « spondylo » qui vient de *spondylus* en latin ou *spondulos* en grec et qui signifie vertèbre, et *listhésis* : glissement.

Le système EOS

Depuis la première radiographie en 1895, les progrès de la radiologie standard n'ont pas cessé, cherchant à améliorer bien sûr la qualité de l'image et plus encore à diminuer les doses d'irradiation surtout dans le domaine de la pédiatrie. La dernière innovation dans ce domaine est le système EOS qui, encore à ses débuts, joue déjà et jouera certainement dans le futur un rôle essentiel dans l'étude de la statique humaine.

Le système EOS est une invention française issue des travaux qui ont valu le prix Nobel de physique en 1992 au professeur Georges Charpak. Il utilise l'imagerie par rayons X mais permet une très basse dose d'irradiation, près de 10 fois inférieure à celle de la radiographie classique. Ils combinent l'utilisation de détecteurs gazeux ultrasensibles et des logiciels extrêmement sophistiqués ce qui permet, par une exposition minime aux rayons X, une étude de l'ensemble du système osseux en station debout, de face, de profil, mais également dans le plan dit axial (vue d'avion) c'est-à-dire dans tous les plans de l'espace. Par des mesures automatisées extrêmement précises, une très bonne qualité d'image et une dose d'irradiation infime, ce système a donné un nouvel élan à la radiopédiatrie ostéo-articulaire et permis un meilleur suivi des déformations scoliotiques. D'abord réservé au domaine de la pédiatrie, le système EOS commence à s'implanter dans les structures d'imagerie pour adultes.

Le scanner ou tomodensitométrie

Comme la radiographie classique, le scanner utilise les rayons X et s'appuie sur leur absorption plus ou moins importante selon le milieu traversé. La source des rayons X n'est plus fixe mais tourne autour du patient avec à son opposé un ensemble de détecteurs qui tournent aussi bien sûr ; les multiples faisceaux atténués ainsi détectés sont traités informatiquement et restitués en images radiologiques ; les premiers scanners ont donc découpé le corps humain « en rondelles » et permis une analyse précise de tous les organes traversés. Actuellement, les progrès techniques permettent l'étude du corps en volume et non plus seulement coupe par coupe, ce qui autorise la reconstruction des structures examinées dans tous les plans de l'espace avec une très grande définition. Ses performances peuvent être encore améliorées par l'utilisation d'un produit de contraste iodé qui est injecté selon les cas par voie veineuse ou dans une articulation.

Le principal inconvénient du scanner est son irradiation et là encore les progrès technologiques permettent une très nette diminution de cette irradiation.

Sauf contexte d'urgence, chez une femme en âge d'avoir des enfants, tout examen utilisant les rayons X, radiographie standard ou scanner, doit être effectué dans la première partie du cycle, seule période de certitude quant à l'absence de grossesse.

Le scanner permet une étude extrêmement précise de l'anatomie osseuse, de la forme des différents éléments qui constituent la vertèbre par exemple, de l'assemblage des vertèbres entre elles… Il permet aussi une analyse très fine de la structure-même de l'os avec une précision de l'ordre du millimètre.

Il peut ainsi détecter et analyser toutes les anomalies osseuses, même de très petite taille qui sont en général masquées sur un examen radiographique standard où tout est superposé.

Tout d'abord, c'est un examen indispensable dans le bilan d'un traumatisme de la colonne vertébrale car il peut détecter et faire le bilan précis des fractures osseuses, et de leur déplacement.

Le scanner analyse parfaitement les lésions de l'arthrose – nous en reparlerons ! – qui peut s'installer partout et être dépistée ici dans ses moindres recoins. L'arthrose a cette capacité, bien inutile d'ailleurs, de fabriquer des excroissances osseuses appelées ostéophytes, – fort heureusement le plus souvent indolores – mais parfois mal placées – sur le chemin d'une racine par exemple, en lui donnant un petit coup de bec (de perroquets c'est bien connu !) ; le scanner les repère très bien !

Il peut analyser aussi le disque intervertébral - qui n'est pourtant pas de l'os - quand il se détériore, s'affaisse, déborde, forme une hernie discale, et comprime parfois une racine ou même la moelle épinière ; il voit très bien les calcifications qui peuvent se former dans les ligaments alentour.

Le scanner permet également des mesures précises du canal rachidien qui peut être rétréci – par les ostéophytes notamment.

Toutes les lésions osseuses plus rares sont aussi du ressort du scanner comme les infections, tumeurs, etc., dont le bilan nécessite aussi une IRM.

LE SAVIEZ-VOUS ?

Une hernie discale n'est pas toujours symptomatique ; des études ont montré que 20 à 30 % de la population ont une hernie discale sans aucune manifestation douloureuse ou neurologique.

L'ostéodensitométrie

En mesurant la densité de l'os, cet examen permet le diagnostic précoce de l'ostéoporose avant l'apparition des dégâts – notamment de fractures vertébrales. Le principe reprend celui des rayons X, c'est-à-dire la mesure du rayonnement X après sa traversée de l'os. L'analyse informatique permet là de mesurer la densité osseuse (son contenu minéral). L'évaluation de la densité doit être réalisée au niveau de deux sites : le rachis lombaire et l'extrémité supérieure du fémur.

Cet examen est indiqué chez les personnes à risque : les femmes ménopausées, les personnes qui ont un traitement corticoïde au long cours (les corticoïdes font fuir le calcium de l'os), ou en cas de certaines pathologies urologiques. Une densité osseuse faible constitue un très bon indicateur de risque de fracture vertébrale ou du col du fémur que l'on peut prévenir alors par un traitement adapté.

L'imagerie par résonance magnétique ou IRM

Nous changeons là totalement de domaine, puisqu'il ne s'agit plus de rayons X.

L'IRM utilise les propriétés de résonance du noyau d'hydrogène, le proton, présent en abondance dans l'eau et les graisses qui constituent plus de 80 % du corps humain. Soumis au puissant champ magnétique d'un aimant au centre duquel le patient est installé (le fameux tunnel de l'IRM), tous les protons s'orientent dans la même direction : on dit qu'ils entrent « en résonance ». À l'arrêt de la stimulation, les protons vont revenir à leur position initiale, ils restituent alors de l'énergie que l'on peut enregistrer sous forme d'un signal capté par une antenne réceptrice puis transformé en images par traitement informatique. Il est ainsi possible de reproduire très précisément l'anatomie du corps humain ceci dans tous les plans. En fonction des paramètres utilisés, on peut analyser avec une extrême précision les différents « tissus » dont nous sommes constitués – et même connaître leur composition chimique – ses performances peuvent être encore améliorées par l'injection intraveineuse d'un produit de contraste appelé gadolinium.

ATTENTION !

Il existe des contre-indications absolues à l'IRM : les patients qui portent un stimulateur cardiaque (pacemaker) en premier lieu, une pompe à insuline ou un neurostimulateur ne peuvent avoir un examen IRM car le fonctionnement de ces dispositifs pourrait être gravement perturbé par le champ magnétique intense utilisé pour cet examen ; de même un éclat métallique dans l'œil (dans des professions exposées ou à la suite d'un accident) et certaines valves cardiaques pourraient être mobilisés et créer ainsi de graves lésions. Ne soyez donc pas étonné d'être soumis à un véritable interrogatoire policier avant d'être mis dans la machine !

Merci pour les claustrophobes !

Dans la grande majorité des cas, l'IRM est dite « fermée » et ressemble à un tunnel étroit... dans lequel un spéléologue se glissera sans problème et même la plupart des patients ! En revanche, pour certaines personnes entrer dans ce tunnel étroit ressemble à une mission impossible, une épreuve insurmontable. Heureusement, une nouvelle génération d'appareils, l'IRM « ouverte », s'est développée ces dernières années, qui va soulager bon nombre de claustrophobes. Cet appareil, contrairement au tunnel classique, est ouvert latéralement : le patient prend place non pas dans un tunnel mais dans un espace largement ouvert sur les côtés. Merci pour les claustro ! mais pas seulement car ce dispositif permet l'accès de l'IRM à des personnes obèses qui ne peuvent entrer dans le tunnel. Il permet également des examens statiques (en position debout) et dynamique jusqu'alors possible seulement en radiologie standard.

Ce type d'appareil est encore rare, une dizaine d'installations sur toute la France qui comptent environ 650 IRM !

Si le scanner est l'examen de référence pour une étude précise de l'os, l'IRM est l'examen de choix pour l'étude des structures nerveuses. Pour la colonne vertébrale qui contient la moelle épinière et les racines nerveuses, l'IRM permet l'examen très précis des rapports entre le contenant – la colonne vertébrale – et le contenu – le système nerveux – et cela à tous les étages rachidiens et pour toutes les pathologies.

Selon les paramètres utilisés, l'IRM définit des séquences qui ont chacune leur spécificité pour étudier préférentiellement telle ou telle structure ou composant de l'organisme : très grande précision anatomique, étude des structures nerveuses comme la moelle épinière et les nerfs, étude des phénomènes inflammatoires, étude des saignements même infimes, même très anciens... Certaines séquences permettent de supprimer le signal de la graisse qui parfois peut gêner l'analyse des structures adjacentes.

La scintigraphie

Cette technique d'imagerie utilise une substance faiblement radioactive – un radiotraceur – injectée par voie intraveineuse en quantité infime et qui a la propriété de se fixer sur les organes ciblés. Le radiotraceur varie selon les organes ciblés et dans notre propos il s'agit du squelette et des articulations.

Certaines lésions (fracture, tumeurs, infections, inflammations) vont fixer de façon importante le radiotraceur. On enregistre ensuite le rayonnement émis grâce à un système de détection qu'on appelle « gamma caméra » ou « caméra à scintillation » ; un traitement informatique complexe analyse, puis restitue les données recueillies sous forme d'images.

Le TEP, tomographie à émission de positons, TEP-SCAN ou PET-SCAN utilise le même principe que la scintigraphie : la fixation par l'organisme d'un radiotraceur injecté par voie intraveineuse. Le traceur utilisé ici ne cible pas un organe précis, mais n'importe quelle partie de l'organisme ; il s'agit d'un dérivé du glucose, le FDG, qui permet d'étudier le métabolisme du sucre en se fixant aux organes qui ont des besoins élevés en énergie. L'indication de cet examen est par contre très ciblée, puisque réservée à la détection de cancer ou à la recherche de foyers cancéreux, très consommateurs d'énergie donc de glucose. Le TEP est couplé à un scanner qui permet de mieux analyser les organes sur lesquels sont localisées les hyperfixations du traceur.

Et si les examens d'imagerie ne montrent rien !

Combien de fois ai-je vu des patients très déçus de s'entendre dire : « vos examens sont normaux », « vos examens ne montrent rien », « vous n'avez rien », très déçus que l'on ne puisse pas leur donner d'explication à leur douleur. L'imagerie est peut-être négative… mais elle a permis d'éliminer un certain nombre de causes et notamment une lésion grave ce qui est quand même très important. Et il faut avouer également que tous ces extraordinaires examens d'imagerie ne peuvent peut-être pas tout voir ! En général, le médecin qui a demandé des examens d'imagerie a demandé également des examens de sang pour s'assurer de l'absence de syndrome inflammatoire, infectieux, de carence en vitamine D, de diabète… autres causes potentielles de douleurs.

Électromyogramme (EMG)

Quand, en même temps que la douleur de la colonne vertébrale, il existe aussi une douleur du bras ou de la jambe qui suit le trajet d'un nerf comprimé ou irrité, il s'agit d'une névralgie cervico-brachiale ou d'une névralgie sciatique ou crurale. Dans ces cas, il peut parfois être demandé un examen qui enregistre l'activité électrique des muscles innervés par ces nerfs, l'électromyogramme ou EMG, pour préciser et évaluer l'atteinte de ce ou ces nerfs quand les symptômes ou la localisation des douleurs ne sont pas typiques.

Imagerie par ultrasons

En fait, cet examen n'a pas d'indication dans la pathologie de la colonne vertébrale elle-même… mais un médecin pourra demander une échographie pelvienne ou abdominale, ou un doppler des artères ou veines, s'il soupçonne une autre origine que rachidienne aux douleurs de la colonne vertébrale.

Chapitre 3

Leurs localisations

Dans ce chapitre :

- Les différents types de douleurs
- Les lombalgies communes ou non
- Les cervicalgies
- Les dorsalgies

Les rachialgies

Une douleur de la colonne vertébrale s'appelle une rachialgie. Nous avons vu que pour la bonne tenue de la colonne osseuse elle-même, il y avait un grand nombre de structures de liaison, de soutien, de solidité, de stabilité : trois articulations entre chaque vertèbre, un disque antérieur et deux articulations postérieures, de multiples ligaments, muscles et tendons… quel bel assemblage et quelle harmonie nécessaire entre tous ces éléments pour que tout fonctionne bien ! Harmonie dans tous les sens du terme. En cas de dysharmonie, chacun de ces éléments peut-être responsables de douleur.

Selon le niveau de la douleur, il s'agit de :

- **cervicalgie** : douleur de la nuque ;
- **dorsalgies** : douleur de la colonne dorsale ou thoracique ;
- **lombalgie** : douleur de la région lombaire ;
- **sacralgie** : douleur du sacrum, rarement isolée, il s'agit le plus souvent d'une lombo-sacralgie ;
- **coccygodynie** : douleur du coccyx, le mot le plus long, le plus compliqué pour la plus petite partie du rachis ! Pourquoi ? Le mot « coxalgie » est réservé aux douleurs de la hanche, articulation coxo-fémorale (os coxal est aussi le nom du bassin)… ainsi pas de confusion.

Quelles lésions, quelles douleurs ?

Les différents types de lésions

Par ordre de fréquence, les lombalgies arrivent nettement en tête, suivies par les cervicalgies, bonnes secondes, et loin derrière les dorsalgies. Leurs causes peuvent être extrêmement variées mais précisons d'emblée que dans l'écrasante majorité des cas, plus de 90 %, il s'agit de douleurs de type mécanique et bien souvent d'origine « dégénérative », ce qu'on appelle des rachialgies communes : **lombalgies communes, cervicalgies communes**.

Explication de texte

Pourquoi ce terme, « rachialgie commune » ? Qualifier une douleur de « commune » apparaît pour le moins désagréable car une douleur ne peut pas être considérée comme « commune », c'est-à-dire ordinaire – première définition qui vient à l'esprit –, mais il faut le prendre dans le sens de « fréquemment répandue » ! En fait, cette expression signifie que l'origine des douleurs est liée à un phénomène d'ordre mécanique.

En un mot, il s'agit du phénomène naturel de vieillissement de l'ensemble des structures dont nous avons déjà beaucoup parlé. Et de fait, le vieillissement commence tôt !

Il peut s'agir également de désordres mécaniques liés à de mauvaises postures ou attitudes, d'un déséquilibre, d'anomalie de courbures, de maintiens inadaptés : le vocabulaire est riche !

Par opposition à ce terme de **rachialgie commune**, on parlera de « **rachialgie symptomatique** ». Là aussi le terme de « symptomatique » est ambigu car la douleur est bien un symptôme ! « Symptomatique » signifie que la douleur est secondaire à une lésion du rachis non mécanique, cas plus grave mais bien plus rare.

Et ces causes rares sont multiples : ostéoporose, tumeur, infection, maladies inflammatoires, maladie générale, pathologie vasculaire… Certains contextes ou symptômes – qu'on appelle « signes d'alerte » – les font rechercher (voir chapitre 13).

Mais il faut savoir aussi que certaines rachialgies ne viennent pas du rachis ; elles correspondent à des douleurs qu'on appelle douleurs projetées, venant d'un autre organe en raison (très schématiquement) d'une innervation commune – l'exemple typique est celui de la douleur de l'infarctus du myocarde qui se projette à la mâchoire et au membre supérieur gauche – mais ces douleurs sont associées à d'autres symptômes que votre médecin reconnaîtra ou recherchera, et pour lesquels il demandera des examens complémentaires, examens sanguins, d'imagerie ou plus (voir chapitre 13, pour les rachialgies d'origine viscérale).

En résumé, on peut définir deux grandes catégories de douleur de la colonne vertébrale :

- les **rachialgies communes** d'origine mécanique et/ou dégénérative ;
- et les autres, infiniment plus rares, les **rachialgies symptomatiques** et d'origine viscérale.

Les différents types de douleurs

Différentes pathologies, différentes catégories de douleur

La douleur, vaste programme, étendu sans limite, ne nous y aventurons pas… Les grandes sociétés savantes et instances internationales comme l'Association internationale pour l'étude de la douleur (IASP, en anglais : International Association for the Study of Pain) s'en occupent. Mais elles intègrent toutes la notion de perception personnelle de la douleur en fonction de l'histoire de chacun, de ses antécédents, du contexte de survenue de la douleur, de ses expériences antérieures, de son mental ou de son état psychologique, ainsi que de son contexte familial et culturel. Quant à nous, contentons-nous de définitions simples. Tout d'abord, la durée de la douleur est un élément très important.

La douleur aiguë

D'installation récente, de moins de trois mois. Le mot « aigu » doit être pris dans le sens de douleur récente et non dans celui de douleur intense. On peut la considérer comme un signal d'alarme parfois très utile, car elle signale la lésion et permet d'en faire le diagnostic: elle oblige l'arrêt de l'activité ou de la posture qui a provoqué cette douleur. Exemple type : le lumbago, douleur mécanique par excellence, impose l'arrêt d'un déménagement en cours ou interdit la posture responsable pour éviter d'augmenter les dégâts !

La grande majorité les douleurs aiguës guérissent en quelques semaines.

La douleur chronique

C'est celle qui dure depuis trois à six mois, elle n'est vraiment plus utile, mais envahissante, invalidante, beaucoup plus difficile à traiter, car de nombreux facteurs peuvent alors interférer.

Après cette rapide et simple mise au point temporelle, peut-on définir différents types de douleurs ? Certainement : on peut préciser différentes caractéristiques d'une douleur, même si bien sûr on ne peut pas ressentir la douleur de quelqu'un d'autre.

La douleur mécanique

Elle n'est pas permanente, s'installe en position debout ou assise, s'aggrave lors des mouvements et s'atténue au repos. Elle survient lors de l'activité, augmente donc au cours de la journée (douleur diurne) et se calme la nuit : ce sont les douleurs de l'arthrose au premier plan ou des douleurs liées à une mauvaise posture.

Lors d'un effort de soulèvement ou d'un faux mouvement, une douleur intense peut survenir brutalement, associée à un blocage, c'est-à-dire à l'impossibilité de bouger. La douleur reste de type mécanique mais est augmentée pour un rien, une toux ou un simple éternuement (qui parfois suffisent à déclencher ce cataclysme d'ailleurs) : on dit de cette douleur qu'elle est impulsive. C'est aussi la douleur du lumbago.

La douleur inflammatoire

Par opposition à la douleur mécanique, on définit la douleur inflammatoire comme une douleur le plus souvent nocturne, intense, même au repos et non calmée par le repos. C'est en cas de douleurs de ce type que votre médecin mènera une enquête plus approfondie à la recherche d'une cause plus rare, car il considérera que votre douleur n'est pas « commune », mais peut être évocatrice, symptomatique donc d'une autre pathologie.

Mais attention rien n'est aussi simple en médecine ! L'arthrose, quand elle fait souffrir, est responsable de douleur typiquement mécanique... mais elle évolue par poussées et donne alors les douleurs de type inflammatoire !

La douleur neuropathique

La douleur neuropathique est une douleur secondaire à la lésion d'un nerf (par exemple, un nerf abîmé car trop longtemps comprimé par une hernie discale...). Les conséquences en sont une perturbation du système de transmission des informations, du contrôle des messages et notamment du message douloureux. L'apparition de cette douleur est le plus souvent retardée par rapport à la lésion initiale mais elle est loin d'être systématique.

Il s'agit d'un mixage de douleurs permanentes comme des brûlures, des sensations de broiement, d'écrasement et de douleurs intermittentes comme des décharges électriques.

Comme nous l'avons déjà dit, en médecine, les choses ne sont pas aussi simples – ce serait trop facile et ne justifierait pas tant d'années d'études ! – ces différents types de douleur peuvent se mélanger, s'intriquer en proportion des plus variables.

Un peu à part, les douleurs myofasciales

FaSCiales et non faciales (de la face) ! Un fascia est une membrane fibro-élastique qui enveloppe une structure anatomique ici « myo », le muscle. Le fascia entourant les groupes de muscles se nomme l'aponévrose.

La douleur myofasciale est un concept récemment développé, dans les années 1990, issu de travaux cliniques rigoureux de deux rhumatologues : Travel et Simons. Il s'agit d'une douleur musculaire précise au sein d'un cordon musculaire induré, palpable, douleur réveillée par la pression qu'on appelle aussi « point-gâchette » ou « *trigger point* » : la pression maintenue de ce point réveille la douleur connue du patient et reproduit l'irradiation à distance de cette douleur.

Les douleurs myofasciales peuvent être aiguës ou chroniques. La plupart des points-gâchettes myo-fasciaux sont causés par des lésions musculaires, aiguës ou chroniques, comme le maintien d'une mauvaise position ou par un faux mouvement, lors de microtraumatismes répétés, ou encore par une anomalie posturale, comme l'hypercyphose dorsale ou la scoliose.

La douleur musculaire peut elle-même être secondaire à une pathologie vertébrale aiguë ou chronique, dégénérative le plus souvent ou beaucoup plus rarement symptomatique (c'est-à-dire d'autres origines que la dégradation mécanique comme une origine inflammatoire, infectieuse…) sans oublier les douleurs projetées des pathologies viscérales.

Mal définies : les douleurs qu'on appelle « **sine materia** » comme pour la fibromyalgie pour laquelle on évoque un dysfonctionnement des voies de la douleur, une forme d'hypersensibilisation. Les personnes qui en souffrent ont « mal tout le temps », « mal partout » sans aucune lésion ni anomalie décelable expliquant les douleurs.

Reste une catégorie de **douleurs dites « psychogènes »** : c'est une douleur souvent liée à une pathologie ou un traumatisme psychique, qui s'exprime au travers du corps. Une souffrance psychique est une douleur morale et peut générer une douleur corporelle.

Les lésions mécaniques

La pathologie dégénérative

L'arthrose est la pathologie dégénérative par excellence, quel vilain mot ! Celui bien souvent écrit en conclusion d'un examen d'imagerie de la colonne vertébrale. Nous le verrons plus loin, ce mot résume l'ensemble des anomalies secondaires au vieillissement d'une articulation ou plutôt des articulations en ce qui concerne le rachis – car il y en a bon nombre nous l'avons vu !

LE SAVIEZ-VOUS ?

L'arthrose

C'est avant tout une dégradation, une destruction progressive du cartilage qui coiffe les surfaces articulaires. L'os sous le cartilage détruit réagit, il se condense et se déforme.

Cette usure du cartilage s'accompagne aussi de la formation de tissu osseux supplémentaire : les ostéophytes – et malheureusement, ils ne compensent pas la destruction du cartilage ! – ce sont des excroissances osseuses en bordure de l'articulation. Tout ostéophyte ne se manifeste pas, par exemple, le fameux bec-de-perroquet qui bien souvent ni ne pique ni ne pince ! Même les gros-becs ! Parfois, petit, il peut être « méchant » quand il becque sur le passage d'une racine nerveuse et plus rarement sur la moelle épinière. Ainsi, tout dépend de sa localisation.

Souvenez-vous, entre chaque vertèbre, trois articulations, dont une particulière, le disque en avant, et deux articulations en arrière.

Pour le disque :

- À la destruction du cartilage et la fabrication des ostéophytes, il faut ajouter la dégradation des deux composantes particulières de ce disque, le nucleus pulposus qui se déshydrate au fil du temps – cela peut commencer très tôt – l'anneau fibreux qui se fendille, se fissure et s'affaisse en même temps que le nucleus : c'est **la dégénérescence discale**.
- Le nucleus ne joue plus son rôle d'amortisseur ni celui de « répartiteur » des pressions dans le disque. Le nucleus déshydraté se fragmente, et un de ses fragments peut s'insinuer ainsi dans une fissure de l'anneau fibreux entraînant une douleur aiguë (selon l'étage : **torticolis** ou **lumbago**).

- S'il s'insinue plus loin à travers la ou les fissures de l'anneau fibreux, il peut bomber, ou plus pour former **une hernie discale** avec le risque de compression d'un nerf spinal (rachidien) et très rarement à l'étage cervical ou dorsal le risque de compression de la moelle épinière.

Pour les articulations postérieures :

- C'est **une arthrose** comme pour d'autres articulations ; et que de vocabulaire pour de si petites articulations : arthrose articulaire postérieure, arthrose zygapophysaire, zygarthrose ou facet syndrome (à la mode anglo-saxonne).
- **Discarthrose** et **arthrose postérieure** peuvent, isolément et plus encore quand elles s'y mettent ensemble, être responsables aux étages cervical et lombaire (car c'est exceptionnel à l'étage thoracique !)
  - d'un rétrécissement des trous de conjugaison dans lesquels passent les nerfs spinaux (ou racines nerveuses) qui, trop à l'étroit ou étranglés, peuvent souffrir,
  - d'un rétrécissement du canal vertébral lui-même où passent la moelle épinière à l'étage cervical et thoracique et les racines de la queue-de-cheval à l'étage lombaire.

Ces compressions peuvent provoquer des douleurs (troubles sensitifs) dans le territoire du ou des nerfs concernés, mais aussi un déficit moteur.

À RETENIR

- **L'arthrose** est souvent assimilée au vieillissement, ce n'est pas tout à fait faux. Notre colonne vertébrale subit aussi l'atteinte du temps, l'usure, la perte d'élasticité des ligaments, la perte de souplesse des muscles, grosso modo on se rouille… Mais ce n'est pas tout à fait vrai non plus, l'arthrose peut se voir tôt lorsqu'une articulation a été déstabilisée par un traumatisme par exemple, soumise à des contraintes anormales par une déformation comme la scoliose, maltraitée par des microtraumatismes répétés.
- L'arthrose est souvent silencieuse, c'est-à-dire asymptomatique (sans symptômes), bref ne fait pas souffrir… ou alors est peu bruyante.
- Il n'y a pas de corrélation radio-clinique, cela veut dire que les douleurs ne sont pas proportionnelles à l'importance des lésions d'arthrose visibles sur les examens d'imagerie. Des lésions radiologiques parfois impressionnantes peuvent ne pas faire souffrir, ce qu'on rencontre parfois chez de grands sportifs, alors que de minimes lésions chez d'autres peuvent être responsables de douleurs intenses !
- L'arthrose peut évoluer par poussées douloureuses de type inflammatoire, limitées dans le temps avant de se calmer.

Dans un contexte tout autre, les troubles de la statique – essentiellement **la scoliose** – peuvent donner des rachialgies, mais à notre époque bien médicalisée, elle est diagnostiquée et traitée dans l'enfance ou l'adolescence. Il arrive, mais c'est rare, qu'une scoliose bien stabilisée se dégrade tardivement à l'âge adulte.

Quitte à radoter, répétons-le, ces lésions mécaniques sont de loin, de très loin, les plus fréquentes, plus de 90 %, et le contexte est presque toujours évocateur… mais il sera bien sûr essentiel de ne pas passer à côté d'autre chose, d'autres causes bien plus rares que nous avons déjà évoquées en ce début de chapitre.

Les lésions non mécaniques

Nous verrons que l'interrogatoire et l'examen médical du patient sont des éléments essentiels avant de décider ou non de la nécessité d'examen complémentaire, biologiques et d'imagerie. Certains signes cliniques peuvent alerter votre médecin comme la survenue de lombalgie avant 20 ans ou après 55 ans (chez quelqu'un qui n'a jamais souffert auparavant de lombalgies), une douleur permanente, non mécanique qui persiste au repos, l'association avec une fièvre persistante, un amaigrissement inexpliqué, la prise prolongée de certains médicaments comme la cortisone (voir chapitre 13).

Ces « signes d'alerte » imposent un bilan biologique (prise de sang) et un bilan d'imagerie à la recherche de :

- **L'ostéoporose** qui peut être responsable d'un tassement vertébral, tassement dit bénin même s'il fait beaucoup souffrir.
- **Une origine tumorale**, avec ou sans tassement vertébral, dans ce cas tassement dit malin, à soupçonner chez les personnes de plus de 60 ans, sans antécédents de lombalgies, sans facteur mécanique déclenchant ou ayant des antécédents de cancer connu car dans ce cadre là, il s'agit bien plus souvent de tumeurs dites secondaires – c'est-à-dire de métastases de cancer – que de tumeurs primitives. Les douleurs ne sont pas calmées par le repos, elles empêchent de dormir, elles résistent aux traitements, l'état général peut être altéré.
- **Une origine infectieuse**. La douleur est la conséquence de l'atteinte d'une vertèbre et d'un disque par une bactérie : c'est la spondylodiscite (« spondylo » vous connaissez déjà : vertèbre, « disc » : le disque, « -ite » : infection ou inflammation). Les responsables sont le plus souvent le bacille tuberculeux (c'est le mal de Pott) encore aujourd'hui, le staphylocoque et le streptocoque. L'infection peut s'étendre dans le canal vertébral et entraîner parfois des compressions nerveuses ou de la moelle épinière.

- **Une origine inflammatoire.** Elles surviennent chez des personnes plus jeunes dans un contexte de rhumatismes qui intéressent d'autres articulations comme la polyarthrite rhumatoïde ; quand seule la colonne vertébrale est concernée, il s'agit le plus souvent de la spondylarthrite ankylosante.

Quant aux rachialgies qui ne sont pas d'origine rachidienne, c'est-à-dire d'origine viscérale, nous en parlerons étage par étage rachidien.

Douleurs... À quel étage ?

Si globalement la nature des douleurs est comparable pour toute la colonne vertébrale, il existe cependant des particularités qui justifient de s'intéresser à chaque étage rachidien.

Les lombalgies communes

Commençons par elles puisqu'elles sont de loin les plus fréquentes par rapport aux cervicalgies et dorsalgies.

LE SAVIEZ-VOUS ?

La lombalgie en quelques chiffres

80 % de la population française a ou aura une lombalgie à un moment de sa vie et cette fréquence augmente essentiellement dans les pays industrialisés où la lombalgie est un problème majeur de santé publique.

Des études ont montré que dans les pays en voie de développement, la fréquence de la lombalgie est faible surtout dans les populations rurales malgré les plus rudes contraintes physiques, plus faible encore que dans les populations urbanisées de ces mêmes pays !

Plus de 90 % des **lombalgies aiguës** évoluent naturellement vers la guérison en moins de trois mois.

Au-delà de trois mois, on parle de **lombalgies chroniques** qui représentent environ 7 % des lombalgies. Dans le cadre des **lombalgies communes**, l'évolution chronique dépend de nombreux facteurs, bien plus souvent des données sociales, psychologiques, professionnelles que des caractéristiques médicales de l'affection elle-même. Il est essentiel d'agir vite car les chances de reprise d'une activité professionnelle diminuent très vite avec la durée de l'arrêt de travail : elles ne sont que de 50 % après six mois d'arrêt, moins de 30 % après un an et pratiquement nulles au-delà de deux ans...

De plus, il faut savoir que la colonne lombaire est un « lieu » d'investissement psychique important et une région de somatisation : « en avoir plein le dos » veut tout dire ; c'est bien connu : quand les enfants ont un « problème », ils ont mal au ventre, quand les adultes ont un problème, ils ont mal dans le bas du dos !

Les lombalgies communes sont très fréquentes parce que c'est le segment du rachis soumis aux plus fortes contraintes, aux plus fortes pressions, surtout le rachis lombaire inférieur.

Le nucleus perd son rôle d'amortisseur, se déshydrate et s'aplatit ; l'annulus suit le mouvement, s'affaisse et devient bombant, il se fissure : c'est la dégénérescence discale ou discarthrose et tout cela peut être parfaitement indolore ! Que peut-il se passer alors ?

Le disque qui tourne mal : la hernie discale

La migration du nucléus qui s'insère à travers les fissures de l'annulus partiellement déchiré et qui vient au contact de la partie postérieure, innervée donc sensible de l'anneau fibreux : et c'est le lumbago. Douleur brutale, intense, connue pour « clouer sur place » qui survient en général lorsqu'on se redresse après une flexion, de préférence en soulevant une charge. Signal d'alarme que cette douleur ! Réaction de défense donc contracture des muscles rachidiens pour bloquer l'agresseur et très forte raideur lombaire. Même si la douleur initiale est très intense, l'évolution est toujours favorable en quelques jours. Certains spécialistes le décrivent comme une entorse car il s'agit d'une déchirure de l'anneau fibreux assimilé à un volumineux ligament.

En général, la dégradation du disque et les phénomènes arthrosiques associés se développent lentement, responsables de douleurs qui s'installent progressivement, plus sournoisement, moins intenses souvent favorisées par certains mouvements, réveillées dans certaines positions. La douleur est typiquement mécanique, accentuée par les efforts, la station debout, calmée par le repos.

Mais il peut y avoir des douleurs de type inflammatoire : la dégradation du disque entraîne une réaction en chaîne de substances irritantes, inflammatoires responsables de douleurs : c'est la **discopathie inflammatoire** (réaction inflammatoire du disque).

Si le nucleus va plus loin et sort de l'annulus complètement fissuré, c'est la **hernie discale**.

JARGON

Hernie discale, terrain miné ?

Sur les chemins tortueux des dénominations, définitions et classifications nombreuses et variées selon les écoles, et même évolutives avec le temps, ne nous aventurons pas... Cela ne changera pas les douleurs que provoque la « hernie » discale ou la protrusion discale focale ou l'extrusion discale, ou le matériel discal...

Cette exclusion du nucleus qui s'insinue entre les fissures de l'anneau fibreux va se faire comme il se doit, par la zone de moindre résistance de l'anneau fibreux, sa partie arrière et latérale (postérolatérale) le plus souvent mais ce peut être en arrière, au milieu ou très latéralement vers le trou de conjugaison.

Cette hernie peut alors comprimer une racine nerveuse responsable d'une névralgie ou radiculalgie, c'est-à-dire d'une douleur le long du trajet d'un nerf. Le nerf sciatique est le plus concerné avec ses racines L5 et S1 (cinquième racine lombaire et première racine sacrée) : c'est **la sciatique**.

En seconde position, le nerf crural, racines L3 et L4, L4 plus fréquemment : c'est **la cruralgie**.

Il s'agit toujours en premier d'une atteinte sensitive : une douleur qui suit le trajet du nerf parfois accompagnée de modifications de la sensibilité avec des sensations de fourmillement, d'engourdissement.

- L5 : fesse, partie latérale de la cuisse, de la jambe, malléole externe (partie externe de la cheville), dos du pied (le dessus), gros orteil.
- S1 : fesse, partie postérieure de la cuisse et de la jambe, talon, bord externe du pied jusqu'au cinquième orteil.
- L4 : face antéro-externe de la cuisse, bord antérieur de la jambe, malléole interne (partie interne de la cheville).

ATTENTION !

Les nerfs sont mixtes et il peut apparaître un déficit moteur c'est-à-dire une faiblesse musculaire et des troubles réflexe. Il faut être alors très vigilant car le traitement peut être chirurgical.

- L5 : on ne peut pas marcher sur les talons, car on ne peut pas relever le pied.
- S1 : on ne peut pas marcher sur la pointe des pieds, car il existe une faiblesse des muscles postérieurs de la jambe.
- L4 : on ne peut pas se relever après s'être accroupi par faiblesse du muscle quadriceps (gros muscle antérieur de la cuisse).

Soyons positifs et optimistes ! Dans plus de 80 % des cas, une hernie discale disparaît spontanément et la douleur qu'elle entraîne aussi : le traitement médical permet de passer le cap.

Là encore, comme pour la dégénérescence discale, une hernie discale peut-être silencieuse : la fréquence des hernies discales dans une population qui ne souffre pas du dos ou de névralgie sciatique ou crurale est évaluée à environ 25 à 30 % !

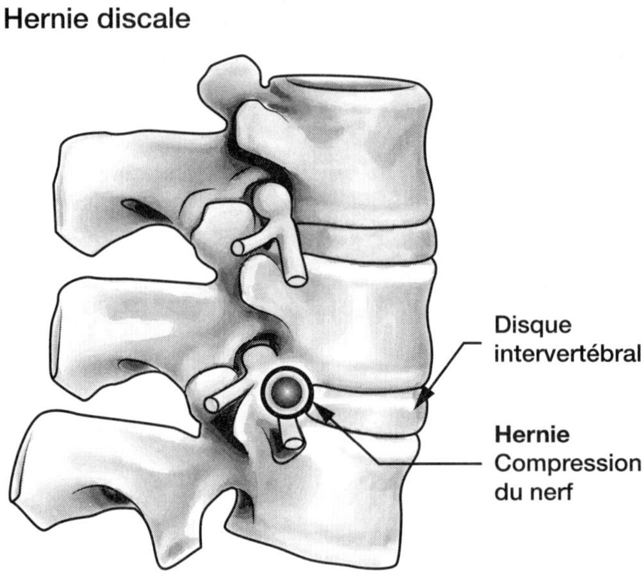

Figure 3-1 : La hernie discale.

En revanche, si c'est plus grave, il arrive que la hernie soit très volumineuse et occupe toute la place ou presque du canal vertébral. Elle ne comprime pas la moelle épinière à l'étage lombaire, car la moelle épinière s'est arrêtée plus haut, mais elle comprime toutes les racines de la queue-de-cheval : c'est le **syndrome de la queue-de-cheval**, véritable urgence, qui va entraîner des troubles sensitifs, moteurs et réflexes de toutes les racines comprimées : au premier plan une paralysie, partielle ou complète des membres inférieurs, des troubles de la sensibilité (la plus connue est l'« anesthésie en selle » correspondant à l'anesthésie du périnée et de la face interne des cuisses), des troubles sphinctériens (fuites urinaires ou au contraire rétention, constipation ou incontinence anale), une impuissance.... des symptômes très bruyants. C'est une extrême urgence chirurgicale dont le but est d'enlever au plus vite la compression responsable de tous ces maux pour éviter les séquelles

Les autres articulations qui déraillent

Ce sont les articulations postérieures, droite et gauche entre chaque vertèbre, qui vont aussi être la cible de l'arthrose, **zygarthrose**, douloureuse ou pas, comme toute arthrose.

Parfois, en se détériorant, l'articulation peut former des kystes remplis de liquide synovial qui saillent vers le canal vertébral et compriment une racine nerveuse… Cette fois ce n'est pas la faute du disque.

Comme toute articulation également, une articulation postérieure de la colonne vertébrale peut se faire une **entorse**, c'est-à-dire un étirement des ligaments qui relient les deux pièces de la jointure, lors d'un faux mouvement ou d'un mouvement forcé. La douleur est intense, brutale : c'est un **lumbago** aussi ! Cette fois ce n'est pas non plus le disque qui est en cause !

Bien souvent, il faut l'admettre, disque et articulations postérieures « travaillent » ensemble, et sont alors responsables d'un **rétrécissement du canal rachidien** : le disque qui bombe en arrière, les ostéophytes, la zygarthrose, les ligaments épaissis, réduisent les dimensions du canal vertébral et donc l'espace pour les racines. Ces rétrécissements peuvent se faire à des degrés divers : rétrécissement de toute la surface du canal vertébral, ou plus latéralement près de la sortie des racines nerveuses, ou rétrécissements des trous de conjugaison. Étranglés de tous les côtés, les nerfs peuvent donc souffrir.

LE SAVIEZ-VOUS ?

Nous n'avons pas tous la même largeur de canal vertébral. Certaines personnes ont un canal vertébral lombaire étroit de fabrication (constitutionnel) ce qui, soit dit en passant, n'a strictement aucun rapport avec une fine corpulence. Dans ce cas, on peut comprendre que les racines soient facilement comprimées même par un bombement discal minime, ou une minime zygarthrose, qui serait tout à fait asymptomatique (sans aucun signe) chez d'autres. En cas de rétrécissement ou étroitesse constitutionnelle du rachis lombaire, les manifestations cliniques surviennent chez des personnes plus jeunes.

Et quoi d'autre encore !

Ce n'est pas fini ! Ce bel alignement vertébral peut se désharmoniser, se déglinguer, et apparaît progressivement un glissement de vertèbres l'une sur l'autre le plus souvent sur les deux derniers étages lombaires, L4 sur L5 ou L5 sur S1 : c'est **le spondylolisthésis** (on décompose du grec *spondylo* : vertèbre, et *listhesis* : glissement).

C'est un spondylolisthésis dégénératif quand il est secondaire à l'arthrose des articulations postérieures qui « poussent » littéralement le corps vertébral vers l'avant et il est bien plus fréquent chez la femme que chez l'homme.

Il existe un autre spondylolisthésis, celui du sujet jeune. C'est l'isthme ! Cette partie de l'arc postérieur, soumis à de trop fortes contraintes de par sa forme un peu particulière ou à cause de microtraumatismes répétés notamment chez les grands sportifs : l'isthme finit par s'étirer, se fragiliser parfois jusqu'à la rupture : c'est **la lyse isthmique** qui peut entraîner un glissement de L4 sur L5 ou L5 sur S1.

Et les autres lombalgies, non communes…

Vous le savez déjà, ce sont **les lombalgies symptomatiques** et **les lombalgies non rachidiennes** c'est-à-dire qui viennent d'organes de voisinage et qui ne représentent que quelques pourcentages (environ 5 %) de l'ensemble des lombalgies. Ce sont parfois des pièges qu'il faudra déjouer

Ce que nous avons dit au début de ce chapitre sur les rachialgies symptomatiques est valable pour les lombalgies en précisant que les tassements vertébraux sont plus fréquents à cet étage en raison des plus fortes pressions exercées sur les corps vertébraux.

Quant aux lombalgies non rachidiennes d'origine viscérale, leurs causes aussi sont nombreuses, mais répétons-le très rares :

- **Origine rénale** : dilatation des qualités rénales, coliques néphrétiques, tumeurs.
- **Origine digestive** : affection du pancréas (plutôt lombalgie haute).
- **Origine gynécologique** (plutôt lombalgie basse) : fibrome utérin, cancer, endométriose.
- **Origine vasculaire** : anévrisme aortique qui grossit et peut se fissurer.

Les cervicalgies

Les douleurs cervicales sont moins fréquentes que les douleurs lombaires et concernent bien plus souvent les femmes que les hommes. Il s'agit dans la grande majorité des cas de cervicalgies « communes » comme à l'étage lombaire.

Elles sont dues là aussi le plus souvent à une détérioration mécanique des articulations entre les vertèbres, disque et articulations zygapophysaires : c'est **la cervicarthrose**, très fréquente, présente chez près de 50 % de la population de plus de 40 ans. Elle augmente avec l'âge et reste bien souvent asymptomatique (sans douleur).

Quand il n'y a pas – encore – d'arthrose, il s'agit de troubles qu'on appelle musculo-ligamentaires liés à une mauvaise posture responsable alors de contractures douloureuses des muscles du cou.

Mais attention… et vous connaissez bien le raisonnement maintenant : il est important d'éliminer avant tout la (rare) cervicalgie symptomatique d'une affection grave (tumorale, infectieuse, inflammatoire, neurologique) avant d'affirmer que l'arthrose est responsable de la douleur, comme nous l'avons déjà dit pour la lombalgie ! Il faut éliminer une cervicalgie symptomatique.

L'interrogatoire et l'examen clinique du médecin restent la base du départ de l'enquête !

Quand c'est brutal : le torticolis

Du latin *tortum collum* : cou tordu. Il survient au réveil secondaire à une mauvaise posture ou en pleine activité à la suite d'un faux mouvement. La douleur est intense, très vive, interdisant tout mouvement de la tête, bloquée un peu de travers, ce qu'on appelle « attitude antalgique », car toute autre position est impossible en fait. Il s'agit essentiellement d'une contracture musculaire isolée ou secondaire à une entorse articulaire postérieure ou plus rarement discale.

Le « coup du lapin »

Le méchant coup du cou : il mérite d'être cité car il est loin d'être exceptionnel, même si les traumatismes ne font pas partie de notre propos. C'est l'histoire d'un mec qui attend tranquillement dans sa voiture à l'arrêt au feu rouge… brutalement percuté à l'arrière par un abruti inattentif qui lui n'a pas percuté qu'il fallait freiner : c'est le **« coup du lapin »**, ou **fléau cervical** avec le très brusque mouvement de va-et-vient de la tête d'abord en flexion puis extension. Il s'ensuit une douleur cervicale avec contracture, sans lésion radiologique visible. On retient souvent le diagnostic d'entorse bénigne, c'est-à-dire d'un étirement ligamentaire qui peut atteindre plusieurs segments vertébraux, les articulations zygapophysaires surtout, plus rarement, les disques (rare hernie discale post-traumatique). En cas de choc violent, il est évident qu'un bilan d'imagerie par scanner est nécessaire pour éliminer une fracture ou entorse grave, une IRM aussi s'il existe des signes neurologiques qui font craindre des lésions du système nerveux. Si la cervicalgie persiste plus de huit jours, des radiographies dynamiques en flexion et extension recherchent une instabilité vertébrale. Dans ce contexte particulier de choc par l'arrière, il se surajoute bien souvent, indépendamment de la brutalité de l'impact, une mauvaise tolérance psychologique, le sentiment d'avoir été pris en traître, par surprise… ce qui contribue peut-être à la chronicisation de la cervicalgie.

Quand c'est progressif, puis chronique : la cervicarthrose

Quand les douleurs de l'arthrose cervicale se manifestent, elles sont le plus souvent progressives, modérées, discontinues, aggravées par la fatigue et certaines activités comme la lecture, le travail sur écran, les trajets en voiture ; elles sont bien calmées par le repos. Comme elles évoluent le plus souvent sur un mode chronique, des radiographies standards auront bien souvent été demandées qui montreront les anomalies habituelles : diminution de la hauteur entre deux corps vertébraux, ce qu'on appelle « le pincement discal » et qui est le reflet de la dégradation du disque et ostéophytes ; le plus souvent on en reste là !

Bien sûr, ici comme ailleurs, l'arthrose peut se manifester par des poussées inflammatoires : les douleurs sont alors plus intenses, permanentes.

La névralgie cervicobrachiale (NCB)

C'est en fait le même phénomène qu'à l'étage lombaire, on l'appelle d'ailleurs la « sciatique du bras », c'est-à-dire une douleur du bras le long du trajet d'une racine nerveuse comprimée ou irritée au niveau du rachis cervical.

Elle peut être due:

- à une **hernie discale**, plus souvent chez les personnes jeunes,
- à des **lésions d'arthrose** chez les personnes plus âgées
  - que ce soit lors d'une poussée inflammatoire et qu'elle irrite le voisinage,
  - ou par trop d'exubérance: les ostéophytes sont alors responsables d'un rétrécissement du trou de conjugaison (ou foramen), voie de passage latérale obligée de la racine nerveuse pour sortir du rachis.

Nous n'en dirons pas plus ici car il s'agit des mêmes causes qu'à l'étage lombaire… et nous en avons déjà parlé !

Dans la **névralgie cervicobrachiale**, le trajet de la douleur varie alors selon le nerf comprimé : les racines les plus fréquemment atteintes sont C5, C6 et C7.

À la douleur peut s'associer un déficit moteur des muscles innervés par la racine atteinte et une abolition des reflexes ostéo-tendineux correspondants.

La myélopathie cervicarthrosique

Et si elle pousse encore plus loin – c'est une affaire de temps – et si cela arrive, c'est chez les personnes âgées en général, l'exubérance de la discarthrose et des ostéophytes est telle que le canal vertébral lui-même se rétrécit. Là, non seulement les racines peuvent être comprimées, mais aussi la moelle épinière : c'est la **myélopathie cervicarthrosique** (myélopathie : lésion de la moelle épinière) avec des signes plus graves qui concernent tout ce qui est en dessous du niveau de la compression. Troubles moteurs, sensitifs et réflexes sont là : avec une diminution de la force musculaire des membres inférieurs, des modifications de la sensibilité (fourmillements, engourdissements) donc des troubles de la marche, des chutes car les jambes se dérobent, parfois des troubles urinaires… Les troubles s'installent souvent de façon insidieuse, car le rétrécissement canalaire est lui aussi progressif.

Le canal cervical étroit

Comme à l'étage lombaire, il peut exister un canal cervical étroit ou cons-ti-tu-tion-nel-le-ment (constitué comme ça !) ; là aussi le moindre bombement discal peut être responsable de compression médullaire qui survient alors chez des personnes jeunes.

Cas particuliers :

- Quand la douleur de la tête vient du cou : c'est la faute d'Arnold, nom de la branche postérieure cutané du deuxième nerf cervical, le plus volumineux des nerfs cervicaux. Sa compression entre C1 et C2 entraîne une douleur le long de son trajet, qui remonte le long du crâne et qui peut se projeter jusque dans la région fronto-orbitaire, jusqu'à l'œil donc. Cette douleur est intense, provoquée par certaines positions du cou ou de la tête, en véritables décharges qui font sursauter le pauvre intéressé !
- Quand la douleur du dos vient du cou : ce sont des douleurs d'origine musculaire souvent déclenchées par certains travaux en flexion dorsale et cervicale comme le travail prolongé sur ordinateur. Elles sont bien plus fréquentes chez les femmes jeunes. De nombreux muscles y participent. Nous en citerons deux à titre d'exemple :
  - Le trapèze, le muscle le plus superficiel et le plus étendu de la région cervico-dorsale, qui donne des douleurs projetées de la base du cou vers les omoplates voire jusqu'aux épaules.
  - Le splénius du cou : son insertion inférieure précise sur la quatrième vertèbre dorsale peut être le siège d'une douleur intense interscapulaire entre les omoplates comme une brûlure ou une crampe sévère. Ce sont des douleurs myofasciales.

Les cervicalgies symptomatiques

Ce sont souvent des douleurs myofasciales quand la cervicalgie vient bien du rachis, mais pas d'une dégradation de la mécanique… C'est très rare. Ce sont les mêmes causes que celles que nous avons évoquées dans le paragraphe des lombalgies (causes tumorales, infectieuses, inflammatoires…).

Et quand la cervicalgie n'est pas rachidienne… c'est très rare aussi. Une cervicalgie aiguë peut exceptionnellement venir d'ailleurs ! et être d'origine vasculaire. Une dissection de l'artère vertébrale ou de l'artère carotide, c'est-à-dire une déchirure de la partie interne de la paroi de l'artère, peut se révéler par des cervicalgies très intenses (accompagnées parfois, c'est encore plus rare, d'un infarctus cérébral). Cette dissection survient plutôt chez des personnes jeunes, et chez les femmes de préférence. Elle est souvent spontanée, plus rarement post-traumatique… mais dans les causes traumatiques connues… les manipulations cervicales intempestives mal contrôlées par des thérapeutes incompétents ! Le cou ne doit être manipulé qu'avec circonspection !

> **Trajet**
>
> Les artères vertébrales, une de chaque côté, passent dans le tunnel osseux creusé dans les apophyses transverses des vertèbres cervicales, et vascularisent une partie de l'encéphale.

Parmi les causes très rares, les cervicalgies qui ne viennent pas du rachis cervical (douleurs projetées) : lésion de la sphère oto-rhino-laryngologique (ORL), de l'œsophage, de la thyroïde… mais les cervicalgies sont accompagnées d'autres signes.

Les dorsalgies

Elles sont plus rares que les lombalgies et les cervicalgies. Mais toutes proportions gardées, les dorsalgies rachidiennes symptomatiques et les dorsalgies d'origine viscérale sont plus fréquentes.

Là aussi, le médecin, après interrogatoire et examen clinique, doit pouvoir suspecter et savoir entreprendre d'emblée un bilan sanguin, d'imagerie ou autre exploration à la recherche d'une pathologie tumorale, infectieuse, inflammatoire, neurologique, ostéoporotique.

Les dorsalgies d'origine viscérale peuvent concerner tous les organes de voisinage par douleurs projetées ; nous listons donc :

- **Pathologie cardio-vasculaire** : infarctus du myocarde, anévrisme ou dissection de l'aorte.
- **Pathologie pleuropulmonaire** : cancer bronchique, pleurésie infectieuse ou autre.
- **Pathologie digestive** : ulcère ou cancer gastrique, affection pancréatique, cancer de l'œsophage…

  Donc ici contrairement aux lombalgies et aux cervicalgies, surtout en cas de dorsalgies aiguës, l'examen d'imagerie est systématique en commençant par le plus simple, une radiographie standard.

En l'absence d'une affection symptomatique rachidienne ou viscérale, on évoque les causes mécaniques :

- **La hernie discale** est exceptionnelle à l'étage dorsal.
- **Les douleurs d'arthrose** y sont rares.
- **Les douleurs d'origine statique**, en cas de scoliose ou de cyphose pathologique. La douleur est de type mécanique.
- **Les douleurs d'origine costovertébrale**. Les côtes s'insèrent par deux petites et très peu mobiles articulations sur la vertèbre ; une entorse est possible suite à un faux mouvement, une poussée inflammatoire d'arthrose également, et les douleurs peuvent irradier en hémi-ceinture, le long du trajet d'une côte.
- Les douleurs de croissance de l'adolescent ou **maladie de Scheuermann**.
- Reste, et c'est la majorité, la dorsalgie souvent rencontrée chez la femme jeune entre 20 et 40 ans et nous rejoignons là les douleurs dorsales d'origine cervicale... que nous avons abordées avec les cervicalgies, souvent des douleurs myofasciales.

Les coccygodynies

C'est une douleur localisée au coccyx qui augmente en station assise. Elle survient le plus souvent après une chute ou après un accouchement. Elle est due en général à une trop grande mobilité des petites pièces osseuses qui le composent. La preuve en est apportée par des radiographies standard effectuées en station debout et assise. Il peut s'agir aussi d'une luxation postérieure du coccyx ou d'une épine coccygienne saillant sous la peau. Le traitement consiste en infiltrations ou traitement manuel ; la chirurgie n'est réservée qu'en cas d'échec ou si le traitement par infiltration a été partiellement efficace.

Chapitre 4

Les origines et conséquences des pathologies du dos

Dans ce chapitre :

- Quels sont les accidents qui traumatisent votre dos ?
- Le mal de dos peut-il être lié à l'usure ?
- Les maladies du mal de dos
- Comment vous familiariser avec les grandes inflammations ?

Le but de cet ouvrage est de faire de vous, non pas des apprentis médecins, mais presque des experts dans la compréhension de ce qui vous arrive ou de ce qui arrive à votre entourage. Nous vous expliquerons ce qu'est une courbature par exemple. Après un accident de la circulation, du travail, une chute du haut d'une échelle, ou une chute à ski, votre dos peut être sévèrement atteint. Malgré le fait que le rachis soit une structure extrêmement bien étudiée et résistante, il arrive parfois qu'il ne parvienne pas à résister à un choc violent. Ainsi l'on peut constater un tassement vertébral, une fracture de disque, d'une vertèbre, ce qui peut impliquer l'atteinte d'un nerf, c'est ce que nous appelons la traumatologie du dos.

L'usure est elle aussi une cause importante de douleurs de dos, on en parle beaucoup, elle est en général la cause de maux de dos chroniques. Elle est souvent liée à l'âge, mais peut aussi être liée à une sursollicitation du dos. Sursollicitation qui entraîne un vieillissement prématuré de la colonne vertébrale. Nous ne sommes pas égaux face à la qualité de nos os, et de nos tissus. On parlera d'arthrose, de rhumatismes, d'ostéoporose, nous allons vous aider à comprendre ces mots savants. Et l'on distinguera ces rachialgies communes des pathologies plus rares et parfois plus sévères.

De temps en temps, il peut arriver que des maladies affectent le dos, la colonne vertébrale, les nerfs ou les tissus qui y sont connectés. Ces maladies vous seront expliquées, avec leurs symptômes, et leurs implications dans les douleurs de dos. Elles peuvent créer des douleurs simples ou parfois invalidantes.

En dernier lieu nous verrons, le mécanisme et l'emplacement des grandes inflammations.

Les courbatures

Le sport qui vous momifie

Les courbatures sont de toutes les affections qui touchent le dos les moins graves et les plus fugitives. Ce sont des douleurs musculaires consécutives à un effort, les courbatures sont douloureuses entre 12 et 48 heures après un effort. Elles peuvent durer jusqu'à sept jours. Elles apparaissent sur des sujets qui ne sont pas habitués à faire des efforts, ou du sport. Mais il suffit parfois de changer notre façon de solliciter certains muscles lors d'un exercice pour voir apparaître des courbatures.

Contrairement à ce que l'on peut penser elles ne sont pas liées à une mauvaise élimination de l'acide lactique, qui disparaît assez rapidement après l'effort, mais à de microtraumatismes musculaires. Il existe nombre de techniques pour prévenir les courbatures, l'hydratation avant et pendant l'effort en est une. Les étirements après l'effort en sont une autre. Mais la raison est la meilleure des alliées : vous limiter à ce que vous pouvez accomplir.

La traumatologie

Les accidents qui font froid dans le dos

Il est important de savoir que certains traumatismes du dos peuvent être fatals. À cet instant, on ne parle plus de mal de dos. Une fracture grave de la colonne vertébrale, sur l'un de ses segments, accompagnée d'une section de la moelle épinière, peut entraîner une atteinte moteur irréversible ou la mort. Une fracture cervicale comme une fracture « tear drop » peut entraîner des lésions médullaires et même une tétraplégie. Il est important de vous préciser cela pour que vous preniez conscience que votre dos est un « organe vital » de votre corps.

Cependant, heureusement, ces traumatismes irréversibles sont relativement rares, si on les compare aux nombres de personnes qui sont concernées par un mal de dos classique.

La fracture et le mal de dos

Les causes des fractures vertébrales peuvent être variées, ce qui est certain c'est qu'elles entraînent très souvent des douleurs de dos, par la suite. Une fracture survient le plus souvent lors d'un accident, mais pas uniquement. La fracture vertébrale peut toucher un ou plusieurs éléments de la colonne vertébrale. Elle peut atteindre soit le bord arrière du corps vertébral et la paroi du disque intervertébral, soit l'arc vertébral et les apophyses articulaires ou encore le complexe ligamentaire de la colonne vertébrale. Il existe deux types de fractures, des **fractures dites stables** qui ne nécessiteront aucun traitement, sauf peut-être de la kinésithérapie et du repos et des **fractures instables**, qui elles seront susceptibles d'atteindre la moelle épinière. Ce deuxième type de lésion nécessitera une intervention chirurgicale afin de fixer cette fracture. On fixe en général la vertèbre fracturée avec celle qui est au-dessus ou en dessous d'elle. Dans les deux cas, il y a de fortes chances pour qu'un mal de dos accompagne ces fractures, et dans un deuxième temps le dos sera fragilisé, et bien souvent douloureux.

Cependant, on distingue aussi les fractures vertébrales par compression, ce sont des fractures qui se produisent par affaissement d'un ou de plusieurs os de la colonne vertébrale. On peut parler de tassement vertébral. Elles arrivent très souvent dans des cas d'ostéoporose. Ces fractures sont très souvent exemptes de signe au moment où elles se produisent. Elles sont indolores sur le moment, cependant elles peuvent par la suite déclencher des douleurs de dos extrêmement aiguës qui peuvent devenir chroniques.

Le coup du lapinou

Le coup du lapin est une expression populaire pour désigner un traumatisme des cervicales, en effet il s'agit d'un traumatisme direct ou indirect porté à la colonne vertébrale. **Le traumatisme indirect** se produit souvent lors d'un accident de voiture par exemple, un choc par l'arrière ou par le côté va provoquer un mouvement violent de flexion et d'extension du rachis cervicale. Il va dans la plupart des cas déclencher une entorse cervicale qui se soignera. On nomme cela « whiplash » en anglais, ce qui signifie coup de fouet. Cela peut occasionner une lésion de la dure-mère.

Le deuxième type de traumatisme est un **traumatisme direct**, qui correspond à un coup porté aux cervicales ou à la tête, ce type de traumatisme peut être beaucoup plus dangereux. Il risque d'engendrer une fracture et ainsi d'avoir un impact sur la moelle épinière et dans ce cas, il y a encore une fois un risque sérieux de paralysie ou de mort. Il n'est pas rare de voir des séquelles persister suite à un coup du lapin. Ces séquelles peuvent être des céphalées par exemple. Nous vous donnerons plus loin toutes les solutions qui existent pour le traiter.

JARGON

Dure ma mère ?

La dure-mère est une membrane fibreuse comme son nom l'indique assez rigide. La dure-mère est la plus épaisse et la plus externe des trois méninges qui entoure l'ensemble du système nerveux et l'isole de l'os. Au niveau du crâne, la dure-mère est adhérente à l'os et tapisse toute la voûte et la base. Au niveau du rachis il existe un espace entre la dure-mère qui entoure la moelle et les ligaments qui tapissent le canal vertébral : l'espace extra-dural ou épidural contenant graisse et vaisseaux. Elle est fixée à l'os et s'étend de la deuxième vertèbre sacrée au sphénoïde, os de la base du crâne, qui se situe au niveau de la base du nez. Elle descend beaucoup plus bas que la moelle épinière. La dure-mère enveloppe notre cerveau et la moelle épinière. Elle a un rôle de protection. Elle forme avec la pie-mère et l'arachnoïde des séparations au niveau du cerveau. La faux du cerveau qui sépare les deux hémisphères cérébraux et la tente du cervelet qui délimite deux loges, la loge cérébrale et la loge cérébelleuse. La dure-mère joue un rôle important dans les traumatismes de la colonne et du cerveau, elle protège mais peut aussi être atteinte lors d'un accident. Georges Clooney a eu, lors d'un tournage en 2005, un accident sur la tête qui créa une déchirure de la dure-mère au niveau du dos. Depuis ce temps, il souffre du dos de façon chronique et a été plusieurs fois opéré pour cela.

Le bas du dos, ses problèmes spécifiques et leurs conséquences

La problématique sciatique

Comme vu au chapitre précédent, la sciatique est une atteinte d'une des racines du nerf sciatique souvent liée à une compression entre la quatrième et la cinquième lombaire ou entre la cinquième lombaire et S1 la première vertèbre sacrée. Cette compression peut être liée à une hernie discale en

L4-L5 ou L5-S1, mais parfois aussi à de l'arthrose. Ce sont l'inflammation et l'irritation de la racine nerveuse qui créent la douleur. Elle se caractérise par une douleur partant de la fesse, puis gagnant la face postérieure de la cuisse, la face antéro-externe de la jambe et le dos du pied pour L5 et la face postérieure du mollet et la plante du pied pour S1. Ceci si vous avez le pack complet.

Elle est souvent présente de manière unilatérale, et il arrive qu'il n'y ait qu'une partie du nerf qui soit sensible. On observe une contracture dans le bas de la colonne vertébrale, le mouvement est rendu difficile car douloureux. Parfois elle peut être bilatérale mais ce sont des cas très rares. Les symptômes de la sciatique sont très précis, la douleur est souvent aiguë. Certaines personnes sont soulagées par la station debout, d'autres par la position couchée et certains ne trouvent aucune position antalgique. Ces personnes ne sont pas toujours apaisées par les médicaments, y compris les anti-inflammatoires et les décontracturants. Dans ces cas-là, il est important de suspecter une hernie discale. L'imagerie immédiate s'impose en cas de déficit moteur associé supérieur ou égal à 3/5 et si cette hyperalgie résiste aux traitements « invasifs », infiltrations et manipulations. Sinon on ne fait pas d'imagerie avant 6 semaines si la douleur a résisté. En règle générale, une sciatique guérit toujours, les périodes les plus longues peuvent durer entre trois et six mois. Il existe quelques cas de sciatique paralysante. Si une intervention chirurgicale doit être réalisée et qu'elle est réalisée trop tard, il peut subsister par la suite une petite paresthésie ou une hypersensibilité du nerf. On trouve plusieurs thérapeutiques valables pour traiter la sciatique, ainsi que des exercices. Nous vous les énumérerons plus tard.

La cruralgie

De la même manière que la sciatique, la cruralgie est provoquée par une atteinte des racines du nerf crural. Le nerf crural est un nerf qui prend sa source au niveau de la troisième et de la quatrième vertèbre lombaire. Il passe du côté extérieur de la hanche, puis descend dans l'aine et sur la face intérieure de la cuisse, une tension sur ce nerf peut parfois étendre la douleur aux organes génitaux chez l'homme. La douleur est accentuée en position assise, et par tout effort. Lorsqu'on augmente la pression abdominale, la toux, les éternuements ou la défécation, on observe aussi une augmentation des symptômes. Le traitement ressemble à celui de la sciatique, mais de mon expérience d'ostéopathe, il s'avère que les névralgies crurales sont plus rares et que les crises sont souvent moins aiguës que les crises de sciatique.

Le syndrome du canal étroit

Le canal étroit correspond à un rétrécissement de la cavité du canal vertébral par laquelle passent les racines nerveuses. On peut trouver un canal étroit au niveau des vertèbres lombaires et sacrées ou au niveau des vertèbres cervicales. On parle alors de canal lombaire étroit ou de canal cervical étroit.

En raison d'un mécanisme arthrosique, le diamètre de ces orifices diminue, et en vient à comprimer les nerfs qui les traversent, ce qui équivaut à une sorte de strangulation du nerf. Les premiers symptômes de cette compression sont en général une lourdeur dans les jambes, une sensation d'engourdissement. Cela peut se manifester au niveau des cervicales, mais est plus fréquent au niveau lombaire.

Les compressions importantes peuvent elles aussi, si elles touchent les lombaires, entraîner un syndrome de la queue-de-cheval avec une paralysie des membres.

Le spondylolisthésis

Un spondylolisthésis est le glissement d'une vertèbre par rapport à la vertèbre qui est en dessous d'elle, cela se passe souvent en L4-L5. Chez les enfants, cela arrive plutôt entre la cinquième vertèbre lombaire et la première vertèbre sacrée, c'est souvent lié soit à une malformation de naissance soit à un accident. Des maladies des os ou des fractures peuvent aussi entraîner des spondylolisthésis.

La pratique de certains sports tels que la gymnastique, le lancer de poids ou le football qui sollicitent particulièrement les lombaires basses favorisent aussi le spondylolisthésis. Ces sports amènent la colonne à des postures en hyperextension, qui fragilisent et peuvent provoquer des fractures de stress, sur une ou deux faces de la vertèbre. Par fracture de stress, entendez fracture créée par une contrainte importante. Une fracture de stress peut conduire un os vertébral à glisser hors de sa loge. Les symptômes peuvent vraiment varier d'aucune douleur à de fortes douleurs. On aborde les conditions les plus compliquées lorsque le glissement est trop important. Il faut à ce moment-là envisager une chirurgie. Cette chirurgie consistera à enlever la partie arrière de la vertèbre (laminectomie), pour libérer un éventuel nerf comprimé, ensuite la vertèbre déplacée est stabilisée, à l'aide de vis et de plaques (ostéosynthèse).

La star du mal de dos : la hernie discale

Vous en avez tous entendu parler, c'est la plus célèbre, la plus redoutée, la hernie discale. Sylvie Godon-Hardy vous en donnait les grandes lignes au chapitre précédent, en voici les raisons. En dehors des lésions de vieillissement habituel du dos, il peut arriver que les disques intervertébraux présentent une usure avancée. Cette usure du disque peut être liée encore une fois à plusieurs choses : à la pénibilité du travail (geste répété ou port de charges lourdes), à une pratique intensive de jardinage ou de bricolage, ou à la pratique intensive de sport. Cela peut aussi être lié à un accident (chute, accident de la circulation ou accident en pratiquant un sport), à une posture dissymétrique ou encore à une surcharge pondérale. Il peut arriver que l'on constate une usure prématurée chez des sujets jeunes, mais de manière générale il est bien plus fréquent de rencontrer des hernies chez des personnes d'âge mûr.

Que se passe-t-il ? Un disque fonctionne en quelque sorte comme un silent-block que nous trouvons dans nos voitures entre deux morceaux de métal. En fait le disque agit comme un amortisseur, il compense les chocs. Dans une journée une personne peut perdre jusqu'à 2 centimètres simplement sous l'effet de la pression de la station debout. Et ces centimètres sont adaptés par nos disques. À force de pression, l'âge faisant, les disques n'ont plus la même souplesse, ils s'usent et il arrive qu'apparaisse une hernie.

Dans ces cas-là, un mal de dos important apparaît. En effet, la hernie vient comprimer une racine nerveuse. La hernie discale se présente très souvent au niveau des vertèbres lombaires principalement en L4-L5 et L5-S1, un petit peu moins souvent au niveau des cervicales et extrêmement rarement au niveau des vertèbres dorsales.

Si la compression du nerf, n'est pas trop importante il existe comme nous le verrons plus loin plusieurs techniques pour diminuer la douleur, ou résorber la hernie. C'est une tout autre histoire si la compression radiculaire est trop importante, et que le nerf est dans une souffrance extrême. C'est ce qui se passe lors d'une sciatique consécutive à une hernie. On observe là une perte de sensibilité au niveau du pied. Dans ce cas, l'intervention chirurgicale est de mise et parfois même urgente. La hernie doit être confirmée par scanner, un bon scanner est infaillible pour le diagnostic de la hernie.

On peut admettre qu'une hernie disparaisse seule dans 50 % des cas.
On peut aussi constater parfois qu'une hernie comprimant une racine par exemple sciatique ne provoque pas systématiquement l'inflammation de la racine.

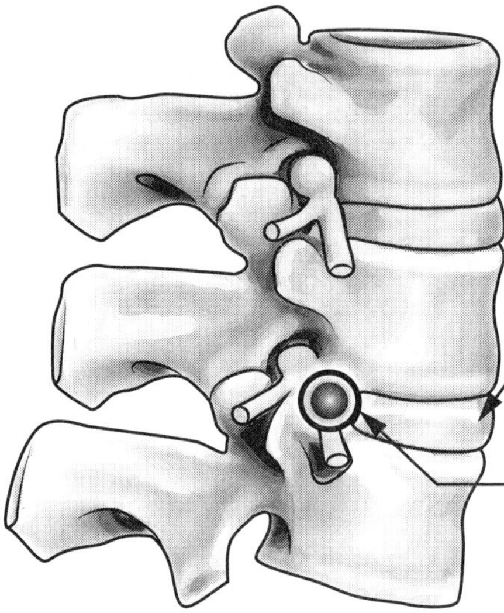

Figure 4-1 : La hernie discale.

Le vieillissement et l'usure

L'ennemi public numéro 1

L'arthrose apparaît au niveau de la colonne vertébrale comme elle apparaît à d'autres endroits du corps, en général avec l'avancée en âge, mais ce n'est pas toujours le cas. L'arthrose peut aussi se manifester chez des sujets jeunes. Cela peut être lié à une sollicitation excessive d'une ou de plusieurs articulations, ou à une surcharge pondérale.

L'arthrose est une dégénérescence liée à l'usure des articulations, elle touche en général la partie la plus superficielle de l'articulation. C'est au départ une destruction du cartilage, puis une atteinte de la gaine synoviale et de la capsule articulaire. Elle peut être à l'origine d'un mal de dos.

La coxarthrose

Les endroits que touche l'arthrose le plus fréquemment sont les hanches avec la célèbre coxarthrose et il va sans dire que cette atteinte de la hanche par arthrose va avoir un impact direct sur le dos.

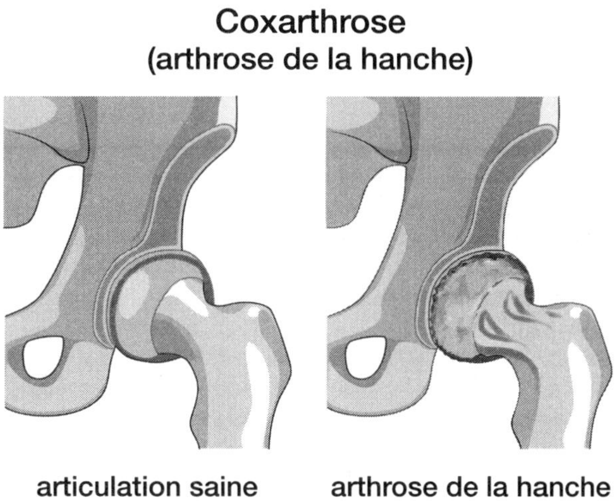

Figure 4-2 : La coxarthrose.

Les interventions chirurgicales de la hanche représentent le premier motif d'opération en Europe. Mais l'arthrose de la colonne vertébrale est très fréquente elle aussi. Au *box-office*, nous trouvons les vertèbres lombaires avec les segments les plus bas L4-L5 et L5-S1. Puis, viennent les cervicales. Il existe plusieurs types d'arthrose. Certaines déformations ou malformations de la colonne, comme **la scoliose**, **l'hyperlordose**, ou les suites d'une maladie vertébrales, peuvent favoriser l'apparition d'arthrose. De la même manière, il peut exister des arthroses post-traumatiques, à la suite d'une fracture ou d'une grosse entorse.

L'arthrose vertébrale n'est pas toujours douloureuse, *a contrario* d'une arthrose du genou ou de la hanche qui l'est plus souvent.

Si douleur il y a, elle est accentuée par l'exercice, mais le temps peut aussi avoir une sérieuse influence sur elle. C'est-à-dire que lors des changements de pression atmosphérique, surtout lorsque le temps bascule vers l'humidité et le froid, les personnes souffrant d'arthrose vont être particulièrement affectées, alors qu'à l'inverse, le temps sec et chaud va soulager ces personnes, leur faisant parfois oublier cette « maladie ». L'arthrose ne déclenche pas systématiquement une inflammation.

Il existe certains moyens pour prévenir ou pour soigner l'arthrose, nous les verrons plus avant dans le livre. L'arthrose s'accentue avec le temps, mais elle n'est pas toujours plus douloureuse pour autant. La présence de la douleur n'est pas proportionnelle à l'importance du processus arthrosique, certains patients souffrent beaucoup de peu d'arthrose, mais l'inverse est aussi vrai. Cependant, l'arthrose évolue par crise, ainsi les personnes atteintes ne vivent pas toujours avec des douleurs permanentes. Elle est visible à la radiographie, mais la présence d'arthrose ne doit pas pour autant cacher une autre pathologie ou un autre motif de douleur.

Le bec-de-perroquet

Le bec-de-perroquet est une excroissance osseuse que l'on appelle ostéophyte. L'ostéophyte apparaît sur les vertèbres affectées par l'arthrose. C'est un os qui souffre, mais qui ne fait pas forcément souffrir. La douleur n'est pas forcément proportionnelle à la dimension des ostéophytes mais plutôt à leur topographie.

Une cathédrale de verre

Que signifie le terme « ostéoporose »? Étymologiquement il veut dire « os poreux ». Comprenez par là que lorsque votre squelette devient poreux, il se fragilise.

La quantité d'os diminue et la qualité de la micro-architecture de l'os s'altère. Il en résulte un dos avec d'importants risques de fractures vertébrales: ce sont des fractures de tassement. Ces fractures ne sont pas forcément douloureuses au moment où la fracture se crée, mais bien souvent il y a une douleur interne au moment du tassement, et par la suite elles sont sources de fortes douleurs vertébrales. La taille du sujet atteint diminue à cause de ces tassements.

L'ostéoporose touche principalement les femmes pendant ou après la ménopause, lorsque les ovaires ne produisent plus suffisamment d'œstrogènes. On rencontre, à ce moment-là, un déséquilibre entre la fabrication et la destruction d'os.

Les facteurs de risques d'ostéoporose sont classiquement :

- Les antécédents familiaux ;
- L'âge ;
- L'âge auquel est apparue la ménopause ;
- Les carences vitamino-calciques (vitamine D apportée par certains aliments et par l'exposition au soleil) ;
- La sédentarité ;
- L'alcool ;
- Le tabagisme ;
- Une corticothérapie prolongée ;

- De diverses maladies endocriniennes comme l'hyperthyroïdie ;
- La maigreur ;
- Certaines maladies inflammatoires chroniques rhumatismales, telles que la spondylarthrite ankylosante ou la polyarthrite rhumatoïde ;
- Et certains traitements du cancer de la prostate ou du cancer du sein.

Toutes ces causes peuvent justifier de faire un examen pour prévenir une fracture par ostéoporose. L'ostéoporose se diagnostique grâce à l'ostéodensitométrie. Les corps vertébraux les plus concernées par les fractures sont le plus souvent les dorsales et les lombaires. On trouve aussi le col du fémur. Le poignet est également l'un des top 5 des fractures par ostéoporose. Pour les personnes atteintes d'ostéoporose, il est très important de prévenir les chutes, car le squelette s'apparenterait assez volontiers à une cathédrale de verre.

Il existe des traitements pour l'ostéoporose dont nous vous parlerons plus loin.

Le cas JFK

John Fitzgerald Kennedy, président des États-Unis, était atteint de la maladie d'Addison. Il s'agit d'une maladie rare le plus souvent auto-immune qui touche le système endocrinien et qui atteint les surrénales. Cependant, elle entraîne une multitude de réactions en chaîne : une hypothyroïdie, des douleurs lombaires et aussi selon les cas de l'ostéoporose souvent liée au traitement par l'hydrocortisone. C'était le cas de JFK, il ne parvenait plus à porter ses enfants ; des opérations furent tentées pour solidifier sa colonne, mais cela ne suffit pas. Il souffrait de douleurs de dos terribles qu'il supportait grâce à de la cortisone à haute dose et à des injections de procaïne plusieurs fois par jour. L'annonce de sa maladie ne s'est faite que lorsqu'il était déjà en poste, mais depuis son jeune âge, sa santé s'était toujours avérée fragile.

La fibromyalgie

Si vous souffrez de plusieurs endroits à la fois, si vous avez mal un jour dans le cou puis le lendemain au bas du dos, puis encore aux poignets, ou la sensation d'avoir des muscles trop courts pour votre squelette, cette partie est pour vous.

Si en plus votre sommeil est de mauvaise qualité et peu réparateur, si vous souffrez de raideurs diffuses, et que vous êtes d'une extrême réactivité à toutes les agressions extérieures, si l'expression « être à fleur de peau » vous parle, vous êtes dans la cible de la fibromyalgie.

Pendant très longtemps, la fibromyalgie a été une pathologie fourre-tout. Dès que les patients souffraient de douleurs chroniques, auxquelles l'on ne trouvait ni d'origine ni de solution, on posait le diagnostic de fibromyalgie, ce qui pouvait parfois être accompagné de la phrase : « le problème est dans votre tête ».

Fort heureusement, l'Organisation mondiale de la santé (OMS) a reconnu le syndrome et l'a classé parmi les maladies musculo-squelettiques, comme pathologie rhumatismale en 2006. Puis c'est au tour de la Haute Autorité de Santé en 2010 de publier un rapport fouillé qui propose des orientations diagnostiques et thérapeutiques de ce syndrome. Ce que publie le rapport de la HAS est vraiment très intéressant et permet aux patients une reconnaissance de leur pathologie. Dans ce rapport, la douleur fibromyalgique est qualifiée de singulière :

« La douleur, toujours étendue et diffuse, peut débuter au cou et aux épaules pour s'étendre ensuite au reste du corps, notamment au dos et au thorax, au bras et aux jambes.

Elle est permanente mais aggravée par les efforts, le froid, l'humidité, les émotions et le manque de sommeil et s'accompagne de raideur matinale.

La distinction entre douleur articulaire et musculaire est d'autant plus difficile que les patients ont l'impression d'un gonflement des zones douloureuses et de paresthésie des extrémités en l'absence de tout signe objectif d'atteinte articulaire ou neurologique. »

Il est aussi mentionné que les symptômes peuvent être différents d'un patient à l'autre et se modifier au cours du temps, ce qui invite le médecin qui prend la personne souffrant de fibromyalgie en charge à :

« Reconnaître et évaluer la souffrance psychique des patients pour leur donner des conseils leur permettant de comprendre leurs symptômes et de rechercher les adaptations permettant d'y faire face et de poursuivre leurs activités. »

Il est assez certain que le facteur psycho-émotionnel joue un rôle extrêmement important dans la fibromyalgie, on constate chez les personnes atteintes comme un défaut de filtre de protection avec le monde qui les environne. Ces personnes deviennent « hyper-réactives » à leur environnement et déclenchent des réactions beaucoup plus importantes qu'une personne ne souffrant pas de fibromyalgie. On pourrait parler d'hypersensibilité à leur environnement.

Cependant, les conséquences de la fibromyalgie sont parfois dramatiques. Le fait de ne pas pouvoir se fier à des douleurs constantes, que l'on peut identifier et apprendre à apprivoiser, rend les choses compliquées. Être en proie à des douleurs variées, itinérantes, d'intensité variable, rend la vie difficile. La sensation de ne jamais savoir à quelle sauce l'on va être mangé peut vraiment prendre des allures de mélodrame.

ATTENTION !

Toute douleur articulaire ou musculaire ne doit pas pour autant être considérée comme fibromyalgie.

Il existe cependant vous le verrez plus loin des thérapeutiques qui permettent de considérablement réduire les attaques de la fibromyalgie.

Les autres maladies du dos, moins fréquentes...

Il existe deux types de maladies inflammatoires principales qui vont toucher le dos, il s'agit de la polyarthrite rhumatoïde et des spondylarthropathies.

La polyarthrite rhumatoïde

La PR est une maladie inflammatoire chronique des articulations, la plus courante en Europe et sans doute dans le monde. Elle est due à un dérèglement du système immunitaire, on appelle cela une réaction auto-immune. Le corps s'identifie lui-même comme étant son propre ennemi. Les articulations douloureuses gonflent et se déforment, cela mène dans 20 à 30 % des cas à une incapacité fonctionnelle.

L'inflammation provoque une dégradation progressive du cartilage et de l'os des articulations touchées et entraîne leur déformation. Les articulations du dos sont très souvent touchées. Il n'est pas rare de voir des patients, lorsque la maladie prend sa forme la plus sévère, handicapés après quelques années de maladie, incapables d'accomplir des gestes de la vie quotidienne, lorsqu'ils ne sont pas traités rapidement.

La maladie évolue par poussées inflammatoires de durée et d'intensité variables. Elle débute par des douleurs nocturnes et des raideurs matinales. Entre autres symptômes, la fièvre et la fatigue peuvent aussi faire partie de ce que l'on peut diagnostiquer. Il existe aujourd'hui des traitements qui soulagent et ralentissent la progression de la maladie.

La polyarthrite touche la membrane synoviale, membrane qui se situe entre les extrémités de deux os recouverts de cartilage. Cette membrane est responsable de la production de liquide synovial, qui est le lubrifiant de l'articulation. Dans le cas de la polyarthrite, deux phénomènes se produisent. D'une part, il y a une surproduction de ce liquide, d'autre part les cellules qui fabriquent la membrane prolifèrent, créant un épaississement de la membrane. Ce processus entraîne la libération de substances comme les enzymes ou les radicaux libres qui vont léser plus ou moins directement le cartilage puis l'os, et parfois les tendons. En ce qui concerne le rachis, les articulations lombaires et sacro-iliaques ne sont pratiquement jamais touchées.

La polyarthrite est une maladie qui va avoir tendance à toucher plutôt les femmes. L'âge qui est le plus fréquent est entre 40 et 60 ans. Il existe des formes précoces qui sont plus rares. Les causes que l'on a pu identifier sont une prédisposition génétique, mais aussi d'autres facteurs dont le facteur psychologique. Un choc émotionnel (deuil, séparation, accouchement) peut être identifié comme facteur déclencheur. Mais l'on trouve aussi des facteurs hormonaux, étant donné qu'une des périodes de prédilection de la polyarthrite est la préménopause. En dernier lieu, l'on peut aussi imaginer des facteurs environnementaux comme le tabac, ou l'exposition à une forte pollution.

Les spondylarthropathies

La spondylarthrite ankylosante

Elle s'avère être la plus fréquente des spondylarthropathies. Comme la polyarthrite rhumatoïde, elle est une maladie inflammatoire chronique, en revanche elle touche, elle, principalement le rachis et les articulations sacro-iliaques, et est responsable de 85 % des rhumatismes chez les hommes de moins de 30 ans. Le sujet présente dans 90 % des cas l'antigène HLA-B27, cependant 10 % des cas ne sont pas porteurs.

La spondylarthrite va souvent débuter assez tôt, entre 20 et 40 ans, par des douleurs au bas des reins, douleurs plus fréquentes la nuit, mais elle peut aussi impliquer des douleurs dans les fesses, plus ou moins aiguës. Il existe aussi des douleurs thoraciques et sternales, la spondylarthrite ankylosante peut aussi déclencher des sciatiques. Parfois les signes peuvent débuter par une douleur au talon, ou une atteinte oculaire œil rouge et douloureux.

On constate en général également une vitesse de sédimentation et une CRP (protéine C réactive) élevées, témoignant d'une inflammation.

Le repos ne calme pas, et l'on peut constater des raideurs matinales qui s'améliorent au cours de la journée. Les hanches sont elles aussi souvent touchées. La maladie évolue par poussées et va bloquer progressivement les articulations du bas du dos.

LE SAVIEZ-VOUS ?

HLA-B27 : un antigène

On nomme antigène toute substance étrangère à l'organisme capable de déclencher une réaction immunitaire visant à l'éliminer.

Cela peut être une substance de l'environnement comme quelque chose de chimique, une bactérie, un virus, ou un pollen. Un antigène peut aussi être fabriqué en collaboration avec le corps, à l'aide de toxines issues de bactéries ou de cellules tissulaires. Bien qu'il soit en général un élément étranger à l'organisme, dans le cas des maladies auto-immunes, c'est un élément même de l'organisme que celui-ci ne reconnaît plus comme le sien. HLA-B27 est un antigène de type 1. Il contiendrait des peptides intracellulaires provenant de bactéries, appelées « peptides arthritogènes », qui vont stimuler une réponse spéciale de l'organisme, ce qui va créer la maladie. C'est une protéine qui va déclencher une arthrite ou une inflammation de l'articulation. Certaines substances vont venir s'attacher à HLA-B27 parce qu'ayant la même structure, le système immunitaire va attaquer ces substances et de ce fait B27. Le corps va agir contre lui-même, c'est ce que l'on nomme réaction auto-immune.

Dans les cas les plus sévères, les articulations des lombaires peuvent aller jusqu'à se souder. L'évolution de la maladie s'organise sur dix à vingt années. Il existe des traitements tels que le repos et la kinésithérapie. Toutes les techniques qui peuvent permettre d'éviter la rigidité sont les bienvenues, certaines associations médicamenteuses peuvent aussi aider.

Les autres spondylarthropathies

Bien que moins répandues ces pathologies touchent aussi un certain nombre de personnes et le but de ce livre est de tenter de vous éclairer sur le plus grand nombre de problèmes possibles.

Le rhumatisme psoriasique présente plusieurs aspects, soit sa forme est proche de celle de la polyarthrite rhumatoïde, soit elle est assez proche de la spondylarthrite ankylosante. Dans la plupart des cas, il y a un lien avec une maladie dermatologique qui porte le même nom. En général, la manifestation cutanée précède la manifestation rhumatismale mais ce n'est pas toujours le cas. Parfois la présence d'un psoriasis dans la famille peut à elle seule suffire.

Les rhumatismes associés aux maladies inflammatoires chroniques de l'intestin (maladie de Crohn et rectocolite hémorragique) doivent aussi être pris en compte.

Les arthrites réactionnelles peuvent également évoluer vers une spondylarthrite ankylosante. La maladie est plus fréquente chez l'homme et peut apparaître entre 15 et 35 ans. Elle survient en général quelques semaines après un épisode gastro-intestinal, ou une infection urogénitale. Il y a souvent qu'une seule articulation qui est touchée.

Les maladies infectieuses

Lorsqu'on constate un mal de dos, avec des douleurs inflammatoires, non calmées au repos, si l'état général est dégradé, avec de la fatigue et de la fièvre, il est judicieux de faire une prise de sang, et si l'on découvre que la CRP (protéine C réactive) et la VS (vitesse de sédimentation) sont élevées, il peut s'agir d'un problème infectieux, staphylocoque ou d'un mal de Pott (spondylodiscite) dû au bacille de la tuberculose. Dans les deux cas, l'infection touche le disque et les vertèbres adjacentes. Une IRM sera nécessaire pour mettre en lumière le problème. Mais une hémoculture ou un prélèvement de disque sera utile pour déterminer le traitement antibiotique approprié.

Mal de dos et cancer

ATTENTION !

Voici au milieu de toutes les pathologies et problématiques du dos, celle que nous redoutons le plus en tant que spécialistes du dos, non pas parce qu'elle présente une caractéristique irréversible, mais parce qu'elle est souvent sournoise. Les patients se présentent chez nous avec des douleurs s'apparentant à des douleurs d'arthrose, ou tout simplement à des douleurs faisant penser à un simple blocage ostéo-articulaire, et non à un cancer des os. De manière générale, les personnes qui souffrent de mal de dos consultent leur médecin généraliste, qui va leur prescrire des radiographies ou un scanner. Mais il n'est pas rare de voir des patients s'orienter d'eux-mêmes vers la médecine manuelle, l'ostéopathie, ou quelque autre thérapeutique du dos. La prudence est de mise et les manipulations en force, très peu recommandées.

Si la douleur ne diminue pas après un ou deux traitements, il est nécessaire d'envoyer la personne faire des examens complémentaires. Il est très difficile d'identifier un cancer de la colonne vertébrale, du bassin ou une tumeur vertébrale. Il y a tout de même lors de l'interrogatoire des antécédents dans la vie du patient qui peuvent faire penser à un cancer des os, si un sujet masculin a eu un cancer de la prostate, ou un sujet féminin un cancer du sein ou de l'utérus quelques années auparavant, cela peut rendre plus attentifs : il n'est pas rare de voir des cellules cancéreuses migrer vers les os. Mais l'examen complémentaire, la radiographie, le scanner, l'IRM ou une scintigraphie osseuse reste incontournable.

L'autre lien qui est étroit entre le cancer et le mal de dos est le lien avec une douleur qui vient se projeter sur le dos. Nous le verrons plus loin, un mal de dos peut venir d'ailleurs, et il arrive qu'un cancer touchant un organe quelconque puisse avoir un retentissement sur le dos. Un cancer du pancréas par exemple va occasionner des douleurs de dos. Un cancer de l'estomac ou des reins va pouvoir aussi affecter la zone dorsale ou les lombaires. Une tumeur au cerveau peut à elle seule déclencher des douleurs de dos, ou des modifications de perception du dos. On peut voir un cancer des poumons, qui entraîne de fortes douleurs dorsales, un cancer de la vessie, qui entraîne de fortes douleurs lombo-sacrées. On peut aussi observer des patients qui ont des douleurs de bas de dos liées à de l'ascite, consécutive à une inflammation ou à un cancer de l'ovaire ou du péritoine.

Ainsi la colonne vertébrale peut être atteinte par des métastases osseuses, il y a dans ces cas-là une tumeur mère quelque part à distance qui fait que des cellules cancéreuses se sont propagées dans l'organisme. Ces métastases provoquent des douleurs de type inflammatoire extrêmement aiguës et persistantes, qui sont présentes surtout la nuit. Cependant, elles peuvent varier d'une personne à l'autre. D'un point de vue biologique, on constate une VS (vitesse de sédimentation) et une CRP (C-reactive protein) plus élevées, mais pas toujours.

En cas de cancer primitif avéré et de douleurs dorsales persistantes, on peut suspecter une métastase osseuse. Il peut arriver que, lors des recherches relatives à ses douleurs de dos, une métastase osseuse soit découverte en premier, il faudra suite à cela que l'on recherche avec les examens requis le cancer primitif.

Si cancer ailleurs il y a, il peut aussi arriver que ces douleurs de dos soient liées au stress relatif à l'annonce de la maladie, ce qui est assez courant, heureusement plus fréquent qu'un cancer des os.

Il peut arriver mais très rarement qu'un mal de dos soit lié à une tumeur bégnine au niveau d'un nerf ou d'une vertèbre. Les douleurs sont là aussi accentuées en position allongée, donc la nuit, pouvant provoquer des douleurs dans les membres inférieurs.

Les chocs psychologiques et le mal de dos

Sans faire de psychologie sauvage, il peut y avoir un lien assez étroit entre le mal de dos et un stress important. Bien évidemment, un choc émotionnel ne va jamais agir seul mais sur un terrain déjà tendu au préalable. Cependant, il n'est pas rare dans les questions que l'on peut poser à un patient que celui-ci vous dise que son mal de dos a débuté suite à un événement qui a été vécu comme un choc psychologique : un stress psychologique peut, au même titre que n'importe quel facteur environnemental, être un agent déclencheur de mal de dos. On peut imaginer que lorsque nous vivons un choc émotionnel, ce choc va avoir un impact sur le système nerveux. Le système nerveux va décompenser ce stress sur le dos, par le biais de contractures, et autres raideurs dorsales et cervicales, ou encore lombaire. Ces raideurs créent des blocages, et ces blocages peuvent engendrer des douleurs dignes des plus grands lumbagos ou torticolis.

L'impact d'un stress important pourrait créer un traumatisme émotionnel, et le mal de dos pourrait être à ce moment-là un syndrome post-traumatique.

Toutes ces pathologies de la colonne vertébrale entraînent un mal de dos plus ou moins sévère, nous avons énuméré ici les plus courantes. Il est important pour que vous ayez la panoplie du parfait connaisseur du mal de dos (pathologies, causes et symptômes) et nous verrons comment l'éviter dans la mesure du possible. Puis nous verrons quels meilleurs traitements leur apporter.

Chapitre 5

Les origines fréquentes du mal de dos

Dans ce chapitre :

- Les questions mécaniques
- Comment résister à l'hérédité ?
- Les pièces d'usure et le dérèglement postural
- Lutter contre la surcharge pondérale
- Quels sont les sports à pratiquer avec précautions ?

Qu'entendons-nous par origines fréquentes ? Par ces termes, on veut signifier qu'il y a des origines évidentes au mal de dos, et d'autres qui le sont moins : cet ouvrage est conçu pour vous faire sortir des sentiers battus, repousser les idées préconçues, faire des liens entre votre mal de dos et des raisons que vous n'auriez pas soupçonnées, ceci sans négliger les principales origines du mal de dos. Et dans ce chapitre, c'est de cela dont nous allons vous parler.

D'où viennent les pannes mécaniques ?

Le « faux mouvement » ou les mauvaises habitudes

Le terme faux mouvement n'existe pas réellement. On pourrait plutôt parler de mauvais geste ou de mouvement incorrect. Pourtant cette expression est réellement ancrée dans le langage courant, car elle donne une image claire de la chose.

Il existe un certain nombre de facteurs qui vont être à l'origine d'un faux mouvement. Il peut être par exemple une rotation rapide pour saisir un objet derrière soi, ou se pencher en avant et soulever une charge à bout de bras. Ces types de gestes peuvent provoquer un blocage, qui peut être momentané ou au contraire s'installer.

Dans le même ordre d'idée, les mauvaises habitudes constituent aussi des « erreurs » de la vie de tous les jours, une mauvaise attitude du dos en portant un sac de courses trop lourd par exemple. Une position allongée peu physiologique comme la position couchée sur le ventre avec la tête en rotation, peut déséquilibrer ou favoriser un blocage de dos. La position allongée sur le côté, sur un canapé parallèle au poste de télévision avec la tête sur l'accoudoir est extrêmement courante, et présente à elle seule un motif de consultation. Il n'est pas rare que l'on s'endorme dans cette position et qu'ainsi le début de nuit se fasse dans cette mauvaise posture. Un stress important peut lui aussi être à l'origine d'un mal de dos.

De Jardiland à Castorama

Deux des grands fléaux du dos riment l'un avec l'autre, il s'agit du bricolage et du jardinage.

Tout d'abord parlons du jardinage. Le jardinage débute au sortir de l'hiver, après une saison pendant laquelle la majorité de nos contemporains pratiquent peu d'activité physique. Subitement, il faut tailler, tondre, arracher, porter des branchages. Et en matière de jardinage, ce n'est pas l'effort qui fixe les règles, c'est la tâche : le but est d'arriver à terminer les travaux, peu importe les postures et la charge de travail. C'est pour cette raison que le dos, après un grand nombre de flexions pour ramasser et de rotations pour balayer, se retrouve souvent bloqué.

Cependant le jardinage fait beaucoup de bien au moral, surtout parce qu'il se passe au grand air, au contact de la nature et rompt avec les activités de tous les jours.

Ensuite, nous trouvons le bricolage. Le terme « bricolage » peut avoir différentes significations et un sens assez large. Il commence au clou à planter, ce que l'on peut définir par « petit bricolage », et se termine par la construction de la maison.

Tout comme dans le jardinage, ce qui compte dans le bricolage, ce n'est pas de protéger sa colonne vertébrale, ou ses articulations, c'est d'arriver à finir ce que l'on a commencé. Le « petit bricolage » ne représente pas un danger notoire pour le dos et le bassin. En revanche, les personnes qui travaillent elles-mêmes à la construction de leur maison ou la rénovation de leur appartement, portent souvent les marques de ces travaux au niveau de leur structure et de leur dos. Au cours de ces travaux, ils ont porté et répété un grand nombre de fois des mouvements peu physiologiques.

À cet endroit, on observe que la mesure devrait être de mise quelle que soit la tâche que l'on accomplit. Et c'est souvent en raison de l'exagération que les problèmes et les douleurs apparaissent. Il est important quelle que soit l'activité de tenter de faire un minimum attention à la façon dont on se baisse, dont on se penche en avant, et dont on porte les charges.

Le travail

Les autres origines mécaniques du mal de dos peuvent être liées au travail. La pénibilité du travail reste encore et toujours l'un des grands facteurs de mal de dos, le fait de porter de lourdes charges, de travailler dans des postures peu respectueuses de la colonne vertébrale, provoque très souvent sur le long terme des problèmes de dos. Les mouvements répétitifs de l'usine sollicitant toujours des postures similaires entraînent une usure prématurée du rachis et des articulations concernées.

Il faut cependant remarquer que l'ergonomie des postes de travail s'est considérablement améliorée avec l'intervention d'ergothérapeutes sur les lieux de travail. Ces ergothérapeutes travaillent souvent en réseau avec d'autres praticiens de santé, kinésithérapeutes, psychomotriciens et autres. Ils disposent d'outils pour diminuer les contraintes des postes de travail. La législation sur les conditions de travail a elle aussi réellement changé, avec beaucoup plus de prévention et de sécurité, ceci pour une amélioration de la qualité de l'environnement de la population des usines et de la grande distribution.

Les métiers du bâtiment soumettent le dos à très rude épreuve, le port de sacs de ciment, de plaques de plâtre, et d'agglos à mains nues sollicite la colonne vertébrale et le bassin de bien mauvaise manière. Le travail en équilibriste sur des échafaudages dans le froid, lors de la peinture de plafond ou de cages d'escalier, rend la vie du peintre en bâtiment elle aussi peu respectueuse de son architecture corporelle.

N'oublions pas non plus les autres métiers de l'artisanat : le carreleur agenouillé toute la journée ; l'installateur sanitaire, qui passe son temps vrillé ; le chauffagiste allongé sous une chaudière pour en vérifier le fonctionnement, etc. Tous les métiers d'entretien, de ménage sont des métiers contraignants et usants pour le rachis. Le métier d'éboueur sollicite lui aussi beaucoup le dos.

Le travail assis

Contrairement, à ce que l'on pourrait s'imaginer, le travail de bureau et la sédentarité qu'il implique n'ont pas solutionné les problèmes de dos, tant s'en faut. Pourtant, on pourrait croire qu'étant donné que ce travail ne demande pas une implication physique importante, il ne produise pas ou peu de problèmes de dos. Eh bien, que nenni, la position assise devant un ordinateur va créer différents types de problèmes de dos, des problèmes de cervicales par exemple. La position assise va aussi conditionner des douleurs lombaires, pour peu que l'on travaille les jambes croisées. Comme nous l'avons vu, la pression exercée sur le dos est supérieure lorsqu'on est assis que debout. Le corps humain n'est pas fait pour rester assis des heures durant, il n'est pas non plus fait pour emmagasiner du stress, stress qui va aussi se reporter sur les dorsales hautes, les trapèzes et les cervicales. La sédentarité ne permet pas non plus d'évacuer toutes les tensions que l'on accumule dans la journée. Le téléphone est lui aussi un ennemi des cervicales, car la position de la nuque est toujours penchée sur l'un ou l'autre côté.

Tous les métiers de la route, le métier de commercial, le métier de chauffeur poids lourds, le métier de taxi, tous ces métiers ou l'on effectue entre 50 000 et 100 000 kilomètres par an, ont une mauvaise influence sur le dos. La station assis cumulée aux microvibrations de la route créent une situation peu harmonieuse pour notre colonne vertébrale et les muscles qui l'entourent.

Par ailleurs, le travail du personnel hospitalier, bien qu'ayant été amélioré d'un point de vue mécanique grâce aux « lève-malades » et autre matériel, reste encore très contraignant pour le dos. Les ambulanciers, les pompiers aussi soumettent leurs dos à de rudes contraintes.

Il existe d'autres métiers dans le médical et le paramédical qui présentent des inconvénients pour le dos, le métier de chirurgien-dentiste en est un, la posture du dentiste assis ou debout toujours penché en avant pour inspecter et traiter les dents de ses patients, ceci plusieurs heures par jour, peut être un véritable problème pour le dos.

Le chirurgien va également lors d'opérations être obligé de tenir des postures peu confortables pendant parfois plusieurs heures, ce avec la pression de réussir son intervention.

Paradoxalement, le kinésithérapeute qui masse pour soulager ses patients souvent de maux de dos, va lui aussi adopter une posture peu physiologique, en se penchant sur sa table de soin, de façon à exercer une pression symétrique sur les deux côtés du dos de son patient.

Tous les métiers qui demandent une station debout prolongée sollicitent fortement le dos. Les personnes qui travaillent dans différents rayons ou accueils de magasins ou de banques demandent beaucoup à leur dos. Le métier de coiffeur est aussi un métier qui soumet le dos à d'importantes contraintes.

Les métiers d'assistante maternelle ou d'enseignante en petites classes provoquent des tensions pour porter les tout-petits et se baisser à la hauteur des plus grands.

Dans tous ces cas, il existe évidemment des techniques pour prévenir l'usure du dos, des façons de porter, de se tenir, de se baisser. Il existe des exercices ainsi que des étirements que l'on peut faire pour atténuer les effets négatifs du travail sur le dos, la pratique d'un sport qui respecte votre dos peut aussi être une idée. Nous vous donnerons des pistes pour prévenir ou améliorer votre dos une fois qu'il est abîmé dans les chapitres sur la prévention et la guérison.

Il est important de rappeler qu'avant tout un dos est fait pour fonctionner sans douleurs et ce que nous indiquons ici n'est pas quelque chose de systématique.

On peut pratiquer chacun de ces métiers, sans pour autant rencontrer un quelconque mal de dos.

L'hérédité n'est pas une fatalité

Y a-t-il un lien entre le mal de dos et notre génétique ? Dans une étude publiée en 1999 par « Arthritis and Rheumatism », les auteurs mettent en évidence le lien entre le mal de dos et l'hérédité. Ce travail, portant sur une population de jumeaux de sexe majoritairement féminin anglais et australiens, met en lumière que des gènes défectueux pourraient être la cause d'une forme de mal de dos. Il avance que l'hérédité de la dégénérescence des disques lombaires bas sort à 74 % et les disques cervicaux à 73 %. Les jumeaux souffrent des mêmes symptômes et ces symptômes concernent les mêmes disques intervertébraux. Les résultats ont été ajustés en fonction du poids, de l'activité et de la taille de chacun des jumeaux.

Les conclusions de cette recherche prouvent que certains problèmes de dos plus spécifiquement au niveau cervical et lombaire peuvent présenter un caractère héréditaire, mais les facteurs environnementaux jouent un rôle extrêmement important.

Cependant, cette étude ne parle que d'une partie de notre dos, à savoir les disques intervertébraux. Et les disques dans le panel des douleurs de dos ne sont que partiellement impliqués. Un grand nombre de douleurs de dos sont liées à des contractures et à de l'usure mécanique normale.

C'est pour cette raison qu'à mon sens l'hérédité joue un rôle relatif dans le mal de dos pris dans sa globalité. Il peut certes y avoir une hérédité génétique, mais l'hérédité « psychique » joue elle aussi un rôle, et il est trop fréquent d'entendre des patients vous dire, « ma mère et ma grand-mère ont eu mal au dos, donc j'aurais aussi mal au dos ». Il ne peut y avoir de certitudes, il est certain qu'il y a des terrains familiaux, des terreaux même, cependant il est aussi possible de se penser différent, de faire un pas de côté et de résister à la loi de la ressemblance.

Pour terminer, il existe une hérédité génétique, dont va sans doute dépendre la qualité de notre squelette, mais il y a une multitude d'autres facteurs qui vont faire la différence entre vous et vos ancêtres. Ne désespérez pas !

Posture et usure

Tous les gestes de la vie quotidienne sollicitent notre dos, c'est pour cette raison que l'usure se présente. En premier lieu, pour comprendre l'usure du rachis, il faut se pencher sur les déséquilibres de la posture. L'homme se présente d'un point de vue anatomique avec une géométrie dissymétrique. Il possède un système postural immature, car comme nous l'avons vu dans la première partie, l'homme a connu un redressement et une évolution très progressive. Ensuite l'utilisation que nous faisons du corps et de notre dos est elle aussi dissymétrique. Chaque personne est une individualité avec son capital dos, ses habitudes de vie, ses mouvements répétés, ses chutes, son stress, son sport pratiqué.

En fonction de tout cela, grâce à un mécanisme d'adaptation musculaire et articulaire extraordinaire, le corps va compenser en déplaçant quelque peu notre centre de gravité, en créant une tension sur un muscle du dos, en bloquant une vertèbre. Les stratégies d'équilibration peuvent vraiment varier d'une personne à une autre. Le pied, la colonne et l'œil compensent nos déséquilibres. Mais si ces déséquilibres ne sont pas correctement corrigés, après des années de perturbations quotidiennes plus ou moins asymétriques, la capacité compensatoire du dos en arrive à ses limites. C'est ce que l'on va appeler un dérèglement postural.

Lorsque cette situation perdure, cela va entraîner de l'usure car la pression qui est exercée sur les vertèbres et les disques va être plus importante, en raison des tensions musculaires, et des troubles de la statique qui vont induire une répartition déséquilibrée des charges sur chaque jambe. De ce fait, un certain nombre de segments de la colonne seront sursollicités et ainsi surexposés à de l'usure. Et l'usure occasionne comme nous l'avons vu précédemment de l'arthrose au niveau de segments de la colonne vertébrale, d'une hanche ou d'une épaule.

Malheureusement, il n'est pas possible de remplacer des pièces d'usure aussi facilement qu'on le ferait pour une voiture. Cependant l'on peut imaginer remplacer une hanche par une prothèse, installer une prothèse de disque voir une prothèse de vertèbre. Ce sont des opérations chirurgicales qui existent. L'intervention pour la pose d'une prothèse de hanche est extrêmement courante, les deux autres opérations le sont beaucoup moins, et demandent plus de précautions. Mais en vous remettant à des mains expertes, il n'existe que peu de risques. Nous connaissons un grand nombre de moyens pour prévenir l'usure du dos, et des techniques pour la soigner que nous verrons dans les chapitres suivants.

Ces kilos qui sont de trop !

Plus d'un milliard de personnes sont en surcharge pondérale à la surface du globe en 2012. La surcharge pondérale est la résultante du déséquilibre entre la consommation de calories et la dépense énergétique. Viennent s'ajouter à cela d'autres facteurs qui ne sont pas toujours aussi simples, le surpoids pouvant être lié à des dérèglements hormonaux, à un manque d'exercice ou à des problèmes psychiques. La surcharge pondérale va créer une contrainte importante sur le rachis et sur le dos.

En effet le poids, assez souvent localisé au niveau de la sangle abdominale, va avoir tendance à tirer sur le bas du dos. Par là même, les abdominaux du fait de ce surpoids vont perdre de leur tonicité et ne vont plus jouer leur rôle de maintien de la colonne vertébrale. Et de ce fait, la colonne vertébrale, les muscles du dos et surtout les lombaires vont compenser ce manque de force, les vertèbres du bas du dos et les disques vont immanquablement s'user prématurément. Si l'on va plus loin, le fait d'avoir du ventre va créer une cambrure au niveau lombaire qui va devoir être compensée par le haut des dorsales et les cervicales. C'est ainsi que la personne qui porte une surcharge pondérale conséquente est susceptible de souffrir des lombaires et des cervicales. Au niveau des articulations des hanches, la surcharge pondérale augmente la production de radicaux libres qui sont responsables du vieillissement prématuré des cellules, c'est aussi un facteur d'inflammation.

Pour les personnes dont le poids est harmonieusement réparti, elles vont tout de même souffrir du dos car la surcharge pondérale, si elle est conséquente, est dans tous les cas difficile à transporter du fait de la pesanteur. C'est à notre squelette et à notre dos qu'incombe cette charge, compte tenu de la posture qu'induit la surcharge pondérale, le ventre en avant. On va assister à une lordose au niveau lombaire.

Le tablier graisseux va tracter les vertèbres lombaires vers l'avant, en conséquence de quoi l'usure va se faire à l'endroit des articulaires postérieurs des vertèbres. Les sujets féminins en surpoids peuvent aussi avoir des poitrines conséquentes, et cela retentira de ce fait au niveau des dorsales supérieures et au niveau des trapèzes. On trouve dans ce cas dans la zone des trapèzes et des cervicales basses d'importantes tensions.

Sans se limiter au dos *stricto sensu*, les hanches vont elles aussi soutenir non sans mal et non sans douleurs l'édifice.

L'obésité

L'obésité est le stade avancé de la surcharge pondérale, avec des degrés de gravité différents, elle est reconnue comme maladie en 1997, et comme la pathologie non infectieuse la plus répandue dans le monde. Selon l'OMS, l'obésité a atteint les proportions d'une épidémie mondiale : 2,8 millions de personnes décèdent dans le monde de leur surpoids ou de leur obésité. Les enfants sont eux aussi touchés : on estime que 42 millions d'enfants sont en surpoids en 2010.

L'obésité est le véritable défit de santé publique du XXIe siècle. On constate aussi qu'elle se propage considérablement dans les pays en voie de développement. La consommation excessive de sucre est un des grands responsables de l'obésité dans le monde.

Dans les cas d'obésité, il n'y a nul doute qu'une usure prématurée du dos et des hanches est à prévoir. Le bassin et les hanches sont les piliers de la colonne, et la pression qu'entraîne la surcharge pondérale va créer une contrainte importante entre la tête fémorale et le cotyle.

Et si l'on continue le parcours vers le sol, on trouve les genoux qui eux aussi sont en proie à cette pression, ainsi que les pieds, qui peuvent se déformer sous l'influence du surpoids.

La situation dans laquelle mène la surcharge pondérale, et pire encore l'obésité, va donner lieu à des douleurs de dos, ces douleurs ne sont pas uniquement liées à de l'usure, mais aussi à tout un organisme asphyxié par le poids. Il est certain que l'exercice physique de la personne obèse est limité et de ce fait la perte de poids est compliquée, pour ne pas dire impossible.

Le sport oui, mais pas n'importe lequel, et pas n'importe comment !

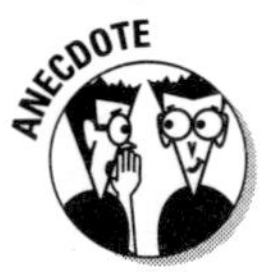

N'était-ce pas Winston Churchill qui, fumant un cigare, interrogé sur sa grande forme et sa bonne santé, répondit : « *No sport* » ?

Balivernes, il est très important de faire du sport, le sport est bénéfique pour le dos. C'est une source intarissable de bien-être, une sorte de fontaine de jouvence. Non seulement le sport produit des endorphines, qui stimulent notre vie de tous les jours, et nous protège de la dépression, mais en plus le sport est bon pour la santé, il a une action sur le rythme cardiaque. Il prévient un grand nombre de maladies, retarde les effets du vieillissement. La bonne pratique de sport doit être régulière, progressive et modérée. Et le sport est bénéfique pour notre squelette

Cependant, il peut être à l'origine de la lombalgie: on peut voir apparaître des lésions discales si l'on associe les deux composantes de mouvement flexion et inclinaison. Si l'on ajoute à cela de la rapidité, il y a de fortes chances que l'on fragilise les disques, et une hernie discale sur un disque sain peut apparaître. La colonne vertébrale et le système nerveux ont besoin d'un temps d'adaptation lorsque le corps est en mouvement pour répartir la pression sur l'ensemble du disque et pour coordonner l'ensemble des contractions musculaires.

Les sports asymétriques à limiter en cas de mal de dos

Force est de constater qu'un certain nombre de sports ne sont pas recommandés pour le dos, surtout pour un dos fragilisé. Les sports asymétriques par exemple, le tennis, le squash ou le badminton, ne sont pas des sports dangereux pour le dos, mais ils créent des déséquilibres dans les chaînes musculaires.

Si l'on prend l'exemple du tennis, si le joueur est droitier, il va développer les muscles de son bras droit de façon très importante. Par opposition, il va solliciter son appui dans sa jambe gauche, ce qui va muscler de façon asymétrique sa cuisse gauche.

Si l'on ajoute à cela la composante brutale du tennis, et l'hyperlordose du service, on obtient tous les ingrédients pour que ces déséquilibres musculaires entraînent des tensions articulaires et augmentent les risques de blessures. Pour parer à cette dissymétrie et à ces risques, il est important de pratiquer un autre sport qui soit, lui, symétrique, tel que la préparation physique ou la musculation. La natation est elle aussi vivement recommandée. Dans tous les cas, si l'on veut prévenir les problèmes de dos, il sera important de privilégier l'échauffement et les étirements, ce qui est une priorité pour tous les entraîneurs de sport en général. Il faut aussi relativiser, 50 % des joueurs de tennis avouent souffrir du dos, tandis qu'entre 80 et 85 % des sédentaires ont mal au dos.

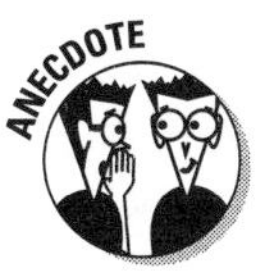

Un jour, j'ai eu l'occasion d'interroger un grand joueur de tennis français sur son parcours et, lors de cette conversation, il m'a avoué qu'il n'avait jamais souffert du dos pendant sa carrière.

Ce qui est à craindre ne provient pas des écoles d'apprentissage et des enseignements, mais la cible serait plutôt les « quadragénaires, quinquagénaires et sexagénaires » qui vont pratiquer le squash par exemple, une fois de temps en temps sans préparation et qui vont mettre en danger leur dos ou leurs articulations.

Le sport excessif et ses ombres

Si l'on a un dos fragilisé, quel que soit le sport que l'on va pratiquer, il est important de le pratiquer en plaçant notre conscience au niveau de notre dos, en composant avec nos faiblesses.

La mesure est sans nul doute l'un des principes les plus importants dans la pratique du sport. Il est évident que nous ne parlerons pas à cet endroit de la pratique du sport de haut niveau, ni de la compétition, bien qu'il y ait certains sports dont la pratique à titre professionel soumette le dos à d'importantes contraintes. La gymnastique rythmique et sportive (GRS) par exemple peut être traumatisante. Avec des postures en hyperextension, elle peut faire des dégâts sur un dos en pleine croissance et la gymnastique classique aussi. Cependant, les cadres dans lesquels se pratiquent les sports de haut niveau sont en général des cadres où l'on veille à la santé et à l'équilibre mécanique du sportif. On veille aussi à ce qu'il soit bien entouré d'un point de vue médical.

La pratique excessive de sport comporte certains inconvénients pour le dos et, comme son nom l'indique, elle est excessive. Tous les sports qui comportent des chocs, comme la course à pied, le triathlon, le VTT, sont à pratiquer avec modération. Les sports de combats et la musculation doivent aussi être pratiqués avec raison. En cabinet, trop de consultations sont liées à des personnes qui n'ont pas respecté leurs limites, qui se sont surestimées sans tenir compte de leur physiologie. Et c'est ainsi qu'apparaissent en premier lieux des tensions, puis des contractures, à un stade plus avancé des discopathies intervertébrales, voir des fractures de fatigue.

Pour conclure cette partie sur les « dangers » du sport qui pourraient être à l'origine de mal de dos ou de désordres vertébraux, il est bien clair que dans 95 % des cas cela correspond à une mauvaise pratique du sport.

Cependant, le sport amène beaucoup plus de bien-être qu'il ne crée de dysfonctionnement. Le sport réduit les douleurs chroniques du dos, il parvient à soulager certaines lésions de la colonne vertébrale, et on va jusqu'à lui conférer des vertus dans le traitement de certaines insuffisances discales.

Nous le verrons plus loin dans le détail, le sport est un véritable allié de la lutte contre le mal de dos.

LE SAVIEZ-VOUS ?

Les 24 heures du Mans

Les sports mécaniques soumettent aussi le dos à rude épreuve, que ce soit la course automobile ou la moto. Cependant dans les sports mécaniques de haut niveau, les pilotes sont pris en charge par un staff technique et médical, qui veille sur la préparation physique et la récupération après l'effort. C'est ainsi que lors de courses d'endurance, comme les 24 heures du Mans, les pilotes sont préparés en amont par un ostéopathe ou par un kinésithérapeute, qui veille à ce que la structure articulaire et surtout le dos soient en place et suffisamment détendus. Pendant la course à chaque fois que le pilote termine son relais dont la durée varie, il est pris en charge pour un massage de récupération, pour faire circuler les toxines au sein des muscles, afin d'empêcher l'accumulation des lactates, pour éviter courbatures et crampes. De plus, lors de sa préparation, le pilote de course pratique du sport, souvent de la musculation et du vélo, pour se préparer à l'effort que représente l'endurance. Il lui arrive aussi de passer plus d'une heure dans un sauna à 70 degrés pour s'habituer à la température de l'habitacle (surtout avant l'arrivée de la climatisation dans les voitures de courses). En effet la climatisation est désormais obligatoire. Auparavant la température de l'habitacle pouvait monter jusqu'à 60 degrés, ce qui était énorme, car passer deux heures à cette température, signifiait perdre 2 à 3 litres d'eau. Cependant malgré la régulation de la température autour de 30 degrés dans les voitures, les pilotes perdent toujours une quantité importante d'eau, malgré la réhydratation durant l'effort. Une solution de réhydratation est nécessaire au sortir de la voiture. Les muscles du dos les plus sollicités sont les muscles du cou, en raison de la force centrifuge : les pilotes dans les virages sont soumis aux fameux G, ce qui occasionne d'importantes contractures. Mais le bas du dos peut aussi être douloureux, car la rapidité avec laquelle les vitesses sont passées et la force avec laquelle le frein est écrasé, peut provoquer des contractures. Les pilotes sont en général aux nombres de trois pour des courses de 24 heures, ainsi le siège n'est pas toujours adapté à la morphologie de chacun des trois pilotes qui se partagent le volant de la voiture, il n'est pas rare que l'assise du siège les blesse aussi au niveau du bassin.

Sans parler des accidents après lesquels un marbre est nécessaire pour la voiture mais aussi pour le pilote. Cependant, s'il n'y a pas de sérieux impact, après un massage ou une séance d'ostéopathie tout est à nouveau en ordre de fonctionnement.

Voici dans cette partie les facteurs les plus communs de maux de dos, mais il existe d'autres facteurs de rachialgie moins courants, nous les aborderons dans la prochaine partie.

Les sports à « haute tension »

Il est des sports qui se révèlent dangereux pour un dos fragile, le parachutisme, le parapente, le freeride à ski, le motocross, tous ces sports qui peuvent occasionner des contacts violents avec le sol. Mais aussi les sports de contacts, la lutte, la boxe, le rugby, les arts martiaux karaté et judo.

En revanche, pour les personnes qui pratiquent ces sports, accompagnées d'une préparation et d'un gainage suffisants, les risques sont moindres.

Tout sport aussi violent soit-il, dont la préparation est intelligemment faite dans les règles de l'art, ne présente que peu de risques pour le dos.

ANECDOTE

Le triathlon longue distance

Encore appelée « Ironman », littéralement « homme de fer », cette discipline comprend trois sports : la natation, le vélo et la course à pied. Jusque-là aucune raison de s'alarmer. Mais lorsqu'on parle de distance, il s'agit d'un sport qui ne plaisante pas avec ses 3,8 km de natation, 180 km de cyclisme puis la distance d'un marathon 42,195 km. Ayant eu l'occasion de travailler dans l'assistance en tant qu'ostéopathe d'un triathlon longue distance, j'ai été extrêmement étonné de voir avec quelle capacité le corps des concurrents parvenait à assimiler cette charge de travail et d'effort. Il est évident que la préparation est énorme, que les corps, les articulations, et les dos sont soumis à d'intenses tensions, et la fatigue aidant, les blessures sont fréquentes. Cependant les athlètes professionnels sont sensibilisés à toutes techniques qui peuvent les aider, ils sont le plus souvent vigilants quant à leur préparation, leur récupération et leur alimentation. Mais une partie des athlètes sont amateurs et, bien que certains veillent à leur hygiène de vie, d'autres ne le font pas.

Parfois multitraumatisés le dos, les articulations et le système musculaire parviennent tout de même à arriver au bout de ce challenge, touchant parfois à l'expérience initiatique, et ce grâce au mental et aux endorphines (hormones sécrétées lors de l'effort) qui ont un rôle antidouleur. C'est à cet endroit que l'on se rend compte que la volonté est le moteur le plus extraordinaire qui soit, dans le sport comme d'ailleurs dans la maladie. Le corps est une machine extraordinaire et bénéficie de ressources insoupçonnées.

Chapitre 6

Et si cela venait d'ailleurs ?

Dans ce chapitre :

- Cela viendrait-il du ventre ? Du cœur ? Ou peut-être des reins ?
- Et si c'était le stress ?
- Le facteur psychosomatique
- Le « twist » de la hanche
- Qu'en disent les dents ?

Les origines du mal de dos, dont nous allons parler ici, sortent des schémas de pensée traditionnels. Ce chapitre vient avancer que des douleurs de dos peuvent venir de facteurs inattendus et éloignés. On peut rencontrer ce que l'on appelle des douleurs projetées. Ce sont des douleurs dont l'origine est ailleurs, mais qui ont un retentissement sur le dos. Le stress, ce mal des temps modernes peut être extrêmement impliqué dans les douleurs de dos. Les dysfonctionnements psycho-émotionnels peuvent aussi être susceptibles de jouer un rôle dans les déséquilibres du dos. Il existe des autres facteurs mécaniques réellement impliqués dans le mal de dos, la bascule de bassin par exemple, nous verrons comment un déséquilibre du bassin va obliger le dos à se mettre en quatre pour compenser cette bascule. Et en dernier lieu, nous verrons qu'un déséquilibre de l'articulation temporo-mandibulaire (ATM) peut avoir un retentissement sur les cervicales et sur l'ensemble de la posture.

De là ou d'ailleurs...

Le mal de dos « du ventre »

Il n'est pas très difficile de faire un lien entre notre dos et notre ventre, d'un point de vue mécanique dans un premier temps. Comme nous vous l'indiquions dans le chapitre précèdent, lorsque le tablier graisseux est très important, il a tendance à créer une hyperlordose lombaire, et à fragiliser l'arc postérieur des vertèbres. Cependant, c'est un exemple lié à un facteur mécanique bien précis.

En dehors de cet exemple, l'on peut voir des personnes souffrant de constipation chronique ou passagère se plaindre du bas du dos. En effet un intestin grêle paresseux va occasionner une ptose (descente ou position anormalement basse d'un organe). Cette ptose va, *via* le mésentère (large repli du péritoine reliant le grêle à la paroi postérieure), tracter la colonne lombaire vers l'avant et ainsi accentuer les tensions dans la zone lombaire.

Un dysfonctionnement de la vésicule biliaire peut projeter des douleurs, au sein de la fausse iliaque, dans le milieu ou dans le bas du dos, douleurs pouvant s'apparenter à la douleur d'un nerf pincé dans le dos.

Les reins peuvent aussi être responsables de douleurs de dos, ce qui est plus normal étant donné leur position rétro-périnéale (collée à la paroi du dos). Par exemple, des coliques néphrétiques (calculs), peuvent créer des douleurs de dos.

Une pancréatite (inflammation du pancréas) ou un cancer du pancréas peut aussi occasionner des douleurs de dos. Toute tumeur des surrénales, des reins, du foie, de l'intestin ou de l'estomac peut entraîner des douleurs lombaires.

Un cancer de la vessie va provoquer des douleurs sacro-iliaques.

Un infarctus donne des douleurs dans la poitrine, dans le bras gauche, dans la nuque et aussi parfois dans le haut du dos.

En dernier, l'ulcère de l'estomac provoque des douleurs dans le milieu du dos.

La prudence

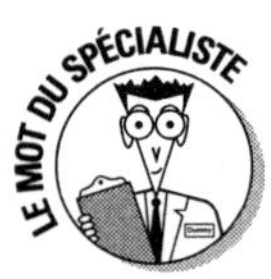

C'est ainsi qu'au milieu de tous ces problèmes qui peuvent provoquer des douleurs de dos, et qui ne prennent pas leur origine au sein même de la colonne vertébrale, un spécialiste du dos doit faire preuve de prudence, et avoir une attention toute particulière lors de l'interrogatoire et de l'examen. Il ne faut pas hésiter non plus à demander des examens complémentaires pour trouver l'origine exacte du mal de dos, lorsque celui-ci n'est pas clairement articulaire. En tant que patient, dans les cas où l'on pense l'origine du mal de dos suspecte, il faudra préférer des manipulations en douceur (ostéopathie en douceur), des massages (kinésithérapie), de l'acupuncture ou des médicaments, à des traitements en force.

Le stress ou le facteur majeur

Très vaste sujet que celui liant le stress au mal de dos. Il est indéniable que le stress est le facteur que l'on retrouve toujours impliqué dans les maux de dos. Si cela n'est pas dans les facteurs présents à l'origine, du mal de dos, le stress vient s'inscrire dans les facteurs déclencheurs. Agir sur le stress, c'est agir en amont du problème, nous le verrons au chapitre sur la prévention. De plus en plus de personnes souffrent de stress, bien avant de souffrir du dos. Alors que vingt ans en arrière on en parlait si peu, aujourd'hui, ce mot stress fait partie intégrante de notre vocabulaire courant. Il touche les enfants, les retraités, et surtout les actifs. Le stress est un facteur de risque de nombreuses pathologies et touche le dos. Il est qualifié comme étant une réponse de notre système nerveux aux agressions physiologiques et psychologiques : choc émotionnel, surmenage et conséquences de traumatismes physiques.

Le stress peut aussi être présent lors de l'annonce d'une nouvelle ou lors d'un événement positif. Les premiers signes peuvent se manifester par une augmentation du rythme cardiaque, une gorge serrée, une envie subite d'aller à la selle. Dans ces circonstances, le stress est évacué très rapidement. Dans les cas de stress sur le long terme, notre corps et notre cerveau vont compenser puis s'adapter à ce stress. Par exemple, les agressions du milieu ambiant sur le lieu de travail sont très fréquentes : le bruit, le téléphone, la pression quotidienne liée à la hiérarchie et à l'objectif de résultat. Et tout au bout de la chaîne des actionnaires qui attendent toujours plus, à cause de la loi du marché. Le stress nocif est le stress durable, celui qui crée une érosion. Il attaque progressivement, il use, il occasionne de la fatigue, puis il vous rend vulnérable. Le système immunitaire va baisser sa garde, parce que l'organisme puise dans ses ressources physiologiques. Le sommeil est atteint, la capacité de récupération aussi.

En parallèle de cet état général qui s'altère, on observe que tout le système ostéo-articulaire et en priorité le dos souffrent. Le stress va compenser par l'intermédiaire des muscles, tendons et ligaments. Il va se porter sur le diaphragme, puis va tirer au niveau du dos sur les piliers de ce diaphragme, et la tension va remonter le long des vertèbres dorsales, puis va venir contracter les trapèzes et les muscles du cou. On retrouve très souvent chez des patients stressés des maxillaires très tendus, voire bloqués. Comme si les personnes atteintes de stress serraient les dents. Il arrive que ces personnes se plaignent de bruxisme (grincement de dent), mais cela n'est pas toujours le cas. De façon générale on remarque à leur posture que les personnes sont stressées: des épaules en avant notamment, une tête qui paraît comme vissée entre les épaules.

On distingue une posture totalement antérieure, avec un appui du corps sur la face, sur le cadre colique, sur les branches ilio-pubiennes, et sur l'avant-pied. Cette posture n'est pas systématique, mais elle est fréquente. Une personne détendue et équilibrée devrait parvenir à être en appui dans ses talons, et ainsi en appui sur son squelette. Il faut préciser que chaque personne a une perception du stress qui est différente. Certaines personnes se sentent stressées et d'autres non, mais ce n'est pas pour autant qu'elles ne le sont pas. Dans tous les cas, le stress peut occasionner beaucoup de douleurs de dos, quand l'organisme est asphyxié par les tensions qui l'habitent. Le corps est dans ce cas comme un tambour, chaque fois qu'il est effleuré cela va engendrer un véritable roulement de tambour, signe des tensions musculaires et de l'hyper réactivité du système nerveux. C'est ce qui s'appelle être à fleur de peau.

JARGON

Le *burn out*

Un psychanalyste américain, Herbert J. Freudenberg, est à l'origine de ce terme « burn out », ceci littéralement traduit par « brûler vers l'extérieur ». Il s'agit d'un surmenage professionnel, fortement piloté par le stress. Les personnes atteintes de cette maladie vont s'effondrer progressivement, le stress, les tensions, les maux de tête, les douleurs musculaires, vont se cumuler les unes aux autres. Jusqu'au jour où, à force de tenter d'atteindre des objectifs inatteignables, à force de se penser infatigable et hyperrésistant, la personne plonge. Elle plonge souvent presque du jour au lendemain. Cependant le processus a mis des mois voire des années à compenser, garder à l'intérieur. Il existait bien quelques signes, des week-ends avec des maux de tête, et autres symptômes. Ce que l'on peut remarquer, c'est que la pression à laquelle sont soumises les personnes dont le burn out est avéré vient de l'extérieur mais aussi de l'intérieur. On observe des personnalités particulières, souvent avec une tendance « petit soldat » qui, sans se surestimer, vont faire preuve d'une grande exigence envers elles-mêmes, une incapacité à déléguer. Comme s'il s'agissait de quelque chose de programmé depuis longtemps, une sorte de bombe à retardement. Ce sont souvent des personnes anxieuses qui ne montrent *a priori* pas leurs faiblesses, elles prennent leur travail à cœur, voire de manière sacerdotale, mais plus le temps avance, plus l'échéance approche, plus l'anxiété, voire l'angoisse, transpire. Les symptômes sont nombreux et variés : fatigue, travail sans rendement, attitude désabusée, irritabilité, troubles du sommeil, maux de tête et maux de dos. Si les symptômes persistent, il est important de prendre cela en main. Il est nécessaire de voir un médecin généraliste, qui pourra diagnostiquer et conseiller un éventuel traitement médicamenteux, et orienter vers un psychiatre ou un psychologue selon la gravité du problème. Cependant, un travail sur le corps peut aussi amener beaucoup de bénéfices.

Mais l'adaptation n'a qu'un temps, il arrive un moment où cela n'est plus tolérable pour l'organisme, surtout si la pression continue à affluer, dans ces cas-là l'on voit apparaître le « bouquet final » : un effondrement. À force de stress, à force de tension le corps va décompenser. La décompensation va se traduire soit par un blocage mécanique important, qui peut être susceptible de clouer la personne au lit, soit par une dépression ou un *burn out.* Ceci arrivant dans les cas les plus extrêmes de stress.

Il existe fort heureusement – nous le verrons plus loin – un grand nombre de techniques pour éviter d'en arriver jusque-là.

Jésus et le mal de dos

Jésus est à l'origine d'une expression populaire qui est « chacun porte sa croix ». Cette expression prouve que depuis des siècles, on avait déjà conscience que certaines personnes portaient des choses lourdes au sens figuré.

Effectivement dans le cas des maladies ou des manifestations psychosomatiques, cette expression est tout à fait appropriée. Littéralement elle signifie que nous avons tous une hérédité, un nombre de choses à porter en fonction de notre itinéraire de vie. Cela peut aussi signifier que nous sommes tous responsables de notre chemin et que nous portons cela sur notre dos, mais revenons sur terre.

Le mécanisme psychosomatique qui va se porter sur le dos a quelque peu la même signification. Nous allons vivre différentes situations de la vie de tous les jours que notre cerveau et notre système émotionnel ne parviennent pas à gérer. Elles sont soit trop violentes ou trop difficiles à assumer, soit le cerveau a déjà trop de contraintes à prendre en compte. Et tout à coup vient s'ajouter l'événement déclencheur de ce que nous allons appeler la lésion. Cette réaction va se répandre sur l'une ou l'autre des faiblesses du corps.

Le système neurovégétatif (système nerveux autonome) est en étroit lien avec le ventre, le dos, la peau et le système cardio-vasculaire. Lorsque le cerveau choisit le dos, cette expression populaire prend tout son sens, car c'est le dos qui va porter quelque chose de psychiquement indigeste ou lourd, ce qui pourrait vouloir dire que l'émotion passe systématiquement par le corps, soit elle est une manifestation spontanée et passagère, soit elle vient se cristalliser et, dans ce cas, il sera nécessaire de la traiter pour qu'elle disparaisse. Évoquons une émotion qui nous a tous traversés : tout le monde se souvient de l'endroit auquel il se trouvait lorsqu'il a appris que les tours jumelles de Manhattan avaient été attaquées.

Après avoir été le sujet des médecines dites « complémentaires », la médecine classique s'intéresse aujourd'hui au phénomène de manifestation psychosomatique. Ce mécanisme, parce qu'il s'agit bien d'un mécanisme qui touche plusieurs parties du corps, on lui accorde une influence sur la peau (eczéma, prurit, psoriasis) sur le système cardio-vasculaire (l'hypertension artérielle), sur le ventre (colopathie fonctionnelle) et enfin sur le dos. Lorsque le cerveau vit une situation difficile, il va avoir tendance à se décharger sur le corps *via* le système hormonal et le système nerveux. L'endroit où apparaît la somatisation est un lieu fragilisé au préalable.

Les maladies psychosomatiques sont des maladies. Il est intéressant de voir de grands hommes consulter des psychiatres, psychologues, psychanalystes, lorsqu'ils ont rencontré des problèmes psychologiques qui étaient catalysés par le corps.

Le cas Fillon

Lorsqu'il est Premier ministre du gouvernement français, François Fillon traverse une période extrêmement difficile, avec de multiples tensions au sens propre comme au sens figuré. En Juillet 2008, il doit se désister pour le défilé du 14 Juillet et de la garden-party de l'Élysée. Il a déclenché un épisode lombosciatalgique aigu qui l'oblige à marcher avec une béquille, à porter un corset et à faire une séance de kinésithérapie quotidienne pendant plusieurs semaines. L'usure liée à la fonction, la fatigue et le stress ont sans doute un rapport avec cet épisode. Il est difficile de ne pas faire de lien dans ce cas-là entre une pression extrêmement importante et l'apparition de ce mal de dos. On lira à ce moment-là dans la presse que Monsieur Fillon « en a plein le dos ».

Un bassin en vrille

Il est très fréquent de rencontrer des patients qui ont un bassin asymétrique, c'est-à-dire qu'une des deux hanches est bloquée en avant, c'est ce que l'on appelle une bascule pelvienne. Ce n'est pas systématique mais cette bascule de hanche est à l'origine de bon nombre de maux de dos. Au cours de notre quotidien, le corps subit différentes agressions extérieures, liées nous l'avons vu au stress, liées à la posture, au fait de porter, aux gestes asymétriques effectués de manière répétitive, et aux chutes. Viennent s'ajouter à cela la croissance qui ne s'est pas toujours effectuée de façon équilibrée de chaque côté de la colonne vertébrale et le fait d'être droitier ou gaucher, ce qui va aussi entraîner une sollicitation plus importante d'un des côtés de notre dos.

Il est ainsi clair que l'idée selon laquelle l'homme est par essence équilibré dans son corps et dans sa tête n'est qu'une image sainte.

L'homme grandit, avec ses contraintes, ses difficultés, et de ce fait son squelette s'adapte aux tensions musculaires, ligamentaires, tendineuses, et viscérales. Toutes ces contraintes vont influer sur l'équilibre de notre dos, la bascule de bassin crée une hyperlordose et des tensions qui vont petit à petit créer des blocages, puis des douleurs. Le fait que la hanche soit bloquée va pousser le dos à compenser. Comme le bassin perd de sa mobilité, le dos va être sursollicité du côté où la hanche est bloquée. L'endroit qui va vraiment prendre le relais est le segment L4-L5, L5-S1. Chez des personnes souffrant de lombalgies chroniques, voire de hernie discale sur ces vertèbres-là, il est très fréquent de trouver une hanche bloquée du côté où la lombalgie ou la sciatalgie se fait le plus sentir. Et du côté opposé, il est très fréquent aussi de trouver un blocage à l'endroit des sacro-iliaques.

C'est en quelque sorte tout le côté duquel la hanche est bloquée qui va se mettre en tension. On va trouver des tensions à la hauteur des dorsales, des cervicales. Le genou du côté de la hanche verrouillée va lui aussi servir de point d'appui et va compenser, et l'appui dans le pied se fera au niveau de l'avant-pied. Suite à cela toute une mécanique se dérègle, la quasi-totalité des muscles du dos va se mettre en tension, ceci parce que nous sommes soumis à la pesanteur.

Une autre conséquence : certaines personnes ont une « jambe plus courte que l'autre », cette différence de longueur pouvant aller de quelques millimètres à 1 ou 2 centimètres. Il existe de vraies « jambes plus courtes », cependant dans bien des cas il s'agit là simplement d'une bascule de bassin. Dans les autres cas, effectivement cela peut être une jambe dont la longueur est plus courte que l'autre. La jambe plus courte peut être compensée par des semelles orthopédiques par exemple. Quand il s'agit d'une bascule pelvienne, un traitement orthopédique peut aussi être indiqué, mais avant toute chose il est essentiel de remettre le bassin dans son axe. Ceci se réalise en rééquilibrant le bassin, plusieurs techniques structurelles (l'ostéopathie, la rééducation posturale) peuvent permettre cela. Elles seront évoquées plus loin.

Une hanche ne se bloque pas d'un jour à l'autre, et les maux de dos qui accompagnent une bascule de bassin ne sont pas toujours immédiats. D'ailleurs il se peut même qu'elle passe inaperçue pendant longtemps. En effet les compensations peuvent mettre du temps à créer des douleurs. Les personnes concernées n'ont pas mal à la hanche comme on pourrait le penser. Mais un jour ou l'autre, ce déséquilibre entraînera des maux de dos. Une hanche basculée est l'une des clefs de voûte du mal de dos, car les deux hanches sont les piliers du rachis.

L'occlusion, késaco ?

L'occlusion dentaire est la façon dont les dents du haut viennent se poser sur les dents du bas, c'est la position de la mâchoire au repos. La précision avec laquelle cela se passe est millimétrique, on doit la qualité de cette occlusion à notre verticalité. La deuxième vertèbre cervicale est reliée neurologiquement au cerveau, elle est dépendante de l'occlusion. Des arcades dentaires équilibrées créent une stabilisation de l'édifice crânien, ce qui assure un bon positionnement des cervicales, de la colonne vertébrale du bassin et des membres inférieurs comme le dit Agnès Legras dans son livre *Mordre dans la vie* (Éditions Les 2 Encres, 2011). Elle dit aussi que la dent est l'organe le plus dur du corps et que chaque défaut à ce niveau peut demander une adaptation articulaire des muscles du cou, de la face, des épaules et du reste de la structure.

Beaucoup de personnes souffrent de rachialgies et parfois on en cherche la cause au mauvais endroit. Il arrive qu'un problème d'occlusion soit à l'origine d'un déséquilibre de la colonne vertébrale et ainsi de douleurs de dos. Il existe en posturologie un alignement entre l'articulation de la mâchoire, l'articulation des épaules, l'articulation du bassin, et les pieds. Si l'on modifie l'un de ces équilibres, on constate une répercussion sur l'ensemble du corps et *a fortiori* sur le dos.

Une étude consistant à placer une talonnette sous l'un des pieds du patient permet de mettre en évidence ce raisonnement. On observe que le côté corrigé par la talonnette va montrer un bassin ascensionné de ce même côté, une épaule plus haute et un déséquilibre de l'occlusion. À l'inverse si l'on place ne serait-ce qu'une fine cale entre la mâchoire du haut et la mâchoire du bas, au niveau des molaires, on distingue aussi un décalage de bassin et l'ensemble du corps se met en compensation.

Dans une position normale, les dents du haut et celles du bas viennent s'engrener les unes dans les autres, elles se calent quand les dents sont serrées. Lorsque les dents se sont usées, la position de la mâchoire inférieure est perturbée et ainsi peut entraîner des symptômes divers et variés, allant de maux de tête, de douleurs cervicales, de maux de dos, jusqu'à des vertiges et des bourdonnements d'oreille.

Cependant, il existe aussi des personnes dont l'occlusion est tout à fait mauvaise et qui ne présentent pas de symptômes.

La technique imparable des sportifs

C'est ainsi qu'un certain nombre de sportifs ont recours à des traitements dentaires, qui vont dans un premier temps améliorer leur posture, dans un deuxième temps supprimer leurs douleurs et dans un troisième temps améliorer leurs performances.

Ce fut le cas de Cristiano Ronaldo ou de Tiger Woods, qui tous les deux ont eu recours à une gouttière pour mettre leurs dents dans une position physiologique et ainsi être dans une posture équilibrée. Une gouttière est un objet que l'on place entre la mâchoire du haut et la mâchoire du bas, qui permet de rééquilibrer la façon dont nos dents se positionnent les unes sur les autres. Elle permet aux sportifs d'avoir de meilleurs appuis et de se mobiliser à 200 %, et ainsi d'augmenter leur puissance musculaire et d'éviter les blessures. En effet, comme nous l'avons vu dans le passage sur le déséquilibre du bassin, une posture dysfonctionnelle est toujours à un moment ou à un autre dommageable pour le dos. Carl Lewis est lui aussi un très bon exemple, lorsqu'il a corrigé son déséquilibre occlusal, il a fait considérablement évoluer ses chronomètres.

Les gouttières peuvent aussi être une solution pour les personnes qui souffrent de bruxisme (grincements de dents) ou pour toute personne qui serre les dents.

Un problème occlusal crée des tensions au sein des muscles du cou, de la nuque, puis du dos. Une gouttière permet d'atténuer ces tensions en répartissant mieux la pression sur l'ensemble des dents. C'est le travail du dentiste ou de l'occlusodontiste, qui proposera une gouttière sur mesure, que le patient pourra porter la nuit ou lorsqu'il fait du sport.

En conclusion, l'équilibre du corps dépend vraiment de l'équilibre de la mâchoire et inversement l'équilibre de la mâchoire dépend vraiment de l'équilibre du corps.

À RETENIR

De la tendinite à la sciatique

J'ai eu l'occasion de soigner des sportifs de haut niveau dont des nageurs, sélectionnés en équipe de France, certains médaillés au championnat du monde ou champions olympiques. Il m'est arrivé d'être confronté à des problèmes de tendinite de l'épaule. Lorsqu'une tendinite dure trop longtemps, nous avons pour habitude d'envoyer le nageur chez le dentiste pour effectuer un panoramique dentaire, afin de vérifier l'absence de foyer infectieux sous une dent, car un problème d'abcès dentaire, sans être pour autant identifié ou douloureux, peut engendrer des tendinites. Je me souviens aussi d'un coureur de fond qui souffrait d'une sciatalgie persistante à tous les traitements, qui n'était due qu'à une carie mal soignée. Lorsque la carie a été soignée, la sciatalgie a disparu. Les grands clubs de foot européens font presque systématiquement passer un examen dentaire aux joueurs qu'ils achètent, car une mauvaise dentition peut être source de problèmes musculo-squelettiques.

Chapitre 7

La femme enceinte, les bébés, les enfants, et le mal de dos

Dans ce chapitre :

- Pourquoi la femme enceinte a-t-elle mal au dos ?
- Quelles solutions pour diminuer les douleurs ?
- De précieux exercices pour aller mieux
- Un allié pour la nuit
- Pourquoi les enfants ont-ils mal au dos ?

Le mal de dos est un réel problème pour une femme enceinte, pour la bonne et simple raison qu'elle ne peut avoir accès qu'à des antalgiques de faible dosage. Il existe cependant des solutions thérapeutiques, nous verrons quelles sont ces techniques susceptibles d'atténuer voire d'éliminer le mal de dos. Puis, nous disséquerons les raisons des douleurs de dos chez la femme enceinte. Enfin, nous dirons quels exercices peuvent soulager les futures mamans, et quelles sont les astuces pour mieux dormir.

Si une femme enceinte qui souffre du dos est une urgence thérapeutique, un enfant l'est tout autant. L'enfant a différentes raisons de souffrir du dos. D'une part, il y a la croissance qui peut occasionner différents troubles posturaux et, d'autre part, il y a les chutes qui peuvent créer des tensions. Le port du sac d'école est identifié comme l'un des principaux facteurs de douleurs et de déformation chez l'enfant. Nous verrons en dernier lieu quelles solutions l'on peut proposer à des enfants qui ont mal au dos.

La femme enceinte

Pourquoi cette douleur ?

Les maux de dos font partie avec les nausées des difficultés que l'on peut rencontrer lors d'une grossesse. En ce qui concerne notre sujet, le dos, les raisons pour lesquelles la femme enceinte souffre sont premièrement liées à l'imprégnation hormonale. Cette manifestation hormonale provoque un relâchement des muscles ligaments et tendons du bassin pour permettre l'ouverture du bassin lors de l'accouchement. Toute la ceinture lombo-pelvienne se relâche ce qui signifie dans le même temps que les muscles qui maintiennent le bas du dos ne vont plus correctement remplir leur rôle. Si l'on ajoute à cela l'augmentation du poids et du volume de l'utérus, son déplacement vers l'avant, on obtient un glissement du centre de gravité vers l'avant. Cette posture oblige le dos à compenser par une hyperlordose (cambrure exagérée du rachis au niveau lombaire). Les douleurs débutent souvent vers le cinquième mois, moment où le ventre commence à s'arrondir.

Ces deux causes hormonales et mécaniques sont à la base des douleurs de dos, qui se caractérisent en général par des douleurs lombaires ou sacro-iliaques. Si celles-ci sont importantes, elles peuvent à quelques étages plus haut être accompagnées d'une pointe douloureuse au niveau des vertèbres dorsales. Dans la grande majorité des cas, les douleurs se présentent dans ces zones-là, mais il peut arriver que certaines douleurs se présentent au niveau de la symphyse pubienne, ou du pli inguinal.

Un sauveur

Nous vous le disions, à part le paracétamol et éventuellement la codéine en début de grossesse, les médicaments ne sont pas conseillés pour vous. Que vous reste-t-il alors ? Souffrir en silence ? Bien sûr que non.

D'un point de vue préventif, il y a quelques petites choses qui peuvent être envisagées, surtout si vous savez que vous avez un dos fragile. Le premier point est de veiller à ne pas exagérer avec l'alimentation. Une grossesse pouvant être le théâtre de tous les scénarios, les hormones jouant un rôle très important, une prise de poids raisonnée est réellement un atout pour votre dos. Cependant on ne peut pas toujours être maître de cela, et il ne faut pas pour autant tenter de faire un régime, il s'agit juste de ne pas exagérer.

La deuxième chose est de pratiquer une activité physique, la natation, le yoga, une gymnastique douce ou du Pilates. Là aussi prudence, si vous avez une grossesse qui est un peu difficile avec un bébé bas assez tôt, le sport ne vous sera pas recommandé.

Veiller à ces deux points permet de mettre toutes les chances de votre côté, car on estime à 40-45 % le nombre de femmes enceintes qui souffrent du dos. Pendant la grossesse, si le dos est sensible, un conseil : mieux vaut oublier les talons hauts.

Il existe un certain nombre de thérapies qui peuvent s'avérer efficaces dans le traitement du mal de dos de la femme enceinte, cependant certains maux de dos peuvent être récalcitrants.

L'acupuncture peut être un sérieux allié. L'acupuncteur va stimuler certains points qui vont détendre les articulations lombaires et sacrées et les muscles. Sylvie Godon Hardy parlera de l'acupuncture au chapitre 18.

L'ostéopathie a aussi une place de choix dans le traitement du dos de la femme enceinte. Il va agir sur une détente du bassin, des muscles, tendons, ligaments du bas du dos et du périnée. Toutes ces techniques s'effectuant vraiment en douceur.

La kinésithérapie a elle aussi une certaine efficacité. Par le biais du massage, le kinésithérapeute peut détendre les muscles du dos de la patiente. Par ailleurs, les massages et un travail de détente préparent à l'accouchement.

L'aptonomie est une méthode mise au point par le Dr Frans Veldman. Elle consiste à entrer en contact avec le bébé pendant la vie intra-utérine. Pratiquée par un certain nombre de sages-femmes et de médecins, elle permet par le toucher et par la parole à la maman et au papa de communiquer avec le bébé. Cet échange prénatal aide aussi la maman à se détendre, à apprivoiser sa grossesse et à éliminer certaines des tensions du bas du dos et du bas-ventre.

Il est certain que pour une femme enceinte qui souffre du dos, l'avancement de la grossesse et l'échéance de l'accouchement représentent un stress, étant d'ores et déjà dans une souffrance quotidienne. Le rôle du thérapeute qui prend en charge la femme enceinte en souffrance est aussi un rôle d'écoute et d'accompagnement. La femme enceinte peut avoir recours aux conseils d'une sage-femme, pour la préparation à l'accouchement cela peut s'avérer très précieux et les mouvements que la sage-femme peut lui indiquer sont aussi très précieux pour épargner voire soulager le dos.

Le travail de ballon peut être un atout lorsqu'on souffre enceinte de mal de dos.

Il existe ainsi plusieurs issues aux douleurs de dos de la femme enceinte, il suffit d'accepter de se faire aider et de trouver les bonnes adresses.

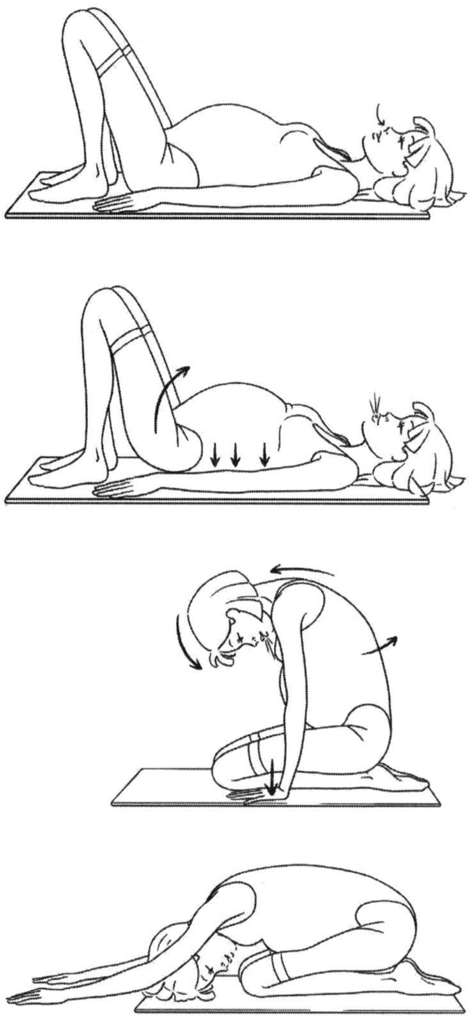

Figure 7-1 : Quelques exercices fondamentaux

Comment optimiser votre nuit

Voici quelques petits conseils pour la nuit, outre le fait que les trois premiers mois de grossesse peuvent provoquer, en raison du système hormonal, un grand besoin de dormir. À partir du quatrième, cela paraît oublié et une vie normale reprend généralement le dessus. Puis à partir du cinquième mois, si un mal de dos se fait sentir, les positions antalgiques pour dormir commencent à être difficiles à trouver, en plus de cela le bébé commence à bouger, et lorsque vous vous couchez sur le côté le poids du ventre va tirer sur le dos la nuit aussi. Avant d'aller se coucher, prendre un bain ou une douche chaude permet de relâcher les muscles. À partir de la fin du sixième mois, le sommeil peut être perturbé. Entre les tensions du dos et celles du ventre, il est préférable de se coucher sur le côté et sur le côté gauche de préférence pour ne pas comprimer la vascularisation de l'utérus qui se fait du côté droit. Un coussin d'allaitement peut à ce moment là être le bienvenu pour caler le ventre; on le met entre les jambes. Même s'il apparaît comme un intrus dans le lit aux yeux de votre compagnon ou mari, il devient rapidement indispensable, car il permet d'éviter les tensions dans le ventre et au niveau des reins.

Il faut boire suffisamment d'eau pour éviter les crampes nocturnes plus présentes en fin de grossesse. Bien sûr, il faut garder à l'esprit que la contenance de votre vessie est limitée et que s'il est nécessaire de se lever dix fois dans la nuit, ce n'est pas idéal.

Enfin quelques exercices de stretching ou quelques étirements sont eux aussi les bienvenus pour étirer le bas du dos, avant de dormir. Et pourquoi ne pas les accompagner de respirations profondes pour obtenir en plus un relâchement neurovégétatif ?

Et après l'accouchement : la gymnastique abdominale hypopressive

La méthode hypopressive est une technique inventée par le docteur Marcel Caufriez. Elle est au départ conçue pour la prévention post-partum (forme de rééducation périnéale), et le traitement complémentaire de l'incontinence urinaire. Des études ont prouvé l'effet qu'elle pouvait avoir sur de nombreuses pathologies fonctionnelles. Elle permet, par des exercices posturaux et un travail de respiration, de travailler les muscles du périnée et ceux de la sangle abdominale. Ces muscles ont une influence extrêmement importante sur le bas du dos, et permettront à la femme qui vient d'accoucher de retrouver de la musculature et ainsi une tenue de son dos, ce qui lui sera d'une grande utilité pour porter son bébé et réintégrer progressivement une posture et une musculature correcte. La gymnastique abdominale hypopressive est enseignée par des sages-femmes ou des kinésithérapeutes.

Les bébés

Les bébés ne souffrent pas à proprement parler de maux de dos, cependant il peut arriver qu'en raison d'une posture longtemps conservée dans le ventre, ils puissent avoir des tensions au niveau des chaînes musculaires du dos.

Ces tensions ne sont pas douloureuses, mais elles ne sont pas confortables. À quoi cela peut-il être lié ?

- À un manque de place dans l'utérus, de ce fait une difficulté à bouger. Parfois le crâne du bébé est obligé de rester tout le temps dans la même position.
- À une position basse observée très tôt durant la grossesse, et ainsi un crâne qui sans être déjà engagé se trouve parfois bloqué, avec le reste du corps qui peut, lui, bouger. Ce sont dans ce cas les vertèbres cervicales qui sont impactées.
- Ces tensions peuvent être en lien avec un circulaire, autrement dit un cordon ombilical autour du cou, que l'on peut retrouver jusqu'à trois fois tourné autour du cou. Le cordon va dans ce cas empêcher le bébé de bouger correctement car il pourrait s'étrangler.

Cela concerne le bébé pendant la vie fœtale. Rassurez-vous, les tensions que peuvent provoquer ces différentes postures ne sont pas dramatiques du tout.

On distingue aussi des tensions liées à l'accouchement. En effet, certaines conditions de l'accouchement peuvent provoquer des problèmes cervicaux. On va voir des tensions liées par exemple à l'utilisation de forceps ou de ventouses lors de l'accouchement. Parfois le bébé est difficile à expulser, parce qu'il se présente mal par exemple en occipito-sacré, et de cette manière il peut être quelque peu bloqué. C'est pour cette raison que la sage-femme ou le gynécologue vont devoir parfois appuyer sur le ventre ou encore utiliser des forceps ou une ventouse pour faciliter l'expulsion.

Ce n'est pas forcément traumatisant, mais un accouchement traditionnel est à lui seul une épreuve importante pour le bébé. Si on y ajoute des difficultés, cela peut engendrer quelques tensions qui vont conditionner un schéma postural du bébé lors des premiers mois de sa vie. On peut observer des bébés qui, lorsqu'on les met sur le dos, prennent la forme d'une virgule, car ils ont des tensions d'un côté de la colonne vertébrale.

Ce que l'on observe aussi assez souvent c'est ce que l'on appelle une plagiocéphalie. Il s'agit d'un aplatissement d'un côté du crâne à l'arrière. Ce problème est en lien avec des tensions cervicales. Le bébé a plus de facilités à mettre sa tête d'un côté que de l'autre, ainsi avec le temps le crâne va s'aplatir d'un côté. En général, on s'en rend assez vite compte.

Il existe des solutions pour éviter cela, il faut tout faire pour stimuler le bébé du côté opposé à son blocage. Vous pouvez par exemple vous installer du côté droit s'il a la tête à gauche lorsque vous le changez. Veillez à ce que la source de lumière dans sa chambre soit elle aussi du côté opposé, que ce soit une lampe ou la fenêtre. S'il est allaité, veillez à le mettre dans une bonne position ; idem pour le biberon, changez de bras, ne le mettez pas toujours du même côté. L'ostéopathie est aussi une très bonne technique qui, en douceur, peut aider le bébé. La physiothérapie peut aussi améliorer les tensions de la nuque du bébé. Enfin, le massage de la maman peut également aider le bébé à se détendre.

Un lit révolutionnaire pour bébé : le Bibed

Après avoir fait dormir les bébés sur le ventre, depuis une quinzaine d'années on recommande le couchage des bébés sur le dos. C'est une position qui leur confère la plus grande sécurité. Cependant nombre d'entre eux peuvent ressentir des désagréments et des douleurs lorsqu'ils restent exclusivement dans cette position, pendant une longue période. En effet la position à plat sur le dos n'est pas idéale pour des bébés qui ont passé plusieurs mois dans le ventre de la mère en position fœtale. Contrairement aux adultes qui changent de position plusieurs fois au cours de la nuit, les bébés eux ne peuvent pas dans les premiers mois se tourner et ainsi évacuer leurs tensions musculaires. Ces bébés risquent de pleurer plus souvent et plus facilement lors de l'endormissement et subir de nombreux micro-éveils.

Par ailleurs, depuis l'adoption de ce mode de couchage, il a été constaté une augmentation très significative des déformations de l'arrière crâne dont la régression n'est pas forcément naturelle. Pour prévenir, éliminer ces inconvénients et apporter de meilleures conditions de vie aux bébés, un ostéopathe, Alain Gauthier, a conçu un couchage utilisable dès la naissance, le Bibed. Ce lit a obtenu la médaille d'or du concours Lépine en 2010.

De par ses formes et les matériaux utilisés, le Bibed jette les bases d'un nouveau standard de couchage adapté aux bébés couchés en position sur le dos.

Les enfants et le mal de dos

Le principe de prévention

Mettre l'accent sur la prévention du mal de dos chez les enfants est capital : il est toujours mieux d'agir avant que les dégâts ne soient faits. Il est important de veiller à ce que les enfants se tiennent bien. La mémoire rappelle qu'enfant l'on entendait le fameux : « Tiens-toi droit ! » ou encore lorsqu'on était avachi sur un pupitre à l'école « Redresse-toi ! ». L'impératif de ces conseils pouvait paraître percutant, cependant ce sont durant les années de primaire et de collège que les premiers déséquilibres du dos se mettent en place. Tant que c'est au stade du déséquilibre, l'enfant ne s'en plaint pas.

Il peut arriver que des enfants se plaignent du dos, cela correspond souvent à des douleurs musculaires et articulaires liées à la croissance. Ces douleurs peuvent apparaître, au niveau du dos mais aussi au niveau des genoux.

La deuxième chose à laquelle il faut veiller est le port du sac, c'est un sujet courant, cependant l'on croise encore trop d'enfants avec d'énormes sacs sur le dos. Il faudrait éviter le port du sac sur une seule épaule, l'asymétrie de la charge, répétée à chaque intercours plusieurs fois par jours, crée des tensions dorsales et peut favoriser des problèmes de dos. Le cartable porté à la main n'est pas beaucoup mieux non plus. Il est aujourd'hui possible de trouver des cartables à roulettes, mais la mode ou l'habitude du sac sur le dos l'emporte souvent sur la prévention du mal de dos.

La période la plus délicate est le début du collège, autour des 12 ou 13 ans. C'est en plus le moment où les poussées de croissance sont les plus fortes. Heureusement, certains collèges s'équipent de casiers qui permettent de laisser des livres sur place, afin de pouvoir à la mi-journée permuter les affaires du matin et celles de l'après-midi.

En conclusion, moins le cartable sera lourd et mieux ce sera pour le dos des enfants et autres adolescents. La présence de plus en plus importante d'ordinateurs dans les salles de classe et le développement des tablettes qui va petit à petit se vulgariser, laisse présager qu'un jour les sacs s'allègent de façon définitive.

Si l'on s'intéresse au matériel que l'on trouve dans les écoles, que ce soit les chaises en bois, ou les bureaux, on peut se rendre compte que l'ergonomie n'a jamais été une priorité pour l'éducation nationale. On trouve souvent de longs pupitres sur lesquels les enfants sont à demi allongés, avec des chaises en bois, ni très ergonomiques ni très confortables. Si l'on imagine que la scolarité va durer entre dix et vingt années pour certains, cela laisse le temps de prendre de mauvaises postures. Car plus tard les amphithéâtres universitaires n'ont rien à envier aux chaises des jeunes enfants.

On pourrait imaginer du matériel différent, des chaises plus ergonomiques avec un réglage qui s'adapterait facilement à la morphologie de chacun, sans que cela soit pour autant des chaises extrêmement sophistiquées. Et, dans l'idéal, un bureau inclinable à souhait, adaptable à la lecture ou à l'écriture, un bureau inspiré des tables de dessinateurs. Mais ceci serait possible dans un monde idéal et représenterait sans doute un budget colossal. Cependant, le jeu en vaudrait sans doute la chandelle.

En dernier lieu en matière de prévention, il faudrait veiller à ce que les enfants ne croisent pas les jambes en permanence. Croiser les jambes oblige le bassin puis la colonne à se vriller pour compenser le déséquilibre dans lequel cela met notre corps.

Mozart et le mal de dos

La musique présente elle aussi beaucoup d'avantages pour le dos et l'équilibre de l'enfant. En premier lieu, on trouve la pratique du chant, qui apprend à se tenir droit et à respirer. Il permet d'apprendre à relâcher le plexus et à trouver un centre en soi. Le chant chez l'enfant, comme chez l'adulte, est vecteur de relâchement musculaire et de détente, ce qui est une très bonne chose pour le dos.

Vient ensuite le piano, qui apprend à se tenir droit, à coordonner les deux mains, ce qui présente un excellent travail pour le cerveau.

La pratique de la plupart des instruments à un impact positif sur l'ensemble du corps et, si ce n'est la pratique elle-même, ce sera l'effet que la musique aura sur le corps et sur l'ensemble de la structure.

Il existe cependant certains instruments dont l'exercice asymétrique peut créer des tensions musculaires dans la nuque, ou dans le haut du dos. On trouvera la flûte traversière, le violon et la harpe. Une pratique intensive entraîne des tensions cervicales. Il suffit pour contrebalancer cela de pratiquer un sport ou une activité qui vienne détendre ces muscles.

Un enfant, ça tombe !

On ne peut parler d'enfants sans parler de chutes. Et oui, contrairement aux rêves de toutes les mamans, les enfants ne sont pas enrubannés de caoutchouc antichoc. Les enfants tombent, petits, souvent, surtout lors de l'apprentissage de la marche, mais entre 1 an et 4 ans les enfants chutent sans se faire mal, la plupart du temps. Très jeune, l'enfant bénéficie d'une grande souplesse. Après cet âge, l'enfant aguerri va prendre plus de risques, et de ce fait se mettre davantage en danger, par rapport à d'éventuelles chutes ou accidents, mais dans la plupart des cas aucune séquelle ne persiste.

Selon les manuels de médecine, la traumatologie est la première cause d'hospitalisation chez l'enfant. Les os sont plus fragiles chez l'enfant, car plus chargés en eau, ainsi les fractures sont plus probables. La colonne vertébrale est elle aussi plus fragile chez l'enfant, cependant les fractures vertébrales sont rares. En avançant en âge, l'enfant peut pratiquer des sports qui mettent son rachis à rude épreuve. Si la pratique de ces sports est trop intensive, cela peut donner lieu à des fractures de fatigue.

Être vigilant

Un enfant souffrant d'une lombalgie aiguë doit impérativement être vu par un médecin et des radiographies sont dans ce cas obligatoires. Il ne peut s'agir que d'une fissure, mais si les doutes persistent une scintigraphie osseuse est recommandée. Dans tous les cas, un enfant souffrant d'un mal de dos qui ne passe pas doit être entendu par ses parents. Il est dans ces cas fortement conseillé de prendre l'avis d'un médecin, ou d'un spécialiste du dos.

Le langage du dos et du ventre chez l'enfant

Il est important de savoir que parfois l'enfant simule : si par exemple l'un des deux parents se plaint régulièrement du dos, il n'est pas rare de voir un phénomène de mimétisme, ceci étant valable chez les petits enfants uniquement. Plus tard lors du début de l'adolescence, la plainte d'un mal de dos peut être le symptôme d'autres difficultés que rencontre le jeune dans la vie. Comme nous l'avons vu pour l'adulte, le dos est le théâtre de somatisations et de tensions liées au stress, l'enfant n'est pas épargné par cela. Un enfant vit des stress à son échelle. Il n'est pas rare de se rendre compte en cabinet ou dans une vie de père ou de mère, que de petits maux de dos ou de ventre expriment des anxiétés. Ils sont signes de mal-être ou de paroles qui ne sortent pas, parfois même d'un état dépressif masqué chez l'adolescent. D'autres symptômes peuvent aussi mettre la puce à l'oreille quant à un état dépressif latent. On peut voir apparaître une perte d'appétit, des troubles du sommeil et un état d'irritabilité excessif. Avec le meilleur des bons sens, il suffit d'être à l'écoute de vos enfants.

Il existe de nombreuses solutions pour améliorer les problèmes de dos chez l'enfant, le sport en est une. Le yoga peut aussi être une technique utilisée chez les enfants pour améliorer leur souplesse et l'équilibre de leur dos.

L'adolescent

La croissance

La croissance est une chance, si l'on considère que certains enfants souffrants de maladie génétique n'ont pas la chance de pouvoir grandir. Cependant, les poussées de croissance notamment chez l'adolescent peuvent provoquer des déséquilibres, à l'origine de maux de dos. Il existe aussi des pathologies, plus ou moins courantes du dos, que l'on rencontre chez les jeunes adolescents.

La scoliose

Pourquoi, comment ?

La scoliose est une déformation dans les trois plans de l'espace de toute ou partie de la colonne vertébrale. Son origine peut être héréditaire. Cette déformation entraîne une torsion d'une ou de plusieurs vertèbres sur elles-mêmes, ce qui provoque une déformation du thorax, et de l'abdomen. Dans les cas de scoliose importante, le bassin et les épaules sont souvent amenés à compenser cette « vrille » du rachis.

La scoliose touche à 80 % le sexe féminin et à seulement 20 % le sexe masculin, son origine reste – s'il n'y a pas eu de maladie neurologique impliquée – inexpliquée. Ce que l'on peut remarquer chez des enfants en début de scoliose, ce sont des tensions plus importantes au niveau des chaînes musculaires d'un des côtés du rachis.

On distingue la scoliose de l'attitude scoliotique qui est elle plus fréquente et qui correspond simplement à une déviation latérale de la colonne, liée à une bascule de bassin. Dans ce cas, on ne constate ni torsion de vertèbre ni déformation du tronc. La scoliose peut toucher différents segments à différents niveaux de la colonne vertébrale.

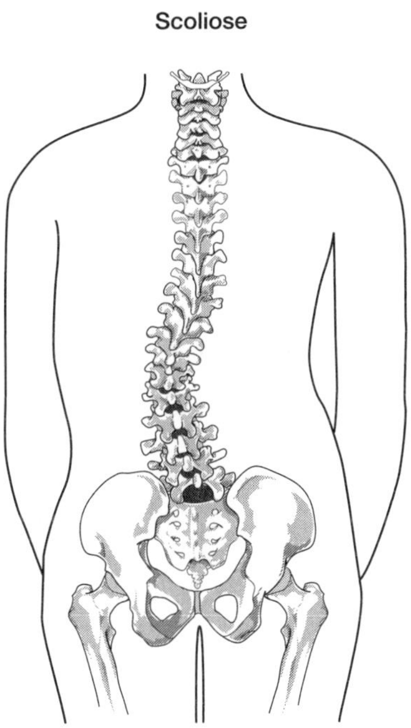

Figure 7-2 : La scoliose.

Voyez par vous-même

En tant que parent, on distingue une scoliose ou une attitude scoliotique lorsqu'on regarde son enfant de dos, torse nu, en faisant glisser ses doigts, un doigt de chaque côté de la colonne. On se rend compte de la déviation de la colonne qui effectue comme un S dans le cas de l'attitude scoliotique.

Dans le cas de la vraie scoliose, on remarque en plus d'une déviation de la colonne un bassin souvent déséquilibré, avec une hanche plus haute que l'autre, une épaule souvent plus haute que l'autre et dans certains cas on constate encore une vraie torsion de la cage thoracique avec la sensation qu'un poing aurait été enfoncé dans le sternum. Il est rare qu'une vraie scoliose passe inaperçue : une bosse apparaît dans le dos quand l'enfant se baisse en avant.

La découverte d'une scoliose suffisamment tôt est une bonne chose, il faut être attentifs aux douleurs, ou simplement aux modifications de posture, dont nous parlions quelques lignes plus haut.

Des solutions

En ce qui concerne les traitements, en premier lieu on trouve **la kinésithérapie**. Par un travail de musculation, elle permet d'améliorer les mauvaises attitudes et parfois la respiration car, dans les scolioses graves, on peut éprouver des difficultés respiratoires, dues au fait que l'un des deux poumons peut être comprimé par la torsion de la colonne et les tractions ligamentaires ou musculaires. Dans tous les cas, la kinésithérapie est capitale, dans tout traitement de l'attitude scoliotique ou dans tout traitement de la scoliose.

On peut également avoir recours à **la rééducation posturale** pratiquée par des kinésithérapeutes, ou **la méthode Mézières**, dont les effets sont vraiment bénéfiques (voir chapitre 19).

L'ostéopathie peut avoir des effets sur la scoliose, en agissant sur des relâchements de muscles profonds et sur des corrections vertébrales en douceur.

Le sport – essentiellement la natation sur le dos – amène des améliorations de la posture et une diminution des tensions musculaires. Mais le stretching, la gymnastique correctrice, le Pilates et le yoga peuvent aussi être de précieux alliés.

Le traitement orthopédique consiste en la pose d'un corset. Ce corset doit être adapté à chaque individu, il corrige les déséquilibres existants et doit être porté la nuit. Le corset ne sera pas utilisé dans les cas d'attitudes scoliotiques ou dans les scolioses de faible amplitude (on parle d'angle scoliotique qui correspond à l'inclinaison que prend la colonne vertébrale).

En cas de scoliose grave, le recours à un plâtre de la totalité du buste peut être requis.

En dernier lieu, **la chirurgie** n'est destinée qu'à des cas très graves dans lesquels les douleurs sont très fortes, ou dans lesquels le système respiratoire est fortement contraint. Ces interventions visent à redresser la colonne avec des tiges métalliques de part et d'autre de la colonne et en fonction des cas parfois des greffes osseuses entre les vertèbres. C'est une chirurgie assez lourde, mais dans les cas les plus complexes, elle peut apporter des solutions.

La maladie du dos rond

La maladie de Scheuermann, ou dystrophie vertébrale de croissance, est une véritable pathologie de croissance. Elle est issue d'une anomalie de croissance des vertèbres avec une altération des plateaux vertébraux et touche plutôt les garçons autour des 15 ans. On parle parfois d'une pratique intensive de sport ou de sac trop lourd, mais en réalité on en ignore les réelles causes. On constate une accentuation de la cyphose dorsale, ce qui veut dire que le dos s'arrondit et que les épaules sont balancées vers l'avant. Les douleurs ne sont pas équivalentes chez chacun. Dans 90 % des cas, cette maladie est bénigne. Là encore la kinésithérapie sera recommandée, la pratique d'un sport qui va favoriser l'extension l'est également, ainsi que la natation sur le dos, le basket-ball ou le volley-ball.

Les préconisations : une bonne hygiène de vie, une alimentation saine, riche en calcium. Il faudra éviter les sports violents.

Un diagnostic différentiel doit être fait avec la cyphose simple. La cyphose n'est pas une maladie, c'est une déformation de la colonne, avec un dos qui s'arrondit. La cyphose dorsale est en principe compensée par une lordose lombaire (courbure inversée). Si l'on demande à une personne cyphotique de se redresser, elle en est capable. Cependant si ces personnes ne pratiquent aucun sport et ne font aucune rééducation, leur attitude peut se figer et devenir difficile à rectifier. En général, les personnes atteintes de cyphoses sont des personnes dont les articulations sont hyperlaxes.

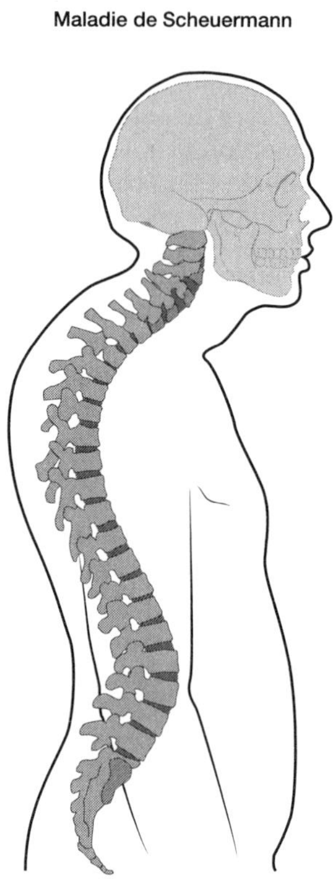

Figure 7-3 : La maladie du dos rond.

Les ados et le frigo

Il va sans dire qu'une alimentation équilibrée est extrêmement importante au moment où l'enfant est en plein développement. Nos os ont besoin d'une alimentation riche en calcium et en vitamines diverses. Si l'enfant a une alimentation déstructurée, il ne pourra se construire correctement. Le capital osseux se constitue pendant les premières années de la vie et jusqu'à la fin de l'adolescence. La vitamine D3 est une vitamine qui permet d'assimiler le calcium, il faut en consommer durant la croissance, pour arriver au terme d'une croissance harmonieuse. Une bonne alimentation comporte également des fruits, des légumes, des poissons gras et des viandes.

L'enfant est lui aussi la cible des maladies de la mauvaise alimentation : maladies liées aux sucres, à la consommation excessive de graisses. Un réfrigérateur laissé en libre accès à un enfant ou adolescent, fragile sur ce plan là, se retrouvant seul à la maison en attendant le retour de ses parents, peut s'avérer problématique. Lorsque l'enfant n'est pas capable de discernement d'un point de vue alimentaire, les parents se doivent de veiller sur lui le plus possible, et d'éviter la présence dans le réfrigérateur d'aliments trop riches en graisses ou en sucres, pour ne pas favoriser la tentation.

L'alcool, la drogue, la cigarette ou le sport

À RETENIR

Le sport est un atout majeur à la croissance, au bon développement articulaire et musculaire, et aussi à l'équilibre psychique de l'adolescent. Au cours de l'adolescence, les jeunes sont traversés par toutes sortes de pensées, des meilleures aux plus destructrices parfois. L'adolescence est le terrain de toutes les tentations, moment auquel l'enfant doit laisser la place au futur adulte, qui n'en est à cet instant – et de loin – pas un. En pratiquant un sport, l'enfant va se frotter aux émotions, à l'esprit d'équipe, aux tensions, aux réussites, et aux échecs, toutes ces composantes qui apprennent à grandir, à appréhender la vie. En fonction de ses aspirations, l'enfant choisira un sport plus ou moins physique. S'il a besoin d'acquérir de la confiance en lui, il pourra choisir un sport de combat. Il choisira une activité physique en fonction de sa morphologie aussi, un enfant élancé privilégiera un sport d'endurance, la course à pied ou le vélo, un enfant plus charpenté pourra choisir le rugby, le football ou l'athlétisme. L'enfant rencontre des aspirations pour l'un ou l'autre sport puis, après en grandissant, à l'entrée dans l'adolescence, le désir de concourir pour gagner se fait sentir.

À partir de 15 ans, mais pas avant, on va pouvoir ajouter, à n'importe quel sport pratiqué un peu de musculation pour améliorer le gainage. Le sport donne l'envie aux enfants de se surpasser, d'aller plus loin, il forge le caractère, l'esprit. Il permet d'évacuer les tensions physiques et psychiques, et vient contrebalancer des heures de position assise à un bureau.

D'un point de vue physique, il va tonifier, mais aussi gainer et renforcer. Pour la colonne vertébrale, il est de la plus grande importance que l'enfant ou l'adolescent fasse du sport, se sente bien dans ses baskets. Le sport verticalise, d'un point de vue physique et cérébral, et la verticalisation est importante pour notre dos.

L'adolescence est une période de choix, et l'enfant qui fait du sport régulièrement va sans doute moins prêter attention aux différents artifices que propose notre époque : l'alcool, la drogue et le tabac par exemple. Pour trois raisons, la première parce qu'il va avoir besoin de toutes ses capacités pour réussir dans son sport, la deuxième : s'il pratique un sport en club, il sera entouré d'adolescents traversés par les mêmes aspirations que lui. Et la dernière est psychologique : il éprouvera sans doute moins le besoin de boire de l'alcool ou de prendre des stupéfiants. Porté par les endorphines que lui procure le sport, il aura moins le temps d'entrer dans des questionnements existentiels.

Chapitre 8

Les seniors et le mal de dos

Dans ce chapitre :

- L'usure chez les personnes de 60 ans et plus
- L'âge et les maladies du dos
- Le dos comme médiateur
- La vie éternelle

Il est des sujets plus sensibles que d'autres, et celui-ci en est un. Dans ce chapitre nous évoquerons le vieillissement, l'usure, la raison pour laquelle des maux de dos deviennent chroniques. Il est un phénomène qui s'est accentué au cours du XXe siècle, c'est l'allongement de la durée de vie dans le monde occidental. Le nombre de personnes âgées de plus de 60 ans a doublé depuis 1980. Le nombre de personnes de plus de 80 ans va quadrupler d'ici à 2050. D'aucuns diraient que cette prolongation est liée à une consommation massive de conservateurs dans l'alimentation, mais c'est faux. Cependant notre dos et nos articulations sont le reflet de notre âge, nous avons selon l'adage « l'âge de nos artères ». Et parfois le mal de dos vient nous le rappeler.

L'avancée en âge et le mal de dos

Le vieillissement ostéo-articulaire

Le dos vieillit avec nous, les douleurs de dos se manifestent parfois bien avant d'avoir atteint 60 ans. Une chose paraît importante à préciser : nous ne sommes pas tous égaux face au vieillissement de notre dos et de notre colonne vertébrale. L'âge des cellules de deux personnes du même âge est identique. Cependant on observe des patients de 80 ans qui pratiquent encore le ski de façon régulière, et par ailleurs on voit des personnes de 60 ans qui ne pratiquent plus d'activités sportives en raison de leurs douleurs de dos. L'hygiène de vie joue un rôle certain, un fumeur arrivant à l'âge de 60 ans n'a pas les mêmes artères qu'une personne qui n'aura jamais fumé, et par conséquent cette personne n'aura pas la même santé ni la même condition physique.

Néanmoins, on ne peut pas faire de généralités, on peut rencontrer des personnes qui ont effectué un travail difficile toute leur vie, qui ne vont souffrir d'aucune douleur de dos lorsqu'ils arrivent à l'âge de la retraite, et d'autres qui vont être douloureux sans avoir effectué un travail physique. Malgré un dos moins abîmé, ils vont souffrir nettement plus, parfois bien avant la retraite.

Toutefois, l'avancée en âge opère un vieillissement de la colonne vertébrale et des articulations. Les disques intervertébraux par exemple vont perdre de leur élasticité et se dessécher. De plus, les muscles garants de l'intégrité de la colonne ont eux aussi tendance, avec l'âge, à perdre de leur tonicité et de leur souplesse. Toutes les adaptations et compensations que réalise notre dos sont elles aussi moins efficientes après 60 ans. 60 ans n'est pas le cap Horn, néanmoins le dos est potentiellement plus fragile chez les seniors.

À partir de 70 ans (mais plutôt après 75 ans) on observe aussi des courbures qui vont s'accentuer, des muscles qui vont perdre de leurs forces et qui vont favoriser des douleurs liées à une posture qui change. Certains se voûtent.

Il est indéniable que les problèmes de dos vont crescendo avec l'âge. S'ils étaient déjà présents plus jeune, ils vont avoir tendance à se chroniciser avec l'avancée en âge.

L'âge et les maladies du dos

Toutes les maladies dégénératives de la colonne vertébrale vont augmenter avec l'âge. **L'arthrose** est de loin la première des maladies du dos dont souffrent les seniors, avec des discopathies dégénératives et autres problèmes. L'ostéoporose est la suivante, pour les mêmes raisons que pour l'usure du dos, le vieillissement des articulations, des ligaments et des tendons. Chez la femme, la ménopause va favoriser l'ostéoporose par exemple. Le gainage musculaire du dos n'est plus suffisamment efficace, lui non plus, pour protéger correctement la colonne, et les contraintes musculaires peuvent accentuer les processus inflammatoires.

Les maladies inflammatoires telles que l'arthrite rhumatismale ou l'arthrite ankylosante vont aussi apparaître plus régulièrement avec l'âge.

Arrêt subit = danger

Le passage à la retraite est pour beaucoup un moment difficile. Pourtant la façon dont les personnes retraitées l'appréhendent est différente. Il représente un changement, une cassure dans un rythme, le début d'autre chose certes, mais aussi l'abandon total ou partiel d'un rôle joué au sein de la société. Des relations professionnelles qui ne seront plus, des habitudes de vie qui ne seront plus.

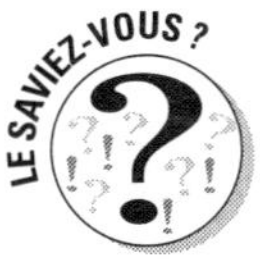

S'il est une chose que le corps et le cerveau ont du mal à assimiler, c'est un changement de rythme brutal. Un changement de rythme violent occasionne des perturbations du système neurovégétatif.

En cabinet, il arrive fréquemment de voir des patients se plaindre de céphalées du week-end, cela concerne dans ce cas plutôt des troubles vasculaires liés aux différences de pression artérielle. Ils sont soumis à une intense pression toute la semaine et soudainement lorsqu'arrive le week-end, ils décompensent, et cette décompensation déclenche des maux de tête. Le corps et le cerveau se sont mobilisés à 100 % pendant la semaine, mais lorsque le changement de rythme s'opère, l'organisme va décompenser de façons diverses. Cela va engendrer une réaction physiologique à un endroit où le corps est fragilisé au préalable. Après la pression on observe un phénomène de « dépression ». Un autre exemple est un patient enseignant qui s'est bloqué le dos au lendemain de la fin des cours d'école, au moment même où il a relâché. Nombre d'enseignants viennent consulter pour des problèmes de dos qui se manifestent aux moments des vacances, au moment où le corps se relâche.

On va voir le même type d'impacts sur des personnes qui passent le cap de la retraite. Lors de la fin de la carrière professionnelle, le changement de rythme met le doigt sur les fragilités, de la déprime au mal de dos, il n'est pas rare de voir des symptômes apparaître dans les premiers mois de retraite. Ces symptômes peuvent rentrer dans l'ordre ou devenir chroniques.

Il existe des moyens pour en quelque sorte amortir les effets de cette cassure dans un rythme de vie. La pratique du sport en est un. Il existe plusieurs thérapies comme le massage ou les manipulations douces qui peuvent permettre d'obtenir un relâchement des tissus, des muscles et du système nerveux, ceci idéalement en entretien tout au long de l'année, sinon plus particulièrement dans les mois qui précèdent la retraite, pour que ce moment ne soit pas un interrupteur passant de « *on* » à « *off* », mais que ce changement s'effectue en douceur, sur un organisme détendu.

Le dos qui murmurait à l'oreille de l'homme

Le mal de dos, chez la personne d'âge mûr, peut avoir toutes les causes dont nous avons déjà parlé comme origine, mais il vient surtout mettre en évidence une chose capitale.

L'étoile du berger

Le mal de dos lorsqu'il se manifeste a fonction de signal d'alarme. Il vient en général nous indiquer qu'il faut faire attention. Dans le cas d'un mal de dos fonctionnel qui arrive après la soixantaine, la plupart du temps il vient faire prendre conscience qu'il faut quelque peu ralentir. Il serait bon de se rappeller que l'on n'a plus 20 ans, ni même 40. Le dos vient parler et dire qu'il serait temps de devenir plus raisonnable, de prendre un peu plus soin de lui.

Le monde dans lequel nous vivons est rempli d'exigences et, lorsqu'à la retraite, les exigences ne sont plus dictées par des échéances ou un supérieur hiérarchique, elles sont en général dictées par une pression que l'on se met soi-même. Pression que l'on se met pour atteindre des objectifs. Ces objectifs vont du ménage au jardinage en passant par le bricolage et autres challenges. Cependant ces objectifs sont parfois exagérés en termes de quantité ou de difficulté. Ainsi, si des douleurs de dos apparaissent c'est que vous avez forcé. Le dos vient plaider en faveur de votre santé.

Le syndrome de l'éternité

Vieillir est dans nos civilisations modernes presque un tabou. Cette société dans laquelle nous vivons privilégie grandement la jeunesse, la nouveauté et la fraîcheur. On ne demande pas son âge à une femme, on se teint les cheveux, on se retend la peau du visage, et on se fait remonter non pas les bretelles mais la poitrine.

Tout le monde n'entre pas dans ce processus, cependant il est bien difficile y compris pour des gens qui n'ont *a priori* aucun problème avec le fait de vieillir d'évoquer la notion d'âge. Le décalage existant entre l'âge que les personnes ont dans leur tête et l'âge qu'ils ont dans leur corps est souvent tout à fait surprenant.

En un sens, c'est une très bonne chose que de prendre le vieillissement sous cet angle, en lui faisant un pied de nez, et en continuant à vivre avec une véritable fureur de vivre. En un autre sens, il est pour certains très difficile d'être raisonnables et d'adapter leur quotidien à leur âge, à leur dos et à leurs articulations. Il est prouvé que l'exercice est un facteur positif pour les problèmes de dos, pour autant il est nécessaire de faire preuve de mesure, tout est dans l'équilibre du ni trop, ni trop peu. Accepter et vivre en accord avec son âge ne veut pas dire renoncer.

Il est difficile pour les personnes qui souffrent du dos d'accepter de faire moins, mais lorsque le dos dicte sa cadence par une lombalgie aiguë par exemple, ou par des douleurs cervicales, le rythme de vie s'adapte automatiquement. En dernier lieu, il est important de ne pas complètement s'arrêter lorsqu'on souffre car le mouvement permet aussi de conserver de l'espoir, et surtout de la souplesse. Il existe une palette de thérapies et d'exercices qui peuvent vous aider à atténuer ces douleurs aiguës et souvent chroniques.

La retraite est pour certains une nouvelle jeunesse, pour d'autres une descente aux enfers mais dans tous les cas, elle va dépendre du regard que vous portez sur elle, et du capital santé avec lequel vous l'abordez.

Dans les chapitres suivants sur la thérapie et les solutions, vous trouverez beaucoup de conseils et d'exercices qui vous permettront de mieux vivre en accord avec votre dos.

À RETENIR

Dernière minute

Il est de mon devoir de vous parler du cas de Madame Y. Elle est une personne âgée comme les autres, sauf qu'elle pratique la natation depuis son plus jeune âge. Elle a aujourd'hui plus de 85 ans, nage tous les jours, et se porte à merveille. Elle est pleine de vitalité et les gens qu'elle croise lui demandent son secret. Elle a perdu son mari, ses amies depuis bien longtemps, mais elle continue à remporter des médailles aux championnats de France et autres championnats du monde de natation. Cet exemple pour vous dire que tout est possible. Bien sûr il lui arrive d'avoir de petites douleurs au réveil. Mais très vite, une fois que ses muscles sont chauds, elle se remet à déplacer des montagnes. Elle se souvient d'avoir dû s'arrêter une fois en raison d'une polyarthrite de l'épaule. Polyarthrite pour laquelle son médecin lui avait dit « vous ne pourrez plus nager ». Elle est venue à la piscine, a marché dans la piscine et un mois après elle nageait à nouveau à la grande stupéfaction de son médecin. Dès qu'elle est dans l'eau, elle n'a plus aucune douleur. La natation conserve la tête, le dos et les articulations en bon état.

Et la retraite peut être un nouveau départ et un océan d'espoir…

Deuxième partie

Et s'il valait mieux prévenir que guérir ?

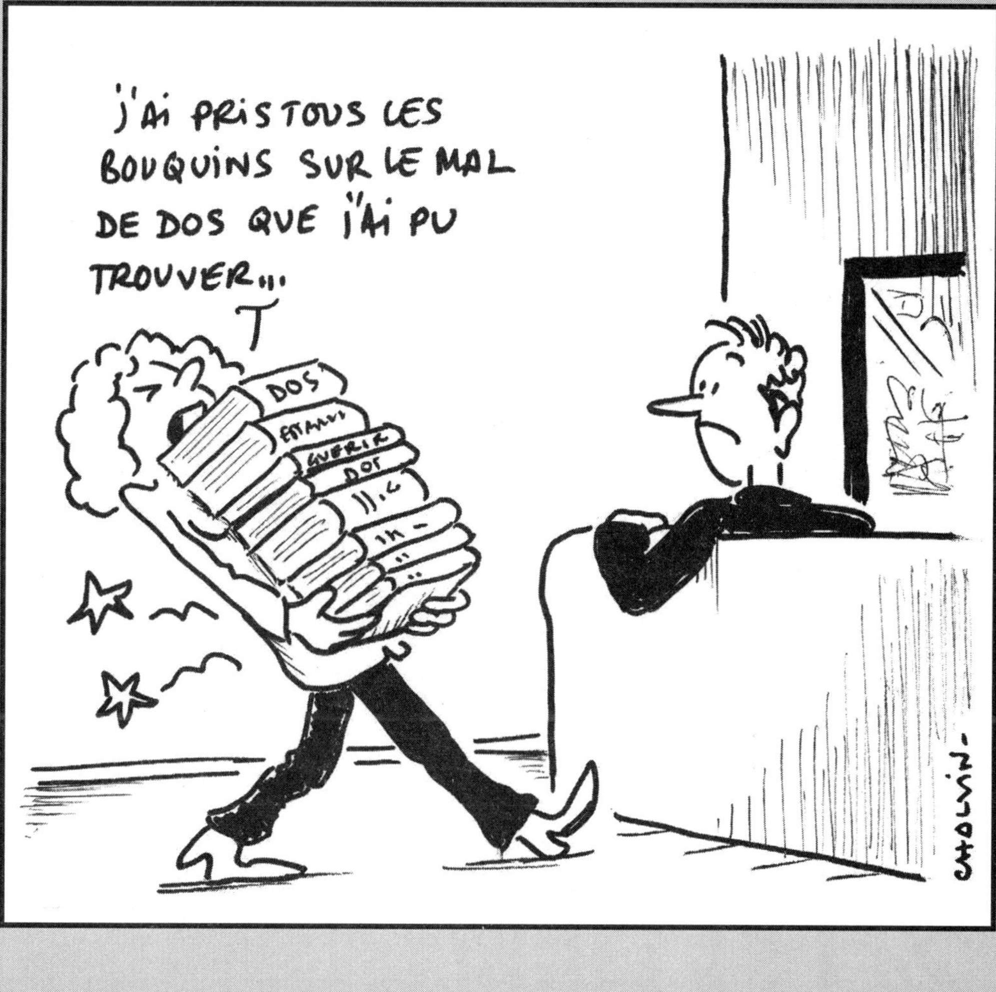
J'AI PRIS TOUS LES BOUQUINS SUR LE MAL DE DOS QUE J'AI PU TROUVER...
DOS
GUERIR
DOS
CHAUVIN

Dans cette partie...

Nous allons nous intéresser à toutes les techniques de prévention du mal de dos. Il serait d'ailleurs plus juste de parler de techniques pour conserver la bonne santé de notre dos.

Nous vous conseillerons des exercices très simples pour prévenir les problèmes de dos. Nous vous parlerons des sports qu'il serait bon de pratiquer et des règles d'hygiène de vie à côté desquelles il ne faudrait pas passer.

Nous tenterons aussi d'attirer votre attention sur les premiers symptômes du mal de dos, qui passent parfois inaperçus.

Vous découvrirez dans cette partie tout ce qu'il faut faire pour éviter de souffrir du dos.

Chapitre 9

Comment préserver la santé de votre dos ?

Dans ce chapitre :

- Les gestes à adopter au quotidien
- Les sports à pratiquer de préférence
- Le thermalisme peut-il prévenir le mal de dos ?
- Des exercices à faire vous-même
- Quel est ce matériel qui peut tout changer ?

Cette partie est une sorte d'album de timbres de ce que vous pouvez mettre en place dans votre écosystème quotidien pour protéger votre dos. Nous vous montrerons des gestes qui peuvent économiser votre dos, ainsi que des exercices simples pour le renforcer. Puis nous verrons comment une thalassothérapie, un bain dans une piscine thermale peut prévenir un mal de dos. En dernier lieu : de la basket à la chaussure de sécurité en passant par le siège de bureau, que faut-il choisir pour préserver votre dos ?

Penser à économiser son dos

Que faut-il faire au quotidien ?

Il existe une multitude d'attitudes préventives. Nous allons faire un panorama des gestes que l'on peut améliorer dans notre vie de tous les jours au travail, et à la maison. Nous vous recommanderons des exercices physiques pour prévenir le mal de dos. Il faudra penser à ne pas négliger toutes les façons dont on peut prévenir le mal de dos *via* la relaxation, le yoga, la pratique des arts martiaux non violents, et la pratique de la méditation. Toutes ces techniques permettent de vivre dans un corps plus détendu, en pratiquer peut tout à fait suffire. Il est important quelles que soient les activités que vous pratiquiez de tenter de les pratiquer avec raison. Voici un certain nombre de conseils dont certains sont indispensables, pour vivre au mieux dans l'écosystème qu'est le corps.

Tous ces sports et ces techniques ne sont pas uniquement efficaces pour la prévention du mal de dos. Ces conseils ont aussi un réel intérêt lorsqu'on a déjà mal au dos, ils peuvent réellement servir à améliorer votre quotidien lorsque vous souffrez déjà.

Pour illustrer ce que l'on peut faire ou ne pas faire, prenons pour exemple les habitudes de vie d'une personne de 50 ans travaillant dans un bureau.

24 heures chrono

- Minuit : la nuit est le théâtre de nombreux mouvements peu appréciés par le dos. Essayez de dormir sur le dos, plutôt que sur le ventre ou sur le côté.
- 7 heures : lors du réveil, mieux vaut éviter de se lever d'un bond. Pivotez sur le côté, poussez avec le coude pour vous redresser et laissez tomber les jambes vers le sol en douceur.
- 7 h 30 : en prenant votre douche, ne vous baissez pas en avant, jambes tendues pour ramasser le savon. Pliez les jambes en vous baissant afin de conserver le dos dans son axe.
- 8 heures : à la voiture, au bus ou au métro, préférez la marche, le vélo, la trottinette.
- 8 h 40 : à l'ascenseur, préférez les marches.
- 9 heures : à un ordinateur positionné sur le côté, préférez un ordinateur qui soit dans l'axe du corps face à vous. Veillez à ce que votre poste de travail respecte une certaine ergonomie.
- 12 heures : à une alimentation trop riche, préférez des légumes et une viande maigre ou un poisson gras.
- 18 h 30 : à rester au travail jusqu'à 21 heures et vous avachir, préférez rentrer à la maison ou aller faire du sport, c'est bon pour le dos !
- 23 h 30 : à vous endormir et passer la moitié de la nuit sur le canapé, la tête sur l'accoudoir, préférez aller vous coucher en faisant un petit exercice de relaxation pour vous détendre.
- Minuit : si vous êtes toujours sur le canapé, allez vous coucher.

Pratiquer une demi-heure d'exercice au quotidien est une bonne chose pour votre dos et vos articulations.

La marche est un exercice extrêmement complet, elle fait travailler beaucoup de muscles, de ligaments et de tendons. Pourtant on marche de moins en moins, en raison des transports en communs ou de la voiture qui sont si facilitants. La marche diminue de beaucoup les risques de maladie grave, et elle contribue à gainer le dos. Elle procure une détente qui a aussi un impact direct sur l'état de tension global du dos, de la nuque et de la personne. Il n'est pas obligatoire d'effectuer une marche de 30 minutes en une seule fois, on peut le faire en plusieurs fois.

Le vélo comme outil de déplacement est un très bon exercice pour entretenir la forme, le dos et le cœur. C'est un exercice porté et, pratiqué un peu tous les jours, il comporte de réels avantages. Il fait partie des petits gestes du quotidien qui peuvent améliorer la santé et l'équilibre de votre dos.

Que ce soit dans les mouvements que l'on fait en bricolant, jardinant ou en faisant le ménage. Il y a des gestes que l'on doit privilégier pour ne pas user prématurément son dos. De la même façon dans le travail, pour tous les secteurs dans lesquels on demande un travail physique, il est capital d'adopter des gestes qui soient physiologiques. Si vous êtes à un poste de travail et que vous répétez 1 000 fois le même geste, il est très important que votre position de travail soit optimisée.

Une position de conduite optimisée est de mise si l'on effectue beaucoup de route, il faut veiller à être le mieux installé possible. En conduisant, plusieurs paramètres entrent en ligne de compte, les bras sont en général à 12 h 10 sur le volant, ce qui signifie qu'ils sont positionnés plus haut qu'assis à un bureau. Pour bien faire il faudrait que les bras soient relativement tendus, vous pouvez si vous avez des accoudoirs de chaque côté prendre appui dessus afin de limiter la tension supportée par vos tendons, sans pour autant mettre tout votre poids sur l'accoudoir central.

Il faudrait que cette vision soit la plus horizontale à la route possible pour éviter une courbure inutile des vertèbres cervicales. En roulant, on observe de petites vibrations, des tensions au moment des changements de direction, au moment du freinage et de l'accélération, qui peuvent créer de microtraumatismes. En Angleterre, on parle de « *repetitive driving injuries* », littéralement blessures liées à une conduite répétée. On note que ces vibrations peuvent être à l'origine de douleurs dans le bas du dos, de raideurs dans la nuque et de fatigue dans les épaules. C'est pour cette raison qu'il est important de veiller à avoir une position de conduite la plus harmonieuse possible.

Il ne faut pas non plus hésiter, si vous passez plusieurs heures par jour dans une voiture, à faire des pauses. Vous pouvez encore envisager de faire quelques exercices de stretching pour aider les tensions à se relâcher.

Vous arrêter un quart d'heure ne fera qu'améliorer votre état général, et vous permettra de mieux gérer la fatigue et la concentration, en plus de diminuer les tensions de votre nuque et de votre dos.

L'apparition du régulateur de vitesse a permis de diminuer les tensions provoquées par la jambe tendue sur l'accélérateur, ce qui a changé la vie de certains agents commerciaux qui font beaucoup de voiture.

Les chauffeurs routiers sont eux obligés de s'arrêter pour des raisons de sécurité. Ils disposent de poste de conduite beaucoup mieux aménagé que ceux des automobilistes. Les sièges des camions sont plus ergonomiques, et montés sur amortisseurs, ils ont beaucoup plus de réglages sur les sièges que l'on peut en trouver sur une voiture de série. En revanche, les chauffeurs routiers effectuent beaucoup de manutention ce qui, même si les instruments qu'ils utilisent ont eux aussi beaucoup évolué, vient toujours solliciter le dos et pas toujours de la meilleure manière, notamment, le fait de devoir monter et descendre du camion plusieurs fois par jour (avec en général un petit saut entre le dernier marchepied et le sol).

Comment entrer et sortir de la voiture

Il est une technique qui vous permet de protéger votre rachis et vos hanches. La meilleure façon d'entrer dans votre voiture est de vous asseoir en arrière sur le siège, jambe sur le sol, puis il vous suffit de faire pivoter le tronc pour vous retrouver avec les jambes dans l'axe du volant.

Pour sortir, faites la manœuvre inverse et aidez-vous du montant de la portière à gauche et de la portière elle-même pour vous relever.

Cette technique est une technique préventive, mais elle ne parlera peut-être pas à un jeune homme de 20 ans.

Les manœuvres de soulèvement constituent elles aussi un problème qu'il est nécessaire de prendre en compte.

- Fléchissez les genoux pour toute manutention. Vous vous retrouvez ainsi dans une position accroupie face à votre charge.
- Tendez les bras et, pour vous relever, veillez à avoir les bras entre les jambes.
- Ensuite, approchez-vous de cette charge le plus possible, puis relevez-vous en vous aidant d'une grande inspiration.
- De la même manière, en reposant cette charge, tentez de vous baisser à nouveau en expirant cette fois-ci.
- Veillez à garder le dos droit et évitez tous mouvements de rotation.

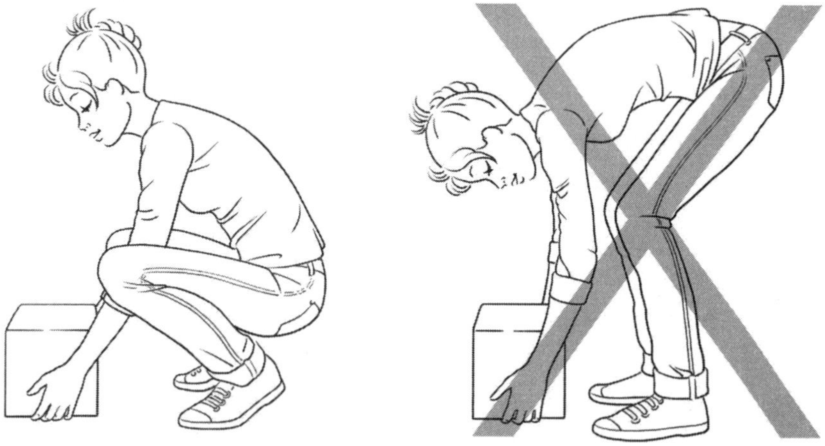

Figure 9-1 : Bonne et mauvaise manœuvres de soulèvement.

Petits conseils de jardinier, il est important de ménager son dos, en essayant de le garder le plus droit possible. N'hésitez pas à vous agenouiller pour faire des tâches au sol, pensez aux genouillères dans ce cas. Le jardinage est l'un des fléaux du dos, autant pour le côté peu physiologique de ses mouvements que par la surcharge de travail qu'il représente lors de l'explosion de la nature au printemps. Il n'est pas totalement inutile d'envisager un réveil musculaire avec quelques étirements, avant de vous plonger dans les tâches de jardin.

Petits conseils de ménagère, pour peu qu'une personne soit un petit peu maniaque du ménage, ce travail peut représenter à lui seul un véritable calvaire pour le dos. Que cela soit les mouvements liés au repassage qui obligent à avoir le coude en l'air, en passant par l'aspirateur qui oblige à se pencher en avant, jusqu'à la serpillière que l'on passe sous les meubles… Il est difficile de dire que ces mouvements soient bons pour le dos.

Toutefois, il n'est pas nécessaire de faire le ménage deux heures par jour pour percevoir les effets négatifs des tâches d'une maison. Là encore, il faut veiller à avoir la colonne vertébrale la plus droite possible, et se baisser dans les genoux plutôt que de se pencher en avant.

Si l'on achète du matériel ménager, il faut faire attention à avoir des manches télescopiques pour un aspirateur ou un ballet, un seau à roulette, pour ne pas avoir à le porter systématiquement. En ce qui concerne le repassage, il faudrait préférer un fer à repasser pas trop lourd, une table à repasser réglable en hauteur, et éventuellement un siège télescopique pour faire du repassage assis.

Petits conseils de cuisinière, là aussi, en ce qui concerne la posture, un dos droit est important. Plusieurs choses peuvent être pensées pour l'ergonomie d'une cuisine. Si l'on veut l'optimiser, une cuisine idéale doit comporter un plan de travail à hauteur, pour ne pas avoir à se pencher pour faire la vaisselle et pour préparer un repas. Ce plan de travail peut en plus être un peu incurvé pour pouvoir limiter la flexion et la rotation du buste. Le four et le lave-vaisselle ont tout intérêt être à hauteur, c'est-à-dire à peu près à 1 mètre ou 1 mètre 20. Les meubles peuvent avoir idéalement de grands tiroirs à casserole, pour ne pas avoir à aller chercher en bas et au fond d'un meuble une cocotte en fonte. Ces tiroirs peuvent eux aussi être à portée de main.

Un esprit sain dans un corps sain

Le sport est un indéniable allié du dos, à condition toutefois de respecter quelques règles. Le sport doit être pratiqué dans le respect de conditions physiques, de fragilités mécaniques. Il doit surtout être pratiqué avec raison.

Il est essentiel pour la santé du dos et de notre psyché, on le dit bien : un esprit sain dans un corps sain. Le sport a mille et une utilités ; d'un point de vue physiologique, il permet d'éliminer un maximum de toxines qui encombrent notre organisme.

Dans une société sédentaire, il vient équilibrer la balance de nos vies quotidiennes, il produit des endorphines, de la testostérone et de l'adrénaline, c'est ce qui procure cette sensation de bien-être après l'effort.

En ce qui concerne le dos, il vient améliorer le gainage, diminuer les tensions emmagasinées en raison du stress et de l'environnement du travail.

Le sport vient aussi contribuer à évacuer les toxines accumulées par le stress et les différentes toxines provenant de l'alimentation et des autres toxines auxquelles nous sommes soumis, par le biais de la transpiration.

Nous l'avons vu, certains sports ne sont pas recommandés pour le dos, mais avec de la mesure aucun sport n'est réellement mauvais. Nous allons parler des sports qui sont les plus physiologiques pour le dos. Cependant l'échauffement, la préparation, et les étirements sont très importants pour faire du sport en se faisant plaisir et sans se faire mal.

À RETENIR

Le « *warm-up* »

Cela signifie littéralement réchauffer. Ce terme est en général employé pour désigner l'échauffement des sportifs. Il n'est pas rare de pratiquer un sport et par manque de temps d'entrer tout de suite dans le vif du sujet en démarrant à fond l'activité sans echauffement. Sans aucune forme de préparation, le dos, les articulations et les muscles sont soumis à rude épreuve, voire au danger. Avant tout effort et à tout âge, l'échauffement est la condition obligatoire pour éviter de se blesser en faisant du sport, parce que l'on passe d'une situation de calme musculaire avec des muscles dont les fibres ne sont pas chaudes à une sollicitation intense du corps. L'échauffement doit comporter une phase d'activation musculaire générale pour faire travailler en premier lieu le cœur, le rythme cardiaque va augmenter et permettre une meilleure irrigation des muscles, ce qui va favoriser l'apport en nutriment et une bonne élimination des toxines.

La résistance mécanique des muscles va diminuer, la chaleur va optimiser leur rendement, et elle va augmenter la souplesse et l'amplitude des articulations. Il serait recommandé pour une séance d'une heure de pratiquer au minimum dix minutes d'échauffement, et dix minutes de récupération à la fin de la séance. Si la séance de sport que vous prévoyez est une séance intensive et doit durer plus d'une heure et demi, l'échauffement peut durer jusqu'à trente minutes. Le « *warm-up* » permet de se préparer d'un point de vue psychique aussi, donner le temps au corps de passer d'une vie professionnelle, étudiante ou de retraite, à votre activité. L'échauffement est comme un sas, un petit rituel de préparation.

La marche sportive

La marche sportive est un exercice tout à fait complet et bénéfique pour le dos, pratiquée sous forme de randonnée avec ou sans bâtons de marche. La marche avec les bâtons de marche s'appelle « *Nordic walking* ». Les bâtons de marche faisant travailler la partie haute du dos, les épaules, les bras et les poignets, ils sont efficaces et importants. La marche mobilise l'ensemble des muscles du corps, ceci dans l'axe du corps. Elle n'incite pas à réaliser de mouvements trop violents dans lesquels les articulations sont hypersollicitées, que ce soit dans le sens de la flexion ou de l'extension. La marche comporte une fonction libératrice au niveau des tensions musculaires et cérébrales. Elle a un rythme relativement lent, si on la compare à la course à pied, et est totalement en accord avec notre biologie. Il n'y a que les longues descentes de montagne qui peuvent présenter quelques inconvénients chez des personnes souffrant de faiblesses au niveau des genoux, ou du bas du dos.

La natation ou le sport de prédilection

La natation ne présente presque que des avantages pour le dos et l'ensemble du corps.

C'est un sport porté qui élimine de ce fait tous les chocs, en nageant les articulations sont déchargées du poids du corps lié à la pesanteur. L'eau ayant de réelles propriétés de drainage et de massage, elle permet d'éliminer les tensions musculaires superficielles, qui plus est, elle améliore la circulation sanguine. Le réveil musculaire avant d'entrer dans l'eau s'avère aussi une bonne chose.

L'apprentissage de la natation est capital pour éviter d'effectuer de mauvais mouvements.

Le dos crawlé est la nage la plus recommandée pour le dos, elle appelle un mouvement d'extension du dos, lorsqu'on tire sur le bras en haut et en arrière. Ce mouvement permet d'étirer la colonne dans son axe. Les battements des jambes contribuent à faire travailler le bas du dos.

Le crawl est une nage qui permet vraiment de développer le haut du corps, les muscles des bras, les muscles du cou, les pectoraux ce qui sera bénéfique pour toute la partie haute du dos. Elle fait aussi travailler le bas du dos. Il sera important d'avoir une respiration alternative à gauche et à droite afin de ne pas développer une asymétrie des muscles du cou. Il faudra veiller à ce que l'ensemble du corps soit dans l'axe, et notamment penser à avoir la tête dans l'eau. En cas de problèmes de dos on préférera la natation sur le dos.

En crawl on peut utiliser par exemple un « *pool boy* », mousse en forme de 8 que l'on coince entre les cuisses. Cet instrument permet pour des personnes qui auraient une faiblesse du bas du dos de ne pas accentuer leur cambrure lombaire.

La brasse, quant à elle, doit dans l'idéal être pratiquée sous sa forme brasse coulée, car cette brasse diminue les tensions que l'on peut rencontrer au niveau de l'excès de courbure lombaire qu'elle demande. La brasse peut avoir tendance à accentuer des tensions au niveau du bas du dos, mais si aucun symptôme n'est constaté, elle ne présente pas de problème.

Le papillon est une nage qui, de par ses ondulations, muscle et gaine le bas du dos et l'ensemble des muscles de la colonne vertébrale. Les mouvements des bras vont faire travailler le haut du dos, même si cette nage accentue la cyphose lombaire.

Dans son ensemble, la pratique de la natation est sans doute, avec le stretching, le sport le plus recommandable à pratiquer. Elle respecte et renforce le dos et les abdominaux.

Il peut malgré tout être bien de pratiquer un autre sport sur la terre ferme pour faire travailler les muscles différemment.

L'aquagym, aquajogging, aquacycling

L'aquagym correspond à de la gymnastique effectuée dans l'eau avec cet avantage d'être porté. Une fois dans l'eau le corps ne pèse plus qu'un tiers de son poids, ce qui facilite le travail des articulations. On dit que l'effort musculaire dans l'eau est multiplié par trois, en raison de la résistance à l'eau de chaque mouvement. Ainsi 45 minutes d'exercice dans l'eau équivalent à 2 heures de sport. L'aquagym fait travailler les muscles du dos, ainsi que les fessiers, les abdominaux, les épaules et les bras, les muscles qu'il est important de solliciter pour gainer le dos.

L'aquajogging est un sport très complet, le fait de courir dans l'eau est nettement moins traumatisant que de courir sur le sol. Cette activité s'effectue sur un tapis de course immergé, tous les muscles sont sollicités de la même manière dans l'eau. C'est un exercice très complet et qui ne présente aucun danger pour le dos.

L'aquacycling, entendez par là pratiquer le vélo dans l'eau, présente de multiples avantages, il gaine lui aussi la colonne vertébrale, les cuisses et les abdominaux, et présente des bienfaits pour le système cardio-vasculaire.

Il existe encore d'autres sports pratiqués dans l'eau comme l'aquaboxing (boxe dans l'eau), l'aqua dance (dance dans l'eau), et autres variations des sports terrestres. Ces sports doivent être pratiqués avec un coach, qui veille à ce que les mouvements soient bien effectués et aussi à ce que l'exercice soit adapté à la condition physique de chacun.

La course à pied et ses bienfaits

LE SAVIEZ-VOUS ?

Contrairement à une idée reçue, la course à pied n'est pas mauvaise pour la santé. La course à pied a beaucoup d'effets bénéfiques sur la santé. La première des choses qui est mise en évidence dans une étude appelée « The Copenhagen City Heart Study » réalisée sur 20 000 personnes et sur 35 années, montre que la course à pied prolongerait la vie d'en moyenne 5 années. Cette étude n'a pas encore été publiée, mais elle a été présentée à Europrevent 2012 (European Association for Cardio-vascular Prevention and

Rehabilitation), congrès sur la prévention des risques cardio-vasculaires à Dublin.

Mais notre sujet étant le dos, voici les bienfaits que la course à pied peut lui procurers, outre les effets indirects que peut avoir la course à pied sur le dos, grâce à sa capacité à éliminer les tensions musculaires liées au stress et à une vie sédentaire (tensions le plus souvent installées au niveau du haut du dos et des trapèzes).

Au Canada, le docteur David Behm a étudié des coureurs de fond qui bénéficiaient d'un entraînement important. Il a observé que ces coureurs ont une sangle abdominale particulièrement développée, ce qui mettrait en évidence le fait que la course à pied est un exercice multifonctionnel efficace. Plus le terrain serait instable plus la course à pied serait bénéfique en raison de l'adaptabilité dont doivent faire preuve les muscles du dos, pour maintenir le bassin dans une bonne position. Il dit aussi que la course à pied serait un moyen de prévenir le mal de dos. Courir renforce les muscles stabilisateurs du dos, et lors de votre foulée, à chaque fois que vous poussez sur le sol avec votre jambe, la hanche opposée va vouloir rejoindre l'autre, et votre périnée va se contracter pour garder le bassin dans l'axe.

Si le jogging reste raisonnablement pratiqué, il n'est pas mauvais pour le dos. Toutefois il n'est pas rare de voir des coureurs de fond effectuer entre 50 et 100 km par semaine, ce qui est trop. En période de préparation de marathon cela peut s'avérer nécessaire, mais il ne faut en aucun cas rester sur cette distance par semaine, car à long terme elle nuit à l'ensemble du corps et surtout à l'ensemble du système ostéo-articulaire.

Cependant si l'on pratique entre 10 et 50 km de course à pied par semaine, cela ne présente pas de risque. Pendant longtemps on se focalisait sur le côté traumatisant de l'« écrasement » dans le sol que l'on rencontre dans la foulée du coureur de fond, on pensait que les chocs avec le sol favorisaient les tassements vertébraux. Pourtant, de récentes études tendraient à montrer que la course à pied pourrait être bénéfique pour les vertèbres et pour les disques. En effet, le rebond sur le sol aurait un rôle d'étirement, et la compression décompression des disques leur permettrait de conserver une certaine élasticité et de ce fait une « forme de jeunesse ». Il est certain que cet effet ne vaut que sur des disques qui sont au départ en bon état. Par la même occasion, les percussions avec le sol permettraient une meilleure production de liquide synovial au niveau des articulations des hanches, ce qui lubrifierait les articulations et les renforcerait. Ceci est valable pour les sujets qui ne sont pas en surpoids, car une pratique excessive du footing si l'on est en surpoids n'est pas très recommandée.

De ce fait la course à pied préviendrait l'arthrose et l'ostéoporose, en renforçant muscles, os et articulations, à condition toutefois de respecter des règles d'hygiène de vie simples : une bonne alimentation et une bonne hydratation.

Il existe des revues sur le jogging comme *Jogging international* qui sont tout à fait bien faites, avec des témoignages de coureurs chevronnés et de coaches, et qui permettent d'avoir de précieux conseils sur diverses techniques pour améliorer son entraînement et sa course, à la fois du point de vue des performances mais aussi de celui du respect du corps, des rythmes et de la diététique. Vous apprendrez ainsi à préserver au mieux vos articulations et votre dos.

ATTENTION !

Un accessoire indispensable

Il est une précaution qui est de mise dans l'exercice de la course à pied, ce sont les baskets. En effet, c'est le seul équipement qui protège votre dos et vos articulations. L'amorti a une double utilité, il prévient à la fois les chocs et il a un effet ressort. Si l'on court régulièrement, il est important de choisir ses baskets dans un magasin spécialisé dans le « running ». Vous bénéficierez de conseils de personnes qui, pour la plupart, pratiquent la course à pied. À ce personnel spécialisé, vous pourrez dire à quelle fréquence vous courez, quel est votre poids, votre budget et quels sont vos objectifs. En fonction de ces paramètres, ils vous orienteront vers telles ou telles baskets. Il est là aussi des marques qui se sont spécialisées dans les baskets de running et qui ont tourné leurs recherches vers le développement de produits de qualité. Ces magasins ne sont pas plus chers que des magasins multisports. Il n'est pas nécessaire de prendre le haut de gamme, cependant un milieu de gamme est l'investissement minimum qu'il vous faudrait faire pour votre dos et vos articulations. C'est l'unique manière de les protéger efficacement.

Le cyclisme

Le vélo est un sport tout à fait indiqué pour le dos, c'est lui aussi un sport porté que l'on réalise dans l'axe du corps, donc avec peu de rotation du tronc. Il nécessite néanmoins de faire attention à la position que l'on a sur le vélo, car une mauvaise position sur une longue distance peut créer des dysfonctionnements du rachis et des articulations. Il suffit parfois d'un petit réglage pour que les problèmes disparaissent.

On distingue plusieurs pratiques du vélo :

Le vélo de ville dont la position de conduite est proche de celle du vélo hollandais, une position assise avec le dos dans un axe vertical, et un guidon venant vers le corps du cycliste, lui permettant de maintenir une position de fauteuil. Cette position est l'une des meilleures sur une bicyclette.

Le vélo de route est un vélo sur lequel la position est tout à fait différente, elle est plutôt antérieure, avec souvent un guidon plus bas que la selle, ou en tous les cas à la même hauteur. Cette position n'est pas mauvaise pour le dos, en revanche elle n'est pas bonne pour les cervicales qui, dès que le cycliste a besoin d'avoir une vue au lointain, engendrent une hyperextension du rachis cervical. Il existe aussi le vélo de triathlon, qui a comme différence un guidon qui permet de poser les avant-bras, afin d'avoir une position qui favorise la pénétration dans l'air. La géométrie du vélo de triathlon varie aussi.

Le VTT est un vélo dont la selle se situe au même niveau que le guidon. C'est-à-dire que cette position accentue la cyphose lombaire. Cependant une pratique du VTT en tout chemin, en promenade, sur des terrains pas trop accidentés ne présente aucun problème pour le dos. Il est recommandable d'avoir un vélo suspendu à l'avant et éventuellement à l'arrière, pour limiter les impacts du terrain sur le squelette. La pratique du VTT en montagne sur des parcours très techniques, de façon intensive, peut être préjudiciable pour le dos. Le VTT de descente, bien que bénéficiant de suspensions dignes de celle d'une moto, n'est pas des plus recommandés, pour le dos.

L'équitation

L'équitation de façon générale a plutôt tendance à être déconseillée pour le dos. Mais à mon sens, l'équitation pratiquée dans un cadre qui apprend les rudiments de la tenue et des techniques, peut être bénéfique pour le dos. Elle peut aider à le gainer. Encore une fois une pratique raisonnée peut amener un maintien de la colonne vertébrale par une musculature correctement sollicitée au sein d'une position équilibrée du bassin et d'une attitude correcte.

La danse

La danse, qui demande une discipline très importante en matière d'échauffement avec de multiples étirements en flexion postérieure, antérieure ou latérale, devrait donner l'assurance qu'elle ne nuit pas. Cependant de la danse classique au Hip-hop en passant par le tango, la pratique de la danse sans exagération peut avoir un rôle de stretching et aussi de gainage musculaire si on la pratique avec un bon échauffement. Par contre, le haut niveau en danse classique n'est pas recommandé pour les dos fragiles.

Le ski

Il existe deux types de ski.

Le ski alpin que beaucoup de gens font sans entraînement est un sport que l'on peut tout à fait pratiquer sans faire un autre sport durant l'année. Ce ski alpin est soit pratiqué dans la plupart du temps sur des pistes avec des remontées mécaniques. Mais il est aussi pratiqué en randonnée avec une ascension à ski et une descente en hors-piste. Pour le ski de piste, le *warm-up* dont nous parlions plus tôt est tout particulièrement recommandé car le ski sollicite le dos et les genoux. Si vous ne pratiquez pas le freeride (entendez par là du ski un peu extrême, avec du ski hors piste, des sauts de barres rocheuses, etc.), le ski peut permettre par ses mouvements de flexion et d'extension de muscler les jambes et de faire travailler le dos. Il n'est pas typiquement un sport de prévention du mal de dos, mais si l'on évite les chutes, on ne prend pas de risques extrêmes pour le dos.

Le ski de fond, quant à lui, est vraiment recommandable car il permet un vrai travail musculaire au niveau des muscles du dos, ainsi que des épaules, le « skating » tout particulièrement. Il est néanmoins important de trouver sa position, en général pas trop en avant. Les muscles qui sont sollicités en faisant du skating sont sensiblement les mêmes que dans la pratique du roller, ce sont des sports qui se ressemblent avec les vibrations en moins.

L'escalade et l'alpinisme

L'escalade est un sport tout à fait physiologique, il demande de la force dans les bras, dans les jambes, dans les doigts, dans les pieds. Il demande de faire travailler votre équilibre, les muscles du dos sont dans ce cas-là cruciaux, le dos est au centre de tout dans ce sport. Il faut une tonicité musculaire du dos extrêmement développée. L'escalade va demander un équilibre de la musculature entre le côté gauche et le côté droit. Le travail des abdominaux est là aussi justifié, et cette ceinture musculaire va vous protéger des douleurs de dos. L'escalade est à pratiquer avec une préparation en musculation importante, et l'échauffement est plus qu'obligatoire pour ne pas vous blesser, car si l'escalade peut faire beaucoup de bien, il faut faire très attention en grimpant sans préparation.

La musculation

La musculation est un sport lorsqu'il est réalisé dans une optique d'entretien et de gainage musculaire vraiment bénéfique pour le dos. La pratique de la musculation doit être encadrée par un coach – tout au moins au départ –, qui évalue les capacités de la personne qui se présente chez lui. Les machines qui sont aujourd'hui utilisées sont beaucoup plus ergonomiques que celles que l'on trouvait par le passé, et si l'on fait un circuit d'une machine à l'autre avec des levées de charges raisonnables, non seulement cela ne présente aucun risque, mais en plus c'est tout à fait recommandé pour conserver un dos en pleine santé. Pour prévenir le mal de dos, on peut travailler les abdominaux et tous les muscles du dos, mais aussi les muscles des jambes et les muscles des bras.

Il est d'autres sports que l'on peut pratiquer de façon mesurée et qui ne nuisent pas forcément au dos. Certains sports d'équipe par exemple, toutefois ce ne sont pas des sports spécialement recommandés pour prévenir le mal de dos.

La ni Wii ni Non

La Wii est un accessoire aujourd'hui très répandu, il permet de faire de la simulation, notamment de différents sports, grâce à une manette, comme du golf, ou un match de boxe. Vous pourrez aussi, debout sur plateau, pratiquer des exercices de fitness, appelés « Wii fit », muni de capteurs sur les mains qui permettent de veiller à ce que vous fassiez bien vos exercices. Il existe aussi des plateaux vibrants qui permettent de simuler la station debout sur un ballon, ce qui stimule la proprioception et l'équilibre. Les plateaux vibrants stimulent par leurs vibrations les muscles des jambes par contraction, ce qui améliore le gainage. Il existe un podomètre fourni avec la Wii qui vous permet de savoir combien de pas vous avez réalisé dans la journée. Préférez un sport de plein air si vous le pouvez, cependant la Wii a le mérite d'exister et elle peut apporter du mieux-être à celui qui l'utilise, car elle est intelligemment pensée. Et nous voyons des personnes en cabinet qui l'utilisent et qui ne feraient sans doute pas de sport sans cela.

Le tarzan du dimanche

Un ami se rend un jour chez un médecin pour une douleur au genou. Après un questionnaire sur ses habitudes de vie et le sport qu'il pratique, le médecin examine son genou. Il se trouve que cet ami pratique du sport régulièrement ; toutefois il se fixe des objectifs parfois surdimensionnés par rapport à son entraînement, comme des marathons de montagne par exemple. Son médecin lui dit un jour alors qu'il venait pour ses douleurs de genou : « Quand arrêterez-vous de faire le tarzan du dimanche ? » Cette expression s'applique à beaucoup de patients que l'on croise en cabinet. Sans entraînement, on ne doit pas tenter de gravir le mont Olympe. Du jour au lendemain, on pratique une activité soutenue voire difficile avec aucun ou peu d'entraînement au préalable et ce, avec le souvenir de la force musculaire que l'on avait quand on avait 20 ans. Qu'il s'agisse de sport, de jardinage ou de bricolage, cette façon de faire est une cause majeure de problème ou d'usure prématurée de votre rachis.

Le thermalisme et le mal de dos

Nous l'avons vu la natation est bénéfique pour le dos, grâce aux mouvements, mais aussi et surtout grâce aux propriétés de l'eau. Ainsi nous allons voir comment une cure thermale, une thalassothérapie ou de la balnéothérapie peuvent aider un dos à éviter l'usure et les douleurs.

Les thermes : une cure de jouvence

J'observe un certain nombre de patients qui se rendent régulièrement aux thermes, sans qu'ils aient pour autant des problèmes de dos. Il est assez intéressant de constater qu'ils se portent mieux que la moyenne des patients du même âge. L'action des bains en eau chaude, salée ou non, est vraiment bénéfique pour le dos et les articulations. Outre la qualité de l'eau qui certes joue un rôle, les jets (effectués à distance suffisante) et autres bains bouillonnants ont un effet positif sur le système musculaire et sur le dos. Les jets vont masser soit la partie basse du dos soit les cervicales, et vont apporter une décontraction significative. L'action se fait sur les muscles, les tendons et autres ligaments. L'eau chaude va aussi permettre d'éliminer une grande partie des tensions de la vie quotidienne, qui affectent souvent le dos et les trapèzes. C'est pour cette raison qu'il est recommandé d'aller aux thermes de temps à autre.

La cure thermale

Il y a un certain nombre de lieux de thermalisme qui sont spécialisés dans le traitement du mal de dos. Vous êtes stressé, contracturé, tendu, vous sentez que le blocage de dos vous guette, la cure thermale est pour vous. Vous y trouverez de la relaxation, des bains, des massages, des jets, des applications de boue, et des exercices en piscine, le but étant d'amener de la détente musculaire et de retrouver de la tonicité musculaire, le tout souvent accompagné de petits plats diététiques, qui vont pouvoir amener la perte de quelques kilos. Toute cette panoplie thérapeutique va être efficace dans la prévention du mal de dos, mais aussi et surtout dans le cadre d'un traitement post-mal de dos. La cure thermale est en général effectuée sous le contrôle d'un médecin.

La thalassothérapie

La thalassothérapie est, elle, une cure à visée plutôt préventive mais aussi parfois à visée thérapeutique. Elle est basée sur des bains et des soins à base d'eau de mer, c'est une cure de détente, plusieurs programmes sont possibles, on y trouve des cures minceurs, qui peuvent avoir un effet sur votre dos si vous êtes en léger surpoids. Les programmes orientés vers le dos sont les plus appropriés pour prévenir d'éventuelles douleurs. Le suivi dans les cures du dos est effectué par des kinésithérapeutes ou des ostéopathes, le stretching est de mise, et des soins de kinésithérapie en piscine sont aussi effectués, le but étant d'assouplir, de faire travailler, de mobiliser et de renforcer les muscles du dos. On peut y trouver aussi des enveloppements d'algues ou des hydromassages (massage avec jets). En thalassothérapie, la diététique a son importance aussi. Tout y est fait pour que vous sortiez de la thalassothérapie nettoyé de vos toxines, détendu du dos, et chargé d'énergie pour affronter votre quotidien. Une thalassothérapie est tout à fait indiquée pour votre dos mais en aucun cas, elle ne suffit à vous empêcher de prendre soin de lui toute l'année.

Les exercices de prévention

Voici des exercices, qui réalisés quotidiennement le matin au lever ou le soir au coucher, devraient vous permettre de ne pas connaître le mal de dos. Il vous suffira de quelques minutes pour les faire. Ces exercices effectués le matin auront pour effet un dérouillage matinal. Effectués le soir, ils auront pour effet d'éliminer les tensions accumulées dans la journée.

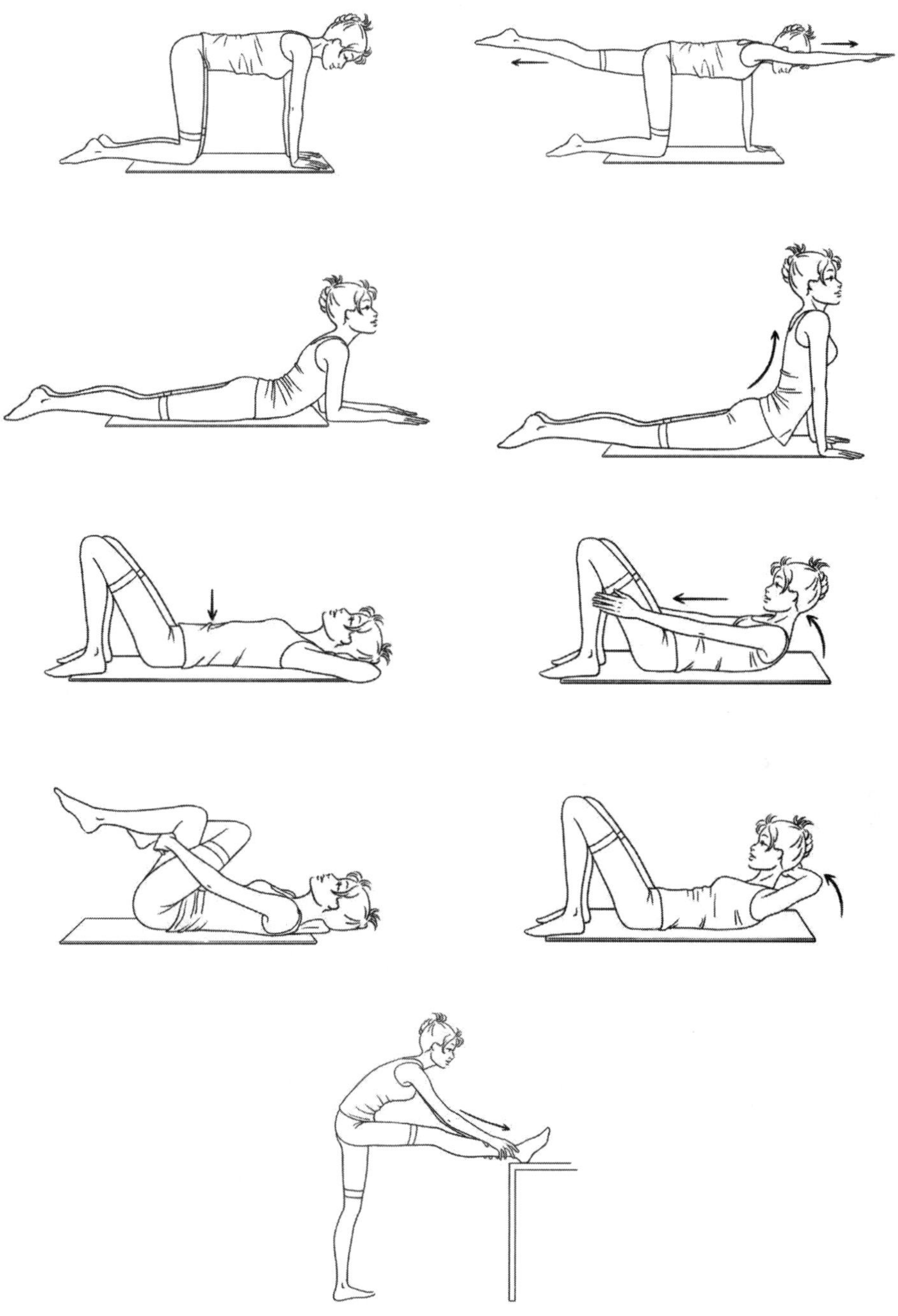

Figure 9-2 : Exercices de prévention.

Quel est le matériel qui peut changer votre quotidien ?

Dans cette partie, je souhaitais attirer votre attention sur plusieurs objets qui peuvent améliorer votre vie de tous les jours, le but étant toujours d'optimiser les conditions dans lesquelles vous vivez pour économiser, protéger et muscler votre dos.

Le matelas

Nous passons un tiers de notre vie à dormir, le choix du matelas est donc d'une grande importance. Il n'est pas de matelas universel. Il faut dans tous les cas éviter les matelas en mousse trop molle, les matelas trop dur ne sont pas forcément recommandés non plus, surtout si vous dormez sur le côté. Quant à la matière, à vous de choisir ce qui vous convient. Il existe le latex, les ressorts, les matières à mémoire de forme, le futon et le matelas à eau, les matelas « bio » fabriqués à partir de fibres naturelles tressées : à chacun son goût. Il existe maintenant beaucoup de variantes, on trouve des matelas à la fois souples et fermes, ce qui est sans doute l'idéal. Le matelas doit être plus ferme aux épaules, au bassin et au niveau du thorax, mais il doit être plus souple à l'endroit des lombaires et au niveau de la tête.

ATTENTION !

À changer

Un matelas usé est une véritable catastrophe pour votre dos. Un matelas a une durée de vie de 10 ans, mais de manière générale il est gardé bien plus longtemps.

Cependant, la qualité du matelas joue elle aussi un rôle, un matelas de très bonne qualité peut durer plus longtemps. Le poids de l'utilisateur va aussi influer, une personne de plus de 100 kg doit veiller à changer son matelas plus souvent. Idem pour un matelas de couple.

À quoi voit-on qu'un matelas est usé ?

Si le centre est creusé, c'est que votre matelas est trop vieux, il n'a plus aucune élasticité, plus aucun ressort et de ce fait lorsque vous vous coucherez dessus, votre squelette devra s'adapter à ces déformations, ce qui n'est pas idéal pour votre colonne vertébrale. La nuit est le moment où le corps doit complètement se détendre, les muscles doivent récupérer, si vous dormez dans la crainte de tomber dans le trou, cela ne peut pas aller.

Ainsi si vous vous levez le matin avec la sensation d'avoir été roué de coups, si vous avez mal au dos, cela signifie qu'il est temps de changer de matelas.

La qualité du sommier est aussi à prendre en compte, car un bon matelas sur un mauvais sommier n'est pas la meilleure idée qui soit. On ne peut pas associer n'importe quel matelas avec n'importe quel sommier, les matelas à ressorts sont idéalement conçus pour aller avec des sommiers à ressorts. Les matelas en mousse de latex sont mieux assortis avec des sommiers à lattes.

Les matelas à mémoire de forme ont beaucoup évolué. Le fait d'avoir une matière qui épouse la forme du corps est bon pour le dos, surtout si vous dormez sur le côté. Un bon matelas est une très bonne façon de prévenir un mal de dos. Un conseil avant d'acheter un matelas : essayez-le et prenez le temps, si vous vous appuyez sur votre coude et que celui-ci s'enfonce, le matelas n'est pas assez ferme. Notez que le matelas qui convient à votre voisin ne sera pas forcément le matelas qui vous conviendra.

L'oreiller

La question de l'oreiller est une question très importante pour la colonne vertébrale, et particulièrement pour vos cervicales. Si vous dormez sur le dos, un oreiller très fin, voire aucun oreiller, peut s'avérer idéal. Si vous dormez sur le côté, il est préférable d'avoir un oreiller : observez l'écart qui sépare votre tête du matelas, il vous faut un oreiller d'une certaine épaisseur, soit un oreiller que vous roulez en boule, soit un traversin pour avoir une position optimale.

Si vous dormez sur le ventre, préférez aussi un oreiller très fin pour que votre tête en rotation soit la plus à plat possible. Freud disait : « On dort sur le ventre pour étreindre l'être aimé qui n'est pas là. » C'est sans doute une des raison qui fait que tant de gens dorment sur le ventre !

Lorsque la nuque commence à faire souffrir, la question de l'oreiller ergonomique se pose, faut-il faire cet investissement ? Un oreiller ergonomique est un oreiller qui épouse la courbure cervicale. Ces oreillers peuvent aussi être en mousse à mémoire de forme. Là aussi, un conseil : testez votre oreiller avant d'en changer car les oreillers ergonomiques ne conviennent pas à tout le monde.

Il existe aussi différents oreillers de fabrication artisanale avec différents types de graines à l'intérieur, ce qui leur confère une bonne adaptation aux cervicales, comme des oreillers avec des noyaux de cerises à l'intérieur que l'on peut chauffer afin d'avoir une des vertus antalgiques.

Les chaussures

La chaussure est un accessoire important qui permet de prévenir des problèmes de rachis. À chaque situation de la vie, son soulier.

Outre les baskets de « running » dont nous parlions un peu plus haut, il existe des chaussures adaptées à la pratique de chaque sport, de la chaussure de basket qui maintient la cheville à la chaussure de golf.

Pour la ville, il n'y a pas de chaussures idéales, en fonction de votre pied et de la distance que vous parcourez tous les jours, préférez si possible des chaussures avec un minimum d'amorti et un léger contrefort au niveau de la voûte plantaire. Des chaussures en cuir et semelle cuir sont à préférer à des chaussures aux semelles en plastique dur. Les semelles gommes ou caoutchouc sont recommandées, elles bénéficient d'un meilleur amorti.

Sur le lieu de travail, des chaussures adaptées à votre activité sont recommandées, si vous savez que vous passez plusieurs heures debout, évitez les talons hauts. Si vous marchez beaucoup, privilégiez des chaussures avec une semelle assez souple qui amortissent.

Si vous êtes dans un environnement à risque, les chaussures de sécurité peuvent être de mises. De nombreux progrès ont été faits en matière d'ergonomie et de poids dans le domaine de la chaussure de sécurité. Si vos chaussures de sécurité ne vous conviennent pas, si elles sont trop lourdes, n'hésitez pas à demander à en changer. Des chaussures inadaptées peuvent générer des douleurs de dos.

Pour la marche, il existe des chaussures adaptées au style de terrain que vous allez aborder. Pour la randonnée en montagne, il faudra des chaussures de préférence montantes à crampons, les semelles des chaussures de marche bénéficient aujourd'hui d'un amorti, qui trouve toute son efficacité en descente.

LE SAVIEZ-VOUS ?

MBT©

Littéralement « Masai Barefoot technology ». Il y a quelques années, on a vu apparaître en Europe une nouvelle catégorie de chaussures dites « physiologiques », qui ont été testées lors d'une pratique normale, mais aussi lors d'une pratique sportive. Ce sont des chaussures qui créent l'instabilité permanente qui permet un bon amorti, enroulé déroulé, ce qui permet une meilleure récupération et un renforcement musculaire chevilles genoux et bas du dos. Ces chaussures sont inspirées de la marche de la tribu des Massaïs au Kenya qui se déplace pieds nus et qui est connue pour ne pas avoir mal au dos. Ces chaussures amélioreraient la posture et prendraient soin du dos, tout en sollicitant des muscles qui sont habituellement peu stimulés. Nous avons quelques témoignages de personnes qui ont testé ces chaussures avec succès, et les ont adoptées. En Suisse, ces chaussures sont en partie prises en charge par l'assurance maladie. Mais elles ne conviennent pas forcément à tout le monde. On trouve aujourd'hui d'autres marques qui utilisent cette technologie et qui sont bien moins chères.

Dans tous les sports, le matériel a évolué pour devenir plus performant et plus protecteur pour l'ensemble de notre structure dont le dos est le centre. Les centres de recherche des chaînes de grand magasin du sport ont aussi fait évoluer les matériaux et les coûts de ceux-ci, afin de permettre à un plus grand nombre d'y avoir accès.

Si l'on peut en veillant plus ou moins à la qualité du matériel que l'on utilise protéger nos articulations et notre rachis, le jeu en vaut sans doute la chandelle.

Jamais sans mes Louboutins !

Les Louboutins sont sans doute les chaussures à talon les plus belles du monde. Ces chaussures sont aussi parmi les plus hautes qui existent. On dit que c'est une coquetterie qui peut coûter cher en matière de posture.

Un talon est haut à partir de 5 centimètres, et la mode veut que ces talons soient parfois très hauts, ils peuvent s'élever jusqu'à 15 centimètres. Les talons hauts ne sont pas proscrits, cependant il est important de ne pas porter que cela. En effet, les talons hauts ne semblent pas avoir un effet bénéfique sur le dos, ils accentuent la lordose lombaire. Toutefois, une étude d'une femme médecin urologue italienne montre que les talons à partir d'une hauteur de 5 centimètres renforceraient les muscles du plancher pelvien, de par la posture qu'ils impliquent, ce qui vient nuancer les méfaits qu'on leur confère. Il est simplement important de ne pas les porter sans discontinuer pendant toute une journée, et qui plus est, pas tous les jours.

La chaise

Nous l'avons évoqué ailleurs la position assise est un stress pour la colonne vertébrale. Ainsi il est très important de choisir une chaise qui comporte plusieurs réglages possibles. Une bonne chaise doit avoir les fonctions suivantes :

- le premier réglage étant celui de la hauteur de chaise, Il est important que les pieds reposent au sol ;
- le second réglage important est celui des lombaires. En effet les lombaires sont les vertèbres qui souffrent en position assise. Le réglage amène un soutien dans cette région, soutien qui doit être ajustable à chacun, car une chaise ne convient pas à n'importe qui ;
- le troisième réglage est celui de la profondeur du siège qui lui aussi s'adapte à la morphologie ;
- le quatrième réglage est la rotation du siège qui permet de se tourner pour être face à sa tâche, et non penché sur le côté ;

- le cinquième réglage est celui des accoudoirs qui doivent eux aussi être réglables en hauteur et parfois même pivoter, pour suivre la position des coudes ;
- la sixième fonction est un pied en étoile qui apporte de la stabilité, avec ou non des roulettes permettant d'aller d'un endroit à un autre sans avoir à se lever.

En dernier lieu un rembourrage correct est aussi important si l'on reste assis pendant des heures. Préférez une chaise avec une assise assez dure.

Un repose-pieds peut être tout à fait efficace, on peut en général en modifier l'inclinaison et la hauteur. Il permet surtout d'éviter de croiser les jambes.

Toutes ces fonctionnalités permettent de conserver un dos en bon état. Il est toutefois fortement recommandé de faire un petit peu d'exercice, toutes les heures pour faire travailler les muscles et délier les articulations.

En ce qui concerne la station assise, il est dans l'idéal important de s'asseoir sur l'avant, voir sur le bord de la chaise pour avoir à la fois une certaine élasticité grâce à l'appui sur les jambes, et surtout parce que cela permet d'avoir le dos totalement droit. Cette position a cependant tendance à crisper un peu les épaules, il faudra penser à les laisser retomber de temps en temps.

Le ballon ou la chaise idéale

Le ballon est de loin la meilleure alternative pour s'asseoir à un bureau. L'assise sur une surface molle ne présente aucune contrainte pour le bassin, ce qui est une très bonne solution pour parer à la sédentarité. En Allemagne, certaines personnes travaillent assises sur un ballon, le ballon permet en travaillant de lutter contre l'ennemie de la station assise, la ptose du bassin, des viscères et des muscles du dos. En étant dans une assise instable, le tronc est toujours en relatif mouvement et les appuis musculaires changent. On peut être par moments plus en appui sur les muscles des jambes ou plus sur le bassin, ce qui est une bonne chose car le problème de la station assise est lié à la longueur de temps passé assis dans la même position. Qui plus est, assis sur le ballon on ne peut pas se permettre de croiser les jambes, ce qui est aussi bénéfique.

On en voit aujourd'hui aussi dans certaines entreprises aux États-Unis, et dans le milieu bancaire en Suisse. Il existe des ballons de différentes tailles pour satisfaire petits et grands.

La voiture

Le choix de la voiture peut aussi être un moyen de retarder le jour de l'apparition du mal de dos. Il est un choix de hauteur de véhicule qui paraît important : entrer dans un véhicule à hauteur est beaucoup plus physiologique que d'entrer dans un véhicule trop bas, surtout si c'est un véhicule professionnel, duquel vous sortez plusieurs fois par jour. Pour la manutention des bagages ou des marchandises que vous mettrez dans le coffre, ce choix est aussi essentiel. Les voitures sont souvent trop basses, et demandent un effort aux hanches et au dos pour s'en extirper.

L'installation des bébés ou enfants en bas âge est aussi améliorée dans une voiture à hauteur. Le fait de soulever un enfant en faisant un mouvement de rotation, penché en avant, une charge à bout de bras, est le pire pour la colonne vertébrale. Si vous n'avez pas la possibilité d'avoir une voiture adaptée, veillez au minimum à vous baisser dans les genoux pour installer une charge dans votre voiture.

Il existe encore un grand nombre d'objets du quotidien qui pourraient être améliorés pour diminuer les risques d'avoir mal au dos. Les outils qui nous servent à bricoler ont beaucoup évolué. L'électrification des outils de la visseuse à la scie sauteuse en passant par la perceuse, a considérablement réduit la force qu'il fallait produire pour faire fonctionner des outils sans assistance électrique.

En matière de jardinage ou de travail aux champs, les machines sont venues prêter main-forte à l'homme. La faucheuse thermique est venue remplacer la faux qui nécessitait un mouvement de rotation perpétuel très peu recommandé pour le dos.

Les postes de travail debout en usine se sont enrichis de tapis ergonomique appelé aussi « tapis antifatigue » qui amortit les pas. Il existe dans certaines usines, du personnel spécialisé, formé à apprendre aux ouvriers à économiser au maximum leur dos.

Pour les artisans qui véhiculent avec eux une caisse à outils, il en existe à roulettes qui valent mieux qu'un lumbago. Idem pour les représentants qui emmènent des collections de vêtements, ou de chaussures. Nous le disions, les hôpitaux se sont équipés d'appareils de levage, pour améliorer l'ergonomie des manipulations du personnel hospitalier.

Un conseil lorsque vous envisagez d'avoir une activité de longue durée, avec des mouvements répétitifs, renseignez-vous sur les objets qui améliorent l'ergonomie de celle-ci. Un mauvais mouvement isolé n'est en soit pas grave, c'est la répétition de ce mouvement qui devient problématique pour le dos.

Chapitre 10

À l'écoute des signaux d'alarmes

Dans ce chapitre :

- Le témoin d'huile
- Sentir s'installer une douleur
- Les symptômes à distance suspects
- Maux de tête, quel rapport avec le dos ?

Ici nous nous intéresserons à ce qui devrait vous mettre la puce à l'oreille. Ce qui devrait vous pousser à vous dire que quelque chose ne fonctionne pas normalement dans votre dos. Avant que les douleurs ne soient vives, les tensions que vous pouvez ressentir sont au départ une pesanteur, une légère contracture qui devient récurrente. Un dos qui souffre nous l'avons dit, c'est tout un corps qui est affecté. Les douleurs de dos peuvent retentir dans tous le corps, de la tête au pied. Si vous êtes particulièrement tendu, ou sujet aux migraines, peut-être est-ce votre dos qui souffre ?

Le témoin d'huile

Lorsque le moteur de notre voiture est à court d'huile, le voyant d'huile s'allume. Il existe trois solutions pour ne plus le voir, soit vous vous arrêtez pour rajouter de l'huile, soit vous l'ignorez, soit vous le désactivez et vous cassez votre moteur. La première solution est la plus raisonnable, comme nous l'avons vu dans le chapitre précédent.

La façon dont les douleurs de dos apparaissent est souvent assez sournoise, dans un premier temps, on peut sentir des tensions au niveau du haut ou du bas du dos. Si ces tensions sont directement liées au stress, elles seront plus présentes au haut du dos. Si elles sont liées à des raisons mécaniques (travail physique, station assise prolongée, exercice intensif), elles seront plus présentes dans le bas du dos. Lorsque vous vous levez le matin et que vous sentez des raideurs dans le bas du dos, ou au niveau de la nuque, ou encore lorsque vous sentez en vous levant d'une chaise ou en sortant de votre voiture, que quelques minutes de dérouillage sont nécessaires pour ne pas souffrir, cela signifie qu'un problème de dos est en route.

Lorsque des tensions créent des douleurs, c'est qu'en général elles sont bien installées. Il peut arriver qu'elles s'estompent quelque peu, mais c'est parfois pour mieux réapparaître par la suite.

« Work in progress »

Il existe différents mécanismes selon lesquels les tensions du dos peuvent s'installer. Le dos par un jeu de compensations musculaires, va s'adapter aux tensions de la vie. Les facteurs qui jouent un rôle dans ce mécanisme sont :

- Une cause mécanique fonctionnelle ;
- Une cause viscérale ;
- Un accident, une chute ;
- Une cause psychosomatique (le stress, un choc émotionnel) ;
- Une cause pathologique éventuellement distante (un ulcère gastroduodénal, une pleurésie, un cancer de la vessie).

Sherlock Holmes

Des manifestations ailleurs que dans le dos peuvent aussi rendre attentif à un état général. Des douleurs de ventre ou des tensions dans les jambes peuvent aussi signaler qu'un problème de dos est en route. Cela demande que la personne chez qui s'installe la douleur fasse preuve de talents de détective.

Le rein et le dos

Par exemple, un rein qui dysfonctionnerait, par un jeu de tensions musculaires, viendrait bloquer le psoas, muscle profond du bassin. En bloquant ce muscle, il aurait une influence sur la position et la mobilité de la hanche. Puis suite à cela par un jeu de poulies, les muscles dorsaux comme le grand dorsal compenseraient ce blocage. En tractant sur l'omoplate et le haut du dos, cette tension viendrait bloquer une vertèbre dorsale ou une première côte.

Que pouvons-nous mettre sur le dos de notre ventre ?

Le ventre possède autant de neurones que la moelle épinière, mais il n'est pas situé dans notre tête. C'est le système nerveux entérique, autonome dans son fonctionnement. Il a été baptisé deuxième cerveau par Michael Gershon, professeur au département d'anatomie et biologie cellulaire de l'université de Columbia, à New York. De ce fait, il n'est pas très étonnant de voir qu'il réagit extrêmement rapidement aux différents stress. Il se contracte, il se spasme, et lorsqu'il se tend, cela a des répercussions directes sur le dos. Un dysfonctionnement de l'estomac peut occasionner des douleurs de dos, un intestin capricieux peut lui aussi déclencher des tensions au niveau du rachis. Donc le ventre aussi peut être à l'origine de tensions dans le dos.

Les tensions, lorsqu'elles ne sont pas liées à un choc majeur, mettent du temps à se manifester. Lorsqu'une personne a connu un jour un blocage de dos important, elle a tout à fait conscience de la façon dont le dos se verrouille, et sait reconnaître les signes avant-coureurs. Ce qu'une personne qui n'a jamais connu cette situation, a plus de mal à identifier. Encore une fois tout est dans la mesure, il ne s'agit pas de devenir totalement hypocondriaque, et de s'imaginer qu'à chaque geste on est susceptible de se bloquer.

Il ne faut pas oublier que le corps est une magnifique machine qui est faite pour fonctionner et ce, dans toutes les conditions de vie. Lorsqu'on roule en voiture, si un bruit suspect apparaît, on va s'interroger sur son origine, et sur son éventuelle gravité. On devrait fonctionner de la même manière avec le dos, dès que quelque chose paraît suspect. Il faudrait se préoccuper de savoir à quoi cela correspond. Entre le médecin généraliste, les médecins spécialistes, l'ostéopathe, et les autres, il existe des interlocuteurs à qui l'on peut soumettre ce problème, s'il persiste.

Une douleur dans la jambe peut annoncer un problème de dos

Une douleur dans la jambe n'a aucun rapport apparent avec le dos. Cependant, cette douleur peut être liée, si elle est plus présente à l'arrière de la cuisse, à un problème de nerf sciatique. Si elle se présente plus sur l'avant de la cuisse, il peut s'agir d'une cruralgie.

Une douleur de l'épaule ou de bras

Une douleur débutante de l'épaule peut elle aussi être en lien avec le haut du dos : une vertèbre dorsale bloquée ou une tension cervicale, cette douleur peut irradier dans le bras. Mais attention, si cette douleur de dos a un écho avec la poitrine, elle peut avoir un lien avec le système cardio-vasculaire. Des fourmillements dans les mains et dans les doigts peuvent aussi orienter vers un problème de dos, une névralgie cervico-brachiale par exemple.

Maux de tête, migraines quel rapport avec le dos ?

Un mal de tête peut être signe de problème de dos, c'est ce qui distingue les céphalées des migraines. Les céphalées peuvent avoir un lien avec le dos, plus précisément avec les cervicales : les muscles qui entourent les vertèbres cervicales peuvent se mettre en tension, et ces tensions ont une influence sur la tête. Les vertèbres pincent l'un ou l'autre nerf comme le nerf d'Arnold, qui prend sa racine au niveau de C2. Il agit à la fois sur la mobilité de la nuque, mais aussi sur une hypersensibilité du cuir chevelu. On parle de douleur en casque. Ce type de douleur peut orienter vers un problème de nuque. Les maux de tête d'origine cervicale sont fréquents.

Il ne faut pas les confondre avec les migraines, qui se situent elles plutôt d'un seul côté du crâne et dont le trajet est plutôt inverse, du front vers la nuque. Les migraines sont liées à une modification de la taille des vaisseaux sanguins, toutefois il en existe d'origine cervicale. En général, ces migraines cervicales n'alternent pas, elles sont toujours du même côté, et l'on trouve souvent un segment cervical haut bloqué, la deuxième et la troisième cervicale par exemple.

Les céphalées ou les migraines, lorsqu'elles sont liées à la nuque, peuvent provenir d'un accident de la circulation, d'une chute, d'un coup du lapin ou tout simplement de tensions de la vie accumulées, dues au stress ou à d'autres facteurs posturaux.

Ainsi, il existe de multiples petits indices qui devraient nous interpeller. Ces symptômes présents avec plus ou moins d'intensité viennent nous prévenir, ce sont les signes avant-coureurs d'un mal de dos. Ainsi alerté, vous pourrez être attentif aux messages que votre corps vous adresse avant de déclencher des douleurs ou de vous bloquer.

Des vertiges ou des acouphènes

Des vertiges peuvent être signe de tensions cervicales, et peuvent mettre en évidence des blocages cervicaux. Les acouphènes ou autres bourdonnements d'oreilles sont assez souvent la conséquence d'un blocage cervical, c'est une des problématiques que l'ostéopathie peut traiter. Un blocage cervical peut occasionner une compression de l'artère cervicale, qui provoque alors des acouphènes.

Chapitre 11

« Que ton aliment soit ton médicament » Hippocrate

Dans ce chapitre :

- Des conseils alimentaires précieux
- Les oméga-3, la vitamine D
- Nettoyez votre organisme pour un meilleur dos
- À quoi êtes-vous intolérant ?
- Adieu chameau, buvez de l'eau…
- Les compléments alimentaires

Nous ne reviendrons pas ici sur l'obésité, en revanche nous vous conseillerons un régime idéal pour votre dos. Nous vous proposerons quelques règles élémentaires pour perdre du poids. Le fait d'être intolérant à certains aliments peut jouer un rôle dans certaines maladies du dos. Ensuite nous nous pencherons sur le rôle des oméga-3 et de la vitamine D sur le squelette en globalité et sur le dos en particulier. Enfin nous verrons l'importance de la diurésie, comprenez par diurésie l'importance de boire suffisamment d'eau pour avoir un corps et un dos en pleine santé.

Quel régime alimentaire pour un bon dos…

En prenant le problème à la racine, il est vrai que notre alimentation conditionne beaucoup plus de choses que l'on ne se l'imagine. Elle est à l'origine de notre bonne ou mauvaise santé. Les aliments que nous mangeons ont non seulement une influence sur notre ventre, mais sur l'ensemble des cellules de notre corps, sur notre forme, sur notre humeur et aussi sur notre dos.

Si l'on prend un exemple très simple, les ballonnements liés à une mauvaise digestion vont faire gonfler le ventre et il va s'en suivre une modification de la posture avec un ventre en avant, qui va tirer sur les vertèbres lombaires.

Une alimentation trop riche va accentuer l'apport de mauvaises graisses, et ces mauvaises graisses vont favoriser la prise de poids.

Pour avoir un dos en bonne santé, il est important en premier lieu de faire preuve de raison, une alimentation équilibrée est capitale. Le surpoids est un ennemi juré du dos, nous l'avons vu, mais en dehors de lui une alimentation équilibrée, contenant vitamines et minéraux, limitant toutes les sources excessives de toxines, est recommandée. Pour cela veillez à une cuisson basse température qui préserve l'intégrité des vitamines et des minéraux. À cet endroit, le bon sens est de mise. Veillez à varier votre alimentation. Néanmoins certains aliments sont particulièrement recommandés pour conserver un dos, des os et des articulations en pleine santé.

Dans la lutte contre l'arthrose, le calcium est indispensable. On n'en trouve pas uniquement dans les laitages, mais aussi dans les amandes, les raisins secs, les légumes comme le chou et dans toutes ses variantes, comme les brocolis, et dans certaines eaux minérales. Pour éviter le déficit en calcium, il faut manger des fruits et des légumes riches en potassium.

Des aliments vivants

Le concept de l'« alimentation vive » est un concept d'alimentation passionnant. Il est basé sur l'association optimale de produits non transformés consommés frais ou cuits à basse température (moins de 100 °C), afin d'éviter l'apparition de toxines de cuisson et l'altération des qualités nutritives des aliments. Créé par le chef belge Pol Grégoire en réaction à la surindustrialisation actuelle de l'agroalimentaire, ce concept vise à éliminer de notre quotidien les aliments qui encrassent ou acidifient notre corps et à privilégier ceux qui nous sont bénéfiques.

Les aliments sont rendus de cette manière plus facilement assimilables pour notre organisme. Cette alimentation s'inspire sur certains points des recherches du docteur Seignalet (*L'Alimentation ou la troisième médecine*) et de la méthode Kousmine. La plupart des plats préparés ou conseillés par Pol Grégoire sont sans gluten et sans produits laitiers.

L'équilibre acido-basique

Nous savons que l'alimentation moderne est trop acide par rapport à celle de nos ancêtres, et qu'un terrain trop acide favorise les maladies. Le pH de nos cellules est de 7,4, une alimentation alcalinisante permet de le maintenir, il existe des compléments alimentaires qui peuvent alcaliniser notre terrain comme les citrates ou les bicarbonates.

Les minéraux acidifiants dans l'alimentation sont le chlore, le soufre et le phosphore, que l'on trouve dans le sel et les protéines animales. Les minéraux alcalinisants sont le magnésium, le calcium et le potassium que l'on retrouve dans les fruits et les légumes crus.

Dans le cas du dos et du système ostéo-articulaire, il est indispensable de lutter contre une alimentation trop acide, car l'acidité provoque des fuites de calcium. Ce qui est mauvais dans le cas de l'arthrose et de l'ostéoporose. Une alimentation trop acide favorise aussi l'évolution de maladies comme la polyarthrite ou la spondylarthrite ankylosante.

Voici la liste des principaux aliments acidifiants :

- Les viandes ;
- Les poissons ;
- Les œufs ;
- Le sucre raffiné ;
- L'alcool ;
- Le thé ;
- Le café ;
- Le chocolat ;
- Les légumineuses ;
- Les huiles raffinées ;
- Les oléagineux, sauf les amandes ;
- Les céréales ;
- Les produits laitiers.

Voici la liste des principaux aliments alcalinisants :

- Les légumes verts ;
- Les légumes secs ;
- Les crudités ;
- Les fruits mûrs ;
- Les amandes.

L'alimentation, une alliée pour notre dos

Nous parlions de l'homme au cours de son histoire et de son redressement vers la station debout, l'alimentation de l'homme a elle aussi évoluée. L'Homo sapiens mangeait beaucoup de végétaux, ainsi son alimentation était riche en minéraux et lui apportait du calcium, du magnésium et du potassium, alors que notre alimentation comporte aujourd'hui beaucoup plus de viandes et de céréales ainsi qu'une dose importante de sel.

Cette alimentation présente un vrai désavantage, elle est acidifiante. Des minéraux acidifiants sont venus remplacer les minéraux basiques de l'alimentation de nos ancêtres. Les protéines animales amènent des acides aminés.

Cette acidité va perturber l'ensemble du corps, les muscles et les tendons, et va engendrer des symptômes tels qu'une fatigue excessive, des douleurs articulaires, ou encore des tensions musculaires. Lors de mouvements répétitifs ou d'une activité physique intense, on va voir apparaître des douleurs articulaires au niveau de la nuque, du bas du dos, ou des articulations des poignets. Une acidose va aussi influer sur le moral, elle va occasionner un manque de tonus, un état dans lequel l'initiative n'est pas de mise.

Une alimentation pauvre en vitamines et en minéraux va fragiliser les disques intervertébraux, car ils se nourrissent de minéraux. Le magnésium associé à la vitamine B6 inhibe l'inflammation. Ainsi lorsqu'on en est carencé, on va favoriser les risques d'inflammation aux endroits où le dos est fragilisé.

C'est réellement à cet endroit que l'on se rend compte de l'importance d'avoir une alimentation saine et équilibrée. Il faut tenter de manger dans le calme, lentement, en mastiquant correctement. Il faut aussi autant que possible avoir une alimentation biologique ou de saison, parce qu'elle garantit un apport minéral et vitaminique plus important que les aliments issus d'une agriculture intensive.

Le rôle capital des oméga-3

Le docteur Joseph Lévy en parle le premier dans son livre *La Révolution silencieuse de la médecine* en 1988, puis ce sera au tour de David Servan-Schreiber, dans son livre *Guérir* d'évoquer l'importance des oméga-3. Ce sont des acides gras de la famille des lipides, ils sont absolument indispensables dans un régime alimentaire équilibré. Parmi les acides gras qui composent les oméga-3, le plus important est l'acide alpha linoléique. Il a un impact direct sur plusieurs mécanismes de l'organisme, mais ce qui nous intéresse dans le cadre du dos, c'est son influence sur le système nerveux et les réactions anti-inflammatoires. Les oméga-3 ont une action sur le mécanisme de la douleur. Une étude a été publiée au Canada en février 2007 par L. Deutsch. Elle a été réalisée sur 90 patients qui souffraient de syndromes inflammatoires et de symptômes arthritiques. Ils ont été considérablement soulagés entre 7 et 14 jours de traitement à un dosage de 300 mg d'huile de Krill (une huile de crevette riche en oméga-3) par jour.

Voici la liste des aliments contenant des oméga-3 :

- Les algues ;
- Le maquereau ;
- Le saumon ;
- Le hareng ;
- Les sardines ;
- Le thon blanc ;
- L'huile de chanvre ;
- L'huile et les graines de lin ;
- Le colza ;
- Les noix ;
- Les légumes verts.

La mode des oméga-3 a conduit les laboratoires à une production massive de gélules de toutes sortes contenant des oméga-3. On trouve aussi beaucoup d'aliments artificiellement enrichis en oméga-3, mais l'absorption de ces compléments alimentaires se fait moins bien que celle des oméga-3 que l'on trouve dans les aliments qui en contiennent naturellement.

Si vous souhaitez plus d'informations, n'hésitez pas à consulter le site : `nutrition.fr`.

L'incontournable vitamine D

Vous êtes sans doute habitué à entendre parler de vitamine D par votre médecin généraliste. En effet ces dernières années, lorsqu'on mesure la présence de vitamine D dans le sang des patients, ces mesures sont bien souvent insuffisantes. Ceci pousse votre médecin à vous conseiller un apport de vitamine D synthétique.

La situation dans le monde est assez inquiétante, comme le démontrent plusieurs études. Un article paru dans le *Journal of clinical Endocrinology and Metabolism* en mars 2010 évoque une étude dirigée par le docteur Richard Kremer à l'université Mac Gill de Montréal, qui prouve les effets des carences de vitamine D sur un grand nombre de maladies graves comme le cancer. Les études de ce laboratoire nous intéressent, elles portent sur les désordres musculo-squelettiques liés à la carence de vitamine D. Son laboratoire a été le premier à prouver l'efficacité *in vivo* de la vitamine D sur le vieillissement des os et la prévention de l'accumulation de matières grasses dans la moelle osseuse. Ils ont aussi été les seuls à mettre en évidence le lien entre l'insuffisance en vitamine D et l'accumulation de graisse dans les muscles.

Ce qui confère encore un autre rôle à la vitamine D, celui de réduire les problèmes de dos, et celui de réduire la capacité à prendre du poids.

Nombre de personnes sont carencées en vitamine D. Cela dépend de l'endroit où l'on vit, si l'on vit sous des latitudes où le soleil est très présent, l'organisme est moins carencé, car la synthétisation de la vitamine D se fait grâce au soleil, 10 à 15 minutes peuvent suffire. Notre besoin quotidien est de 1 000 unités internationales (UI). Une longue exposition au soleil n'est pas recommandée de nos jours, en raison des effets du soleil sur le vieillissement prématuré de la peau et les risques de cancer de la peau. Certains aliments peuvent aussi nous apporter de la vitamine D.

On trouve de la vitamine D dans les aliments suivants par ordre décroissant :

- 1. L'huile de foie de morue.
- 2. Le hareng et le saumon, puis les huîtres, le caviar, la margarine, le maquereau, la sardine, le thon et les anchois.
- 3. Le jaune d'œuf, le beurre, les champignons, les céréales, les truites et les foies d'animaux.

JARGON

La synthétisation de la vitamine D

Grâce à l'irradiation des ultraviolets, certaines molécules qui se trouvent dans l'épiderme se transforment en vitamine D. Cette dernière est alors captée par les capillaires dermiques (vaisseaux sanguins se situant au niveau du derme). Elle est ensuite distribuée dans différentes parties de l'organisme où elle joue différents rôles dans le métabolisme du calcium. Il est impossible au système digestif d'assimiler du calcium dans les aliments sans présence de vitamine D.

C'est à cet endroit précis que la vitamine D joue un rôle important, car nous le savons la colonne vertébrale et nos os ont besoin de ce calcium pour fonctionner.

Le rôle du calcium est important pour prévenir l'arthrose et l'ostéoporose, deux des grandes maladies de notre système ostéo-articulaire.

Le rôle de la vitamine D dans les douleurs chroniques de dos

La carence en vitamine D serait un facteur de risque de lombalgie chronique chez les femmes ménopausées. Un certain nombre de douleurs chroniques de dos, dont on attribuerait l'origine à différents facteurs extérieurs seraient en fait uniquement liées à une carence en vitamine D. Une étude a été réalisée aux États-Unis sur 360 patients ayant des maux de dos. Chacune de ces personnes présentait un niveau de vitamine D insuffisant. Après la prise de vitamine D en complément pendant trois mois, les symptômes s'améliorent dans 95 % des cas, y compris chez les personnes qui avaient le niveau le plus faible de vitamine D. Ce qui met en lumière l'implication de la carence de cette vitamine dans le mal de dos.

Les aliments à éviter

Il est des aliments qui sont reconnus comme mauvais pour le dos. Des aliments qui sont impliqués dans les mécanismes arthrosiques ou rhumatismaux.

Dans le cas de l'arthrose, les graisses animales comme les viandes rouges sont à éviter, les laitages sont à diminuer car les acides gras saturés encouragent les réactions inflammatoires, préférez la viande blanche et les volailles.

Toutes les viandes transformées de façon industrielle comme le jambon, le bacon et les saucisses sont à éviter, car elles sont chargées de substances chimiques qui favorisent l'arthrite. Il ne faut pas pour autant les supprimer totalement, cependant les réduire est une bonne idée. Le vin blanc peut aussi favoriser l'arthrite.

Quelques conseils alimentaires pour nettoyer votre organisme

Dissocier les aliments

Le surpoids prend ses racines dans une mauvaise alimentation et une mauvaise élimination. Il existe un certain nombre de régimes qui mettent l'accent sur l'élimination. Quelques règles simples facilitent l'assimilation : éviter d'associer protéines et féculents dans le même repas, car ils ont des pH différents et il n'est pas possible pour l'organisme de les digérer dans le même temps. On peut aussi tenter de dissocier les graisses et les sucres. Ceci pour des raisons de dégradation dans l'estomac. Le sucre est l'aliment qui fait le plus grossir. Pour faciliter une bonne assimilation et une bonne élimination, il est utile de respecter ces règles.

Une cure de détox

Une cure basée sur l'élimination pourrait permettre au corps de mieux éliminer les toxines qui s'accumulent dans les muscles, et dans les tendons. Et ainsi donner l'occasion aux muscles du dos et à ceux de l'ensemble du corps de mieux se porter.

Il existe plusieurs cures dont des cures de jus comme le jus de bouleau à pratiquer durant au moins trois semaines, ce au printemps et en automne pour décrasser l'organisme. Il existe aussi des cures de jus de légumes, ou encore des cures de chlorure de magnésium pour améliorer l'élimination. Il existe une cure qui se nomme Biotta, que pratiquent certains clubs de foot pendant la trêve afin de décrasser l'organisme. C'est un régime à base de jus de légume. Elle est également efficace chez des non-sportifs afin de nettoyer leur organisme.

JARGON

Sortez vos poubelles !

Si nous imaginons que le corps est une maison, de temps en temps il peut être important d'en sortir les poubelles. La société actuelle est faite de telle manière que nous emmagasinons des toxines, et dans une vie sédentaire nous ne les éliminons pas facilement. Il existe différentes sources de toxines, ces toxines proviennent de cinq sources principales : la nourriture et l'eau, l'environnement, les produits de beauté et le stress. Le stress est une très grande source de toxines. Le Center for Disease Control and Prevention estime que plus de 90 % des maladies sont liées au stress. Le stress tue les bonnes bactéries et les levures qui vivent dans nos intestins et qui nous aident à conserver un système immunitaire fort et une bonne santé intestinale. Comme ces bonnes bactéries meurent, les mauvaises bactéries et levures prolifèrent, ce qui crée un déséquilibre de la flore intestinale, et prépare le lit de la maladie.

Toutes les toxines que le corps stocke s'accumulent dans le sang. Le foie joue un rôle majeur dans l'élimination des toxines du sang. Tous les organes d'élimination – les reins, les intestins, la peau, la lymphe et les poumons – éliminent eux aussi. Cependant lorsque la totalité du système fonctionne mal, le processus d'élimination ne va pas s'effectuer correctement. Les toxines vont encombrer les muscles du corps et vont créer des tensions.

Des toxines vont s'accumuler dans les tendons et vont être à l'origine de tendinites. Certains muscles importants dans l'équilibre du dos vont être chargés de toxines, les psoas, muscles profonds du bassin qui s'insèrent sur les lombaires, et les trapèzes.

Pour éliminer ces toxines, il faut pour commencer boire beaucoup d'eau et pourquoi pas envisager une cure pour nettoyer l'organisme.

Les intolérances alimentaires et le mal de dos

Il est de plus en plus courant de voir que des personnes sans être forcément allergiques sont intolérantes à tel ou tel type d'aliment. Être intolérant, ce n'est pas dramatique. Cependant si vous êtes intolérant à plusieurs aliments, et que ces aliments reviennent régulièrement dans votre bol alimentaire, cela va vous intoxiquer à faible dose. À long terme, cela va avoir une influence sur les différents systèmes du corps y compris le système ostéo-articulaire. Il y a aujourd'hui des laboratoires qui proposent des analyses de sang qui mettent en évidence ces intolérances alimentaires. Il est intéressant de se pencher sur ces nouvelles informations auxquelles on peut avoir accès, car elles font partie des facteurs qui déséquilibrent notre écosystème. Il existe plusieurs laboratoires qui effectuent des recherches poussées dans ce domaine, en identifiant ainsi autour de 270 réactions intolérantes. Les aliments sont classés de 0 à 4, 0 correspondant à des aliments auxquels l'organisme n'a aucune intolérance. Les classes 1 à 2 désignent une faible intolérance. En dernier lieu, les classes 3 et 4 indiquent une forte intolérance. Un certain nombre de semaines d'abstinence sur ces produits, peut permettre d'éliminer ces intolérances.

Adieu chameau

L'apport hydrique quotidien est un sujet important. Le mal de dos peut être un symptôme de déshydratation. En effet, le corps est composé à 60 % d'eau, et l'eau est utilisée dans toutes les fonctions du corps, y compris dans l'élimination des toxines. Le mal de dos est l'un des symptômes de la déshydratation, ou peut être causé par elle. Les disques intervertébraux sont composés en grande partie d'eau, ils ont un noyau qui est constitué de gel. C'est grâce à l'eau qui les compose que les disques ont ces propriétés de flexibilité et d'élasticité. S'ils sont déshydratés, ils ne peuvent pas remplir leur fonction d'absorption des chocs. La déshydratation est cependant rare. Les disques sont capables de supporter une certaine déshydratation au cours de l'utilisation quotidienne du corps. Toutefois si vous ne buvez pas assez d'eau, il n'y aura pas assez de fluide pour nourrir les disques lors de la mise en charge de la colonne vertébrale, c'est-à-dire en station debout. Si le centre fluide du disque ne peut pas prendre en charge le poids de la personne comme il le devrait, le poids va se répartir sur les bords du disque, ce qui peut le fragiliser, voire occasionner une fissure. Le fait de boire de l'eau va favoriser un bon fonctionnement de la colonne vertébrale.

L'eau joue aussi un rôle capital dans la prévention des crampes musculaires, dans toutes les activités physiques. En effet l'eau permet une bonne hydratation des muscles. Il est recommandé de boire durant l'effort pour favoriser l'élimination de l'acide lactique.

Il est conseillé de boire environ deux litres par jour, ce qui signifie environ un litre entre les repas. Boire beaucoup plus d'eau dans une journée n'est pas indiqué car cela peut générer une dilatation des reins.

Voici les quelques règles d'alimentation et d'hydratation qui peuvent permettre de prévenir ou d'améliorer un mal de dos. Les aliments et l'eau que l'on consomme ont une grande importance dans la santé de l'organisme en général et du dos en particulier.

Les compléments alimentaires

Le complément alimentaire est en Europe l'appellation derrière laquelle on met les substances qui amènent au corps un complément nutritionnel. Il existe des compléments alimentaires à base de plantes, d'autres à base d'oligoéléments. Notre alimentation actuelle est souvent carencée en minéraux et en vitamines. Les raisons de ces carences sont liées soit à une alimentation insuffisante en légumes et en fruits, soit à une agriculture intensive sur des terres qui ont perdu toutes leurs qualités nutritives, soit à une cuisson aux températures trop élevées, qui a tendance à oxyder les aliments. C'est pourquoi il est parfois nécessaire d'ajouter des compléments alimentaires.

D'autre part, que ce soit dans la catégorie compléments alimentaires à base de plantes ou compléments alimentaires à base d'oligoéléments, il en existe un bon nombre qui est particulièrement indiqué dans la prévention ou le traitement du mal de dos (voir chapitre 20).

Chapitre 12

Veiller à faire un entretien thérapeutique régulier

Dans ce chapitre :

- Un massage une fois par mois
- Une séance d'ostéopathie préventive deux fois par an
- Une séance d'acupuncture de temps en temps

S'il ne devait y avoir qu'une seule chose à retenir de ce livre, ce serait celle-ci. Il est tout à fait capital d'entretenir une bonne santé, n'attendez pas d'avoir mal avant de faire quelque chose pour votre dos. La douleur est comme la soif, lorsqu'elle arrive il est déjà tard. Ainsi, que ce soit par le massage, l'ostéopathie ou l'acupuncture, il est crucial d'anticiper. Pratiquer une activité physique régulière, manger sain et se faire aider sont les maîtres mots de l'hygiène de vie avec un grand H.

Pourquoi une prévention thérapeutique ?

De nos jours une grande partie des recherches qui sont effectuées en médecine s'intéressent à la prévention. On tente de décoder le génome humain pour pouvoir anticiper les maladies auxquelles les patients risquent d'être soumis durant leur vie. Il suffira de connaître la carte génétique de ces patients pour pouvoir les traiter en amont.

En ce qui concerne le dos, c'est ce qui serait souhaitable aussi : faire un état des lieux pour mettre en lumière les points de fragilité et les renforcer avant que les maux et les problèmes ne s'installent.

Veiller à conserver un dos en bonne santé, est une preuve de bon sens. Pour une bonne et simple raison, qui est que nous ne pouvons pas changer les pièces de notre dos comme l'on changerait une pièce défectueuse de notre voiture.

La chirurgie du dos existe et est très efficace, toutefois vous ne déposez pas les clefs sur un comptoir le matin et récupérez votre corps comme neuf à midi. C'est beaucoup plus complexe que cela. Ainsi un dos s'entretient, se bichonne. Comme nous l'avions déjà mentionné, nous ne sommes égaux ni face à la douleur ni face à l'usure. Malgré cela, si vous ne souffrez pas de douleurs de dos, est-il bien nécessaire d'attendre de voir apparaître un mal de dos pour réagir ?

Une éducation du dos serait assurément une bonne idée. Au même titre que l'on enseigne l'éducation physique, on pourrait apprendre aux enfants à bien se tenir pour économiser et gainer leur dos. Il suffirait peut-être d'une sensibilisation aux problèmes de dos pour éviter un certain nombre de maux de dos. Il suffirait de quelques minutes d'exercices tous les jours et l'apprentissage des gestes à bannir pour que les systèmes de santé soient fortement allégés des dépenses que représentent les pathologies du dos.

Afin de garder un dos en bonne santé, il paraît important de se faire suivre d'un point de vue thérapeutique, alors même qu'aucune douleur n'est réellement ressentie. Il suffirait de quelques séances de l'une ou l'autre thérapie en prévention pour éviter la prescription d'innombrables séances de massages et d'un grand nombre de médicaments. Une fois qu'un mal de dos est installé, les traitements sont toujours plus longs et plus compliqués.

Toute une éducation à refaire

Dans notre culture occidentale, nous avons pour coutume d'aller rendre visite à notre médecin lorsque nous souffrons et parfois depuis longtemps. Toutefois dans tous les domaines de la médecine, on incite à prendre les choses en main avant qu'elles ne soient trop installées. Il est par exemple important de faire une biologie sanguine de temps en temps pour surveiller les différentes valeurs de notre sang. Il n'est pas tout à fait inutile d'envisager de faire une coloscopie à partir de 50 ans, ou de faire une mammographie sans attendre de voir apparaître une tumeur. Ainsi l'on peut voir que la notion de prévention devient de plus en plus importante en médecine. Cependant, il est assez ancré dans les mentalités que lorsqu'un problème surgit et qu'on désire lui tordre le cou, il suffira de prendre un médicament pour qu'il disparaisse. Il n'est pas rare de voir des patients prendre des médicaments contre le cholestérol et continuer à manger gras, à boire de l'alcool et à fumer. Une thérapeutique positive serait celle où l'on tenterait de pousser le patient à faire un effort pour se prendre en charge, de le responsabiliser, et de lui faire prendre conscience de l'importance de prendre soin de lui. Ceci pas uniquement lorsque le mal est déjà là, mais aussi et surtout avant qu'il s'installe.

Massez-moi, massez-moi, massez-moi...

Le massage a des vertus immenses, d'un point de vue mécanique et physiologique. Il permet d'évacuer les toxines emmagasinées par le corps. C'est la raison pour laquelle les sportifs se font toujours masser pour obtenir une meilleure récupération, après l'effort. Par ailleurs, il aide à se débarrasser des tensions accumulées au cours de notre quotidien, que l'on retrouve au niveau de la nuque ou des épaules, mais aussi dans le creux des reins. Il est synonyme de relaxation et de détente musculaire ce qui amènera beaucoup à votre dos.

Pour les personnes en surpoids, il permet d'améliorer l'élimination, et ainsi d'accentuer le processus de perte de poids.

Un massage une fois par mois est un bon rythme, pour les personnes qui sont fortement soumises au stress, un massage par semaine peut aider à une meilleure gestion de celui-ci.

L'efficacité des massages n'est plus à prouver, la plupart des civilisations depuis la nuit des temps y ont eu recours. Il n'existe d'ailleurs pas un seul type de massage, mais une multitude, à commencer par celui que pratiquent les kinésithérapeutes ou physiothérapeutes diplômés d'état.

Mais il y a ensuite des spas, ou des instituts de massages, qui proposent en fonction des goûts de chacun, des massages de bien-être aux origines variées, de la réflexologie plantaire au massage thaïlandais, en passant par le massage ayurvédique à l'huile de sésame ou le massage énergétique. Tout un panel de massages se trouve à votre portée. Par exemple le massage thaïlandais s'effectue en force par pression sur les muscles et les articulations et n'est en rien un massage sensuel. Renseignez-vous avant de pousser la porte d'un institut de massage, car on trouve de tout dans le paysage du massage. Il est important de s'adresser à des personnes compétentes et d'éviter si possible les massages trop en force où le thérapeute commencerait par marcher sur votre dos notamment. Les massages qui se transforment en manipulations en force peuvent aussi être dangereux pour votre dos. N'hésitez pas à demander à être massé un petit peu plus en douceur.

Si dans votre entourage on souhaite tenter de vous aider à faire passer les tensions de votre dos, il existe le livre *Les Massages pour les Nuls*, où un bon nombre de techniques sont expliquées.

Le drainage lymphatique

L'action de ce traitement est d'accélérer la circulation de la lymphe dans l'organisme afin de pouvoir favoriser une bonne élimination. Le système lymphatique est constitué de ganglions, qui vont capturer les toxines et les éventuelles bactéries qui se promènent dans l'organisme, cela lui confère une influence sur le système immunitaire. Ce drainage favorise aussi le désengorgement d'un certain nombre d'articulations dans lesquelles se situent ces ganglions, comme les plis de l'aine, ou les aisselles.

Une séance d'ostéopathie deux fois par an

L'ostéopathie prend tout son sens dans cette approche préventive, elle est efficace pour conserver un état de bonne santé. L'ostéopathe travaille sur la structure, les muscles, les nerfs, et l'ensemble des tissus et des organes. Il aide le corps à retrouver de la mobilité, s'il en a perdu et à conserver son état d'équilibre aussi bien structurel que physiologique. Il va par exemple redonner de l'équilibre au bassin. Un bon ostéopathe va suivre le processus tensionnel, il va le remonter comme l'on remonte le long d'une rivière, jusqu'à en trouver l'origine. Puis il le traitera pour aider le corps à retrouver son état d'équilibre.

L'idéal serait de faire deux séances par an : une au printemps et une en automne. Dans cet intervalle, des déséquilibres peuvent apparaître et nous remarquons que lorsqu'une mise au point est faite deux fois par an, cela évite de tomber dans de gros déséquilibres. Le travail s'effectue sur les tensions musculaires qui sont en place, avant qu'elles ne deviennent blocages. La prévention peut intervenir en amont d'un problème vertébral ou articulaire, mais aussi lorsque des patients sont passés par un épisode de mal de dos compliqué. Un entretien de bonne santé est sans aucun doute la meilleure des choses que l'on puisse offrir à notre corps. Malheureusement, nous vivons dans une civilisation où l'on prie Dieu quand tout va mal, et c'est sans doute sur la base du même mécanisme, que l'on a du mal à traiter un problème en amont chez des patients qui ne se sont jamais trouvés bloqués au préalable. Un homme conscient que son dos est fragilisé à quelque niveau que ce soit est beaucoup plus attentif au bien-être et au mieux-être de son dos. Cependant ce n'est pas parce qu'il n'y a pas de douleur que le problème n'existe pas.

LE SAVIEZ-VOUS ?

L'exemple de l'Allemagne

Pour aller dans le sens de la prévention en ostéopathie, il existe des assurances complémentaires en Allemagne que l'on paye moins cher si l'on s'engage à voir un ostéopathe cinq fois par an sans avoir le moindre problème. Ceci partant de l'idée que les patients seront moins malades et auront moins recours à l'assurance maladie, s'ils font de l'entretien de bonne santé. Et par ricochet, ils coûteront moins cher à la société. L'Allemagne est par ailleurs un exemple de thérapies alternatives, où la médecine classique cohabite avec des « *Heilpraktiker* », qui utilisent des remèdes naturels.

Une séance d'acupuncture de temps en temps

La règle d'or de l'acupuncture est de traiter les problèmes en amont. Tous les secrets de cette méthode vous seront dévoilés par le docteur Godon-Hardy, dans le chapitre 18 sur l'acupuncture. Dans le cas d'un problème de dos, l'acupuncture peut aussi agir en prévention, en travaillant sur l'équilibre du corps.

ANECDOTE

Un médecin sans malade

Il est parfois cité en exemple le modèle du médecin traditionnel chinois qui exerce l'acupuncture. Il maintient ses patients en bonne santé, en rééquilibrant la circulation énergétique du corps, avant que celle-ci ne crée une problématique plus lourde. Ainsi, il fait venir périodiquement ses patients. Un bon médecin acupuncteur devrait être un médecin qui n'a pas de malades, ce qui pour nous est assez paradoxal, et qui est difficile à mettre en place avec nos consciences occidentales.

Les méthodes alternatives cherchent à aider un processus lésionnel à sortir du corps, c'est-à-dire qu'elles accompagnent aussi la guérison. Un bon acupuncteur va trouver le champ énergétique perturbé, le traiter et de ce fait permettre à cette énergie de sortir du corps.

Un peu de souplesse Messieurs, Mesdames...

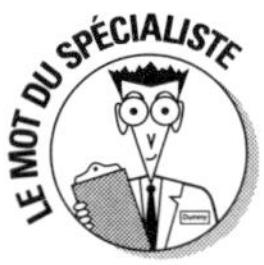

Cette idée de prévention thérapeutique est pour moi importante, néanmoins il n'est pas nécessaire de l'appliquer à la lettre, même si ce serait idéal. Si vous ne pratiquez que l'une de ces techniques, une fois de temps en temps, cela présente déjà un véritable intérêt pour l'équilibre de votre dos. Si vous prenez en plus de cela soin de votre santé en faisant du sport, en tentant de manger équilibré, et en limitant les apports en nicotine et en alcool, vous mettez toutes les chances de votre côté.

Être trop strict ne mène à rien, les personnes qui se restreignent en permanence et font attention à tout s'enferment souvent dans une attitude rigide et peu tolérante. Et la rigidité est tout sauf une bonne chose pour notre dos. On connaît maintenant l'importance du lien entre le mental et le mal de dos. La souplesse est la plus importante des thérapies, quoi qu'il arrive rester souple est pour le dos et les articulations périphériques la clef du bien-être.

Avoir une attitude équilibrée et mesurée prévient les addictions. Toute addiction nuit à l'équilibre, que ce soit une addiction aux stupéfiants, ou à une quelconque thérapie. Tout praticien qui tentera de vous convaincre que vous ne pouvez aller mieux qu'en venant le voir trois fois par semaine pendant des années, abusera de votre confiance et rendra votre corps dépendant à cette thérapeutique. Le corps est fait pour fonctionner sans béquille, sans bâton de pèlerin. Qu'il puisse y avoir des périodes où votre dos a besoin d'aide est tout à fait normal, mais cela doit être dans le but de retrouver de l'autonomie.

Et nos champions...

L'un des meilleurs exemple est celui du sport de haut niveau. Pour toute pratique de sport à un bon niveau, la prévention thérapeutique fait partie de l'attirail qui permet au sportif de se prendre en charge en amont de la compétition.

L'exemple d'Alain Bernard, nageur champion olympique, est emblématique. Il faisait avant les jeux Olympiques de 2008 un entretien en ostéopathie extrêmement régulier toute l'année et surtout avant les compétitions. Son ostéopathe Christian Olivie parle de lui en disant que lorsqu'ils ont commencé à travailler ensemble, Alain Bernard était un monstre de travail dans un corps catastrophique. Alain est lombalgique, c'est-à-dire qu'il a mal en permanence au bas du dos. En priorité grâce à son travail et sans doute aussi grâce à celui de l'ostéopathe, il parvient à une médaille d'or aux jeux Olympiques dans la discipline reine de la natation, le 100 mètres nage libre. Dans tous les sports, l'entretien thérapeutique fait partie intégrante de la préparation. Il permet de conserver de la souplesse, et d'évacuer au maximum les tensions, afin que les sportifs soient au meilleur de leur forme lors des grands rendez-vous.

Chapitre 13

Qui consulter ?

Dans ce chapitre :

- Les principaux objectifs d'une consultation
- Découvrir le coupable : l'interrogatoire
- Évaluer son ennemi : la douleur
- Le confondre : l'examen clinique
- Les autres examens

Pourquoi consulter ?

La douleur de la colonne vertébrale est un motif fréquent de consultation en médecine générale et en rhumatologie. Elle est en constante augmentation dans les pays industrialisés, la lombalgie au premier plan. Près de 80 % des Français auront une lombalgie à un moment de leur vie et 25 % une cervicalgie !

Toute personne souffrant du dos ne devrait pas hésiter à consulter rapidement son médecin traitant car une prise en charge précoce a pour but :

- de soulager la douleur au plus vite… ce qu'on peut souvent commencer à faire soi-même, car on a presque toujours un antalgique dans son armoire à pharmacie ;
- de prévenir la récidive ;
- d'éviter la chronicité.

Ces deux derniers points nécessitent une vision à plus long terme.

Selon le contexte, le médecin traitant, généraliste, peut adresser son patient à un rhumatologue spécialiste des problèmes osseux et articulaires, à moins que le patient, déjà suivi pour une pathologie chronique, aille directement consulter son rhumatologue.

La première consultation

En voici les principaux objectifs :

- S'assurer que la douleur est bien d'origine rachidienne ;
- Établir un diagnostic précis de la cause de la douleur ;
- Entreprendre le traitement le plus adapté ;
- Expliquer au patient pourquoi il a mal. En effet une explication claire des raisons de la douleur contribue à atténuer l'anxiété bien souvent associée et participe ainsi à une meilleure évolution.

L'interrogatoire

Première étape de toute consultation, et la plus importante, l'interrogatoire apporte le maximum d'informations. Il ne faut pas être étonné d'être soumis à un questionnaire approfondi parfois directif, qui permet de cerner au mieux la situation. Vous l'avez bien compris, la douleur du dos n'est pas une maladie en soi, c'est un symptôme dont il faut trouver la cause et qui nécessite une véritable enquête, non pas policière, mais presque ! Parfois l'enquête est simple et le « coupable » rapidement découvert. Parfois l'enquête est complexe, longue, nécessitant l'intervention d'autres services, c'est-à-dire des examens complémentaires – examens biologiques sanguins, bilan d'imagerie principalement.

L'interrogatoire se concentre d'abord sur la douleur et son retentissement puis s'élargit à des questions plus générales :

Sur la douleur :

- Où avez-vous mal ?
- Depuis quand ?
- Comment est-ce arrivé ?
- Avez-vous mal tout le temps ?
- Qu'est-ce qui calme votre douleur ?
- Qu'est-ce qui l'aggrave ?
- Quelle est l'intensité de la douleur ?

L'évaluation de la douleur

Son intensité

Voilà une notion tout à fait subjective : le seuil de tolérance à la douleur peut être très différent d'une personne à l'autre et peut même changer chez une même personne en fonction des circonstances de la vie. Ainsi des facteurs physiques – l'âge, une maladie associée… – et plus encore des facteurs psychologiques – dépression, conflit, difficultés socioprofessionnelles – peuvent baisser le seuil de tolérance à la douleur.

À l'inverse, dans certaines conditions extrêmes comme des traumatismes sportifs, des blessures de guerre, la tolérance à la douleur peut augmenter.

Comment alors évaluer la douleur de l'autre que l'on ne ressent pas ? Rappelons qu'il n'y a pas de corrélation stricte entre l'intensité de la douleur et la gravité des lésions physiques. Et il est important d'évaluer l'intensité d'une douleur, car cela permet d'adapter le traitement antalgique, de suivre l'évolution et l'efficacité du traitement. On utilise pour cela des échelles d'autoévaluation simples.

L'échelle numérique (EN)

On demande au patient de coter sa douleur de 0 à 10 (0 : pas de douleur, 10 : douleur maximale imaginable).

L'échelle visuelle analogique (EVA)

Ce « thermomètre de la douleur » se présente comme une réglette graduée qui, du côté patient, ne présente que deux repères aux extrémités de la ligne : à gauche « pas de douleur », à droite « douleur maximale imaginable ». Du côté du soignant, la ligne est millimétrée de 0 à 100 mm et on peut ainsi noter précisément la position du curseur déplacé sur cette ligne par le patient. Ces échelles sont facilement reproductibles et permettent de suivre l'évolution de la douleur.

L'étendue de la douleur

La douleur concerne-t-elle la colonne vertébrale seule : cervicalgie, dorsalgie, lombalgie, ou existe-t-il en même temps une douleur dans une jambe (sciatique ou cruralgie) ou un bras (névralgie cervico-brachiale) ? Une dorsalgie peut être associée à des douleurs en hémi-ceinture ou en ceinture.

Il faut alors faire préciser :

- Le trajet de la douleur ;
- Les possibles troubles de la sensibilité associés : engourdissement, fourmillements, picotements, sensation de brûlures…
- Les éventuels signes traduisant un déficit moteur : le pied qui bute, l'objet qui tombe de la main…

Il ne faut pas être étonné de questions quasi systématiques à savoir s'il existe des troubles des sphincters vésical et anal comme des fuites urinaire ou fécale (incontinence) ou son contraire (rétention), des troubles génitaux (absence d'érection).

- **Le retentissement de la douleur et ses conséquences** : quel est le retentissement de la douleur sur la vie quotidienne, l'activité professionnelle, les activités de routine, le sport, les loisirs, sur le sommeil, sur le moral ?
- **Les signes d'accompagnement** : avez-vous de la fièvre, une infection récente ? avez-vous mal à d'autres articulations ? avez-vous maigri récemment de façon inexpliquée ?
- **Les antécédents** récents et anciens : maladies, interventions chirurgicales, traitements en cours ?

Différencier les types de douleur

Il faut savoir différencier la douleur aiguë de la douleur chronique : c'est le plus simple. Rappelons que le terme « aigu » se rapporte à une notion de temps et correspond à une douleur de moins de trois mois, alors qu'une douleur dite chronique dure depuis plus de trois mois.

- **La douleur de type mécanique** : c'est une douleur de la journée (diurne) qui augmente à la mobilisation et à l'activité ; elle est calmée par le repos et ne réveille pas la nuit (sauf aux changements de position) ; son début est souvent brutal à la suite d'un effort ou d'un faux mouvement ; mais il peut être progressif à la suite d'une mauvaise posture.
- **La douleur de type inflammatoire** : c'est une douleur qui n'est pas calmée par le repos, qui réveille la nuit (nocturne), au petit matin surtout. Elle survient progressivement, sans facteur déclenchant et a plutôt tendance à s'intensifier avec le temps.

Si le médecin conclut à l'origine mécanique de la douleur, ce qui est, l'immense majorité des cas, il affinera son interrogatoire dans ce sens, à la recherche de signes plus précis en faveur d'une cause ou d'une autre, car les possibilités sont nombreuses : lumbago ou torticolis, protrusion ou hernie discale, zygarthrose, canal lombaire ou canal cervical étroit, poussée inflammatoire d'arthrose…

Lors de lombalgie, la douleur est-elle plus importante en station assise ou en station debout, augmente-t-elle ou est-elle soulagée à la marche ? Être assis soulage la zygarthrose car dans cette position la lordose lombaire est moins importante car la pression des articulations postérieures est moindre. La station debout ou la marche peut soulager les douleurs d'origine discale : rappelez-vous, en position verticale (sans se pencher en avant !), la pression intradiscale est moins importante.

Quelle distance pouvez-vous parcourir avant de commencer à souffrir ? La distance parcourue détermine ce qu'on appelle le périmètre de marche. Les douleurs lombaires, sciatiques et/ou crurales qui apparaissent à la marche évoquent un rétrécissement du canal lombaire, surtout si les douleurs des membres inférieurs sont des deux côtés, ou tantôt l'un tantôt l'autre. Et plus le périmètre de marche est court, plus le rétrécissement du canal est important.

La douleur augmente-t-elle lors de la toux, l'éternuement, aux toilettes lors des efforts de poussée ? Il s'agit alors d'une douleur dite impulsive, en faveur d'une origine discale.

La douleur neuropathique

Elle a des caractéristiques différentes : le patient décrit des douleurs permanentes jour et nuit, mais fluctuantes, avec des sensations de brûlures, de broiement, de torsion, d'écrasement associés à des décharges électriques.

L'examen clinique

Premier temps de l'examen : l'inspection

Le patient doit d'abord être examiné debout, de face et de profil, à la recherche d'anomalies de courbure et de mobilité.

Les anomalies de courbures

L'exagération des courbures normales, si elle est très importante, peut être responsable de douleurs :

- Hyperlordose lombaire : exagération de la cambrure lombaire, surtout chez la femme lors de la grossesse et plus tard au moment de la ménopause. Mais attention une hyperlordose n'est pas forcément douloureuse.

- Hypercyphose dorsale : le dos rond, voûté, souvent la conséquence d'une maladie de croissance (trop rapide) des vertèbres chez l'adolescent, la maladie de Scheuermann.

La déformation de la colonne vertébrale

La scoliose est le résultat d'une torsion, rotation, dans l'espace des vertèbres les unes par rapport aux autres (du grec *skolios* : tortueux). Importante, une scoliose est décelée et traitée dans l'enfance ou dans l'adolescence. Mais elle peut aussi s'aggraver ou se déclarer à l'âge adulte et est alors souvent associée à des phénomènes dégénératifs.

La déformation peut être visible à l'œil nu ou plus subtile, non visible d'un point de vue esthétique. L'examen clinique recherche alors une gibbosité, une bosse qui apparaît dans la région dorsale ou lombaire quand le patient se penche en avant.

L'attitude scoliotique est à distinguer de la scoliose. Il s'agit aussi d'une déviation de la colonne vertébrale, mais sans rotation des corps vertébraux, sans gibbosité et qui disparaît quand le patient est allongé (ce qui n'est pas le cas de la scoliose). Elle est souvent due à une inégalité de longueur des membres inférieurs, plus rarement à une pathologie du bassin. L'attitude antalgique est aussi une attitude scoliotique.

L'attitude antalgique désigne la position que le corps adopte pour soulager la douleur. C'est une contracture des muscles paravertébraux qui entraîne une déviation de la colonne vertébrale. Elle n'est pas systématique, elle guérit en général en même un temps que la cause responsable. Mais cette guérison n'est pas automatique, ce qui fait que l'attitude antalgique, malgré son nom, ne l'est pas toujours.

Les anomalies de mobilité

Il faut ensuite rechercher ces anomalies des différentes régions cervicale, dorsale et lombaire. Sans l'aider ni le forcer bien sûr, on fait se pencher le patient en avant (flexion), en arrière (extension), sur les côtés droit et gauche (latéroflexion), et on évalue aussi les mouvements de rotation du cou et de l'ensemble du rachis.

Par exemple, une raideur rachis lombaire peut être évaluée par la mesure de la distance mains-sol lors de la flexion du rachis jambes tendues.

En faisant marcher le patient, de façon naturelle puis sur la pointe des pieds et sur les talons, on recherche une faiblesse musculaire, c'est-à-dire un déficit moteur.

Deuxième temps de l'examen clinique : la palpation

Le patient est allongé, sur le dos puis sur le ventre, parfois sur le côté. L'objectif est de rechercher les points douloureux par la palpation, niveau par niveau, tout le long de la colonne vertébrale. La palpation – pression des zones en projection des différentes structures osseuses – cherche à cibler précisément l'origine de la douleur.

La palpation des muscles recherche une contracture, c'est-à-dire une modification de la consistance du muscle qui peut être sensible, induré dans son ensemble ou très localement (cordon musculaire) ; elle permet de détecter les points-gachette dont la pression reproduit la douleur connue du patient.

La palpation superficielle de la peau et du tissu sous-cutané par la méthode du « pincé-roulé » : on prend un pli de peau que l'on pince et que l'on fait progresser entre les doigts. Le pli sera plus épais, « capitonné », la manœuvre douloureuse en cas de cellulalgie qui est la projection cutanée d'une douleur vertébrale ou radiculaire (en l'absence d'anomalie, cette manœuvre du pincé-roulé ne doit pas être douloureuse… si elle est faite « normalement », c'est-à-dire gentiment !).

Après l'examen de la colonne vertébrale, vient celui des membres inférieurs et/ou supérieurs, même si la douleur reste centrée sur la colonne vertébrale sans irradiation dans une jambe ou un bras.

L'examen des articulations concerne les épaules et les hanches. Dans les douleurs de la colonne vertébrale, on vérifie toujours la bonne mobilité de ces articulations, car leur atteinte peut simuler une origine radiculaire nerveuse, par exemple une coxarthrose (arthrose de l'articulation de la hanche) qui peut donner des douleurs ressemblant à une cruralgie, tout le long de la face antérieure de la cuisse.

Manœuvres pour rechercher l'irradiation radiculaire

Le signe de Lasègue pour la sciatique consiste à demander au patient allongé sur le dos de lever lentement la jambe en extension, ce qui reproduit la douleur sciatique. Ce signe est coté en degré, correspondant à l'angle à partir duquel on reproduit la douleur de la jambe (pas celle du dos). La douleur déclenchée dès une faible angulation est corrélée à l'importance de la tension de la racine nerveuse.

Le signe de Léri identifie la cruralgie : le patient est allongé sur le ventre, le médecin force l'extension de la jambe vers le haut qui reproduit la douleur crurale.

Le test d'Elvey, pour le membre supérieur, est aussi appelé test de Lasègue du membre supérieur.

Évaluation de la force musculaire des différents muscles

Avec une cotation de 0 à 5 selon l'échelle du MRC (Medical Research Council) – MRC 0 : aucune contraction musculaire ; 5 : force musculaire normale –, il est évident qu'un déficit musculaire qui s'aggrave ou d'emblée inférieur à 3 rentre dans le cadre de l'urgence thérapeutique.

Évaluation de la force musculaire

Échelle MRC (Medical Research Council of Great Britain) :

5 : force normale ;

4 : capacité de lutter contre la pesanteur et contre une résistance ;

3 : capacité de lutter contre la pesanteur, mais non contre une résistance ;

2 : possibilité de mouvement une fois éliminée la pesanteur ;

1 : ébauche de mouvement ;

0 : aucun mouvement.

La recherche des réflexes ostéo-tendineux

Cette recherche est importante. L'absence ou la diminution d'un réflexe ostéo-tendineux (aréflexie ou hyporéflexie) évoque l'atteinte d'un nerf périphérique. Son augmentation (hyperréflexie) peut être le reflet d'une atteinte du système nerveux central, donc de la moelle épinière. Une hyperréflexie doit être jugée avec prudence, associée à d'autres signes, car certaines personnes ont des réflexes vifs spontanément, sans que cela soit pathologique ; le médecin cherchera notamment un signe de Babinski.

LE SAVIEZ-VOUS ?

Le signe de Babinski

Lorsqu'on stimule le bord externe du pied avec un crayon par exemple en allant du talon vers les orteils, normalement la voûte plantaire se creuse et le gros orteil fléchit. On appelle signe de Babinski, le réflexe inverse : le gros orteil se dirige vers le haut, il se met en extension avec les autres orteils parfois en éventail. Ce signe de Babinski correspond à une atteinte des voies de la motricité du système nerveux central (cerveau, moelle épinière) et non pas du système nerveux périphérique (nerfs rachidiens).

Recherche de troubles objectifs de la sensibilité

C'est-à-dire ceux constatés par l'examen clinique. Cette évaluation se fait par plusieurs tests toujours en comparaison au côté opposé.

Sensibilité superficielle, cutanée

Ce test évalue la sensibilité au tact (en effleurant la peau avec un coton), à la douleur (avec une épingle par exemple, mais pas en piquant sauvagement !) et à la température (avec des tubes remplis d'eau chaude et froide).

Le médecin recherchera aussi des anomalies de la sensibilité du périnée, des organes génitaux externes et de la face interne des cuisses, ce qu'on appelle l'anesthésie en selle qui correspond à un syndrome de la queue-de-cheval et constitue une urgence chirurgicale (voir chapitre 16).

Sensibilité proprioceptive

La sensibilité proprioceptive est la perception qu'on a de son propre corps, de sa position et de ses mouvements : elle fait partie de la sensibilité profonde. On peut l'évaluer simplement au membre inférieur en demandant au patient les yeux fermés de reconnaître la position de son gros orteil que l'on aura mobilisé auparavant (vers le haut ou vers le bas ?) ; le membre supérieur est soumis au même test avec la position des doigts de la main.

Ces tests évaluent les troubles objectifs de la sensibilité par opposition aux troubles subjectifs qui sont ceux ressentis par le patient et recueillis lors de l'interrogatoire.

Quand il s'agit de douleurs de la colonne vertébrale dites « communes », c'est-à-dire d'origine dégénérative ou posturale (l'immense majorité des cas !), il n'y a pas lieu de demander des examens biologiques ou d'imagerie systématiquement. En revanche, on y aura recours si la douleur persiste, rebelle aux traitements (recommandations de l'HAS, Haute Autorité de Santé). Le rôle du médecin est justement, après l'interrogatoire et l'examen clinique, de savoir reconnaître ou suspecter les autres causes possibles, plus sérieuses ou graves, rares en pourcentage mais nombreuses en variétés, telles les rachialgies symptomatiques :

- Rhumatismes inflammatoires ;
- Pathologie fragilisante du squelette osseux, c'est-à-dire une ostéoporose ;
- Infections ;
- Tumeurs.

Les pathologies d'un autre organe peuvent également se manifester par des douleurs de la colonne vertébrale (voir chapitre 3).

Quand il faut d'autres examens

Il a été ainsi défini des signes d'alerte ou « drapeaux rouges » devant lesquels le médecin demandera d'emblée d'autres examens.

Les drapeaux rouges

L'âge : moins de 20 ans, plus de 55 ans (chez quelqu'un qui n'a jamais eu mal auparavant, c'est-à-dire pour un premier épisode).

La localisation : plus de méfiance pour la dorsalgie.

Le caractère de la douleur : inflammatoire, permanente, purement nocturne, sans facteur déclenchant.

Des signes généraux : fièvre, une atteinte de l'état général, un amaigrissement inexpliqué.

Des antécédents : traumatisme, cancer, sida, corticothérapie au long cours.

Quels examens ?

Des examens biologiques par une prise de sang

On effectue un dosage de la vitesse de sédimentation (VS) et de la protéine C réactive (CRP) qui, trop élevées, sont le reflet d'un syndrome inflammatoire ou infectieux :

- Numération formule sanguine (NFS) ;
- Dosage du calcium, du phosphore, de la vitamine D si on suspecte une ostéoporose.

En fonction du résultat de ces examens de base, votre médecin pourra demander des examens plus approfondis.

Des examens d'imagerie

La radiographie simple

Selon la localisation de la douleur, le médecin prescrira des radiographies simples du rachis cervical, dorsal ou lombaire. Rappelons que cet examen ne montre que les os, les autres structures sont radiotransparentes (voir chapitre 2), mais il permet d'apprécier globalement la forme et la disposition des vertèbres donc de reconnaître un tassement vertébral.

C'est le seul examen actuellement qui permette une véritable évaluation des courbures (scoliose...), des glissements de vertèbres les unes sur les autres (listhésis), de leur stabilité ou instabilité par des examens dynamiques.

Le scanner

Il permet une très bonne étude de l'os lui-même dans les trois plans de l'espace, donc de toutes les lésions dégénératives de l'arthrose, des disques et articulations postérieures, de leurs possibles conséquences, comme le rétrécissement du canal vertébral et des foramens.

Très performant dans l'étude de l'os, il peut donc détecter aussi les autres pathologies osseuses telles que les lésions infectieuses et tumorales.

L'imagerie par résonance magnétique (IRM)

C'est l'examen le plus performant qui détecte très précocement tout ce qui est inflammatoire. Elle permet d'analyser avec précision tout ce qui passe à l'intérieur du canal vertébral : les structures nerveuses, la moelle épinière et les racines nerveuses spinales et ce qui peut les comprimer : hernie discale, zygarthrose, kyste articulaire synovial, tumeur qu'elle soit osseuse, du rachis, des structures nerveuses ou méningées dans le canal vertébral.

La scintigraphie osseuse

Ce n'est pas un examen spécifique. Il met en évidence des zones d'hyperfixation du rachis et permet d'orienter le diagnostic vers une pathologie inflammatoire, infectieuse ou tumorale, parfois traumatique... Elle est à interpréter avec les autres signes et examens.

À RETENIR

Recommandation de l'HAS (Haute Autorité de Santé)

En l'absence des signes d'alerte, et en dehors bien sûr de tout contexte d'urgence, en cas de cervicalgie ou lombalgie commune aiguë, il n'y a pas lieu de demander des examens complémentaires biologiques ou d'imagerie avant sept semaines sauf en cas de décision de manipulation ou infiltration. Un examen d'imagerie est justifié au-delà en l'absence d'améliorations cliniques avec un traitement bien suivi.

Chapitre 14

Les médicaments et les infiltrations

Dans ce chapitre :

- Le circuit de la douleur
- Les antalgiques
- Les anti-inflammatoires
- Les différents traitements locaux

Le cercle vicieux de la douleur

Nous avons vu que la douleur aiguë peut être un signal d'alarme et avoir un rôle protecteur en signalant une lésion ou un dysfonctionnement. Si la douleur perdure et devient chronique, elle est inutile et néfaste, accompagnée parfois d'un retentissement psychique majeur pouvant conduire à une dépression.

Dans les pathologies de la colonne vertébrale, comme pour d'autres pathologies articulaires d'ailleurs, on assiste souvent à un auto-entretien de la douleur : la lésion initiale génère la douleur, qui entraîne une contracture musculaire, laquelle majore les contraintes sur la ou les articulations concernées, ce qui augmente la douleur et ainsi de suite. Il faut éviter à tout prix le cercle vicieux dans lequel peuvent être pris les phénomènes douloureux.

Pour des raisons humaines évidentes, calmer la douleur est la priorité absolue, mais il faut aussi éviter qu'elle ne se chronicise, car elle risque alors de devenir beaucoup plus difficile à traiter.

La réaction inflammatoire locale secondaire à la lésion initiale, quelle qu'elle soit, participe grandement à la douleur et à son entretien. Son traitement est donc essentiel pour activer la réparation des tissus lésés et diminuer la douleur.

Circuit de la douleur

Les récepteurs de la douleur ou nocicepteurs sont présents dans presque tous les tissus de l'organisme. Lors d'une agression, comme une trop forte pression, une plaie, une déchirure, etc. ces nocicepteurs sont activés par la libération de nombreuses substances chimiques locales, notamment des prostaglandines, par l'intermédiaire d'un enzyme appelé cyclo-oxygénase. On les appelle substances algogènes (« algo » : douleur, « gène » : qui engendre, qui donne naissance). Il s'agit là de la partie périphérique du circuit de la douleur.

Les nocicepteurs activés créent une impulsion électrique – l'influx nerveux – qui se déplace le long des fibres nerveuses sensitives pour rejoindre la moelle épinière au niveau de sa corne dorsale. Là, la transmission de l'information entre les cellules nerveuses (les neurones) s'effectue grâce à la libération de nombreuses substances chimiques appelées neurotransmetteurs (substance P, glutamate, CGRP...). Rappel : dans la moelle épinière, nous sommes déjà dans le système nerveux central.

L'influx nerveux se propage et monte le long de la moelle épinière jusqu'au tronc cérébral, puis au thalamus, d'où le message est transmis à plusieurs régions du cerveau : certaines régions du cortex cérébral (cortex : couche externe du cerveau), la région hypothalamique, le système limbique (ensemble de structures qui agissent sur les émotions, le comportement et la mémoire liés aux différentes sensations dont la douleur).

L'influx nerveux se propage donc vers le cerveau mais, dès le tronc cérébral, il existe un système d'information qui redescend vers la moelle épinière et qui cherche à limiter le message douloureux.

« À l'étage supérieur », le cerveau réagit aux signaux de la douleur et informe l'organisme par un système de voies descendantes qui visent lui aussi à inhiber le message douloureux par l'intermédiaire de multiples substances, les neuromodulateurs : endorphines, enképhalines, sérotonine, noradrenaline...

Sur l'ensemble de ce circuit, il existe donc de multiples systèmes de contrôle qui inhibent le message douloureux :

1. Le contrôle de la porte : dans la corne dorsale de la moelle épinière médullaire se déroule le premier barrage à la transmission du message douloureux (« *gate control theory* » de Melzack et Wall).

2. Le système opioïde : les endorphines que nous secrétons et qui miment l'action de la morphine se fixent sur les très nombreux récepteurs aux opioïdes présents dans tout le système nerveux central, principalement au niveau de la corne dorsale de la moelle épinière.

3. Les contrôles d'origine supraspinale, c'est-à-dire issus du tronc cérébral par des faisceaux inhibiteurs descendants.

4. Les contrôles d'origine corticale, issus des centres cérébraux supérieurs par l'intermédiaire de multiples neuromodulateurs.

En résumé, les sites de contrôle de la douleur sont situés dans la moelle épinière, le tronc cérébral et les centres supérieurs du cerveau. Les antalgiques peuvent donc agir à différents niveaux dans le circuit de la douleur : par une action périphérique, en inhibant la production des substances algogènes ; par une action centrale, en renforçant les différents systèmes de contrôle au niveau de la moelle épinière, du tronc cérébral et des centres cérébraux.

Le travail du rhumatologue

La personne la plus à même de cerner la nécessité de l'usage des médicaments est le rhumatologue. Il est votre premier interlocuteur spécialisé « mal de dos » après votre généraliste. Il est expert dans le diagnostic et le traitement des maladies de l'appareil locomoteur. Il s'occupe des maladies qui concernent les os, les articulations, les ligaments et les tendons. Il soigne aussi les pathologies qui affectent le système nerveux périphérique. Le neurologue peut lui aussi prescrire des médicaments ou des infiltrations.

Nous avons ainsi défini les objectifs principaux :

- traiter la douleur ;
- traiter les phénomènes inflammatoires qui l'accompagnent souvent ;
- et par conséquent soulager les contractures musculaires associées qui participent à son entretien.

Nous disposons pour cela de deux grandes catégories de médicaments : les antalgiques et les anti-inflammatoires.

Les médicaments administrés par voie générale

En fonction de l'intensité de la douleur à traiter, il existe une hiérarchie dans l'utilisation des antalgiques. L'Organisation mondiale de la santé (OMS) a établi une classification des médicaments antalgiques et distingue trois paliers :

- Palier I : pour traiter les douleurs faibles à modérées ;
- Paliers II : pour traiter les douleurs modérées à intenses ;
- Palier III : pour traiter les douleurs intenses à très intenses.

Tous les médicaments, même les plus simples et les mieux tolérés, ont un revers de la médaille. Ils ont des effets secondaires indésirables, c'est pourquoi il ne faut pas les prendre n'importe comment !

Les antalgiques

Les antalgiques de palier I

Le paracétamol

Citons pour exemple le Doliprane, l'Efferalgan, le Dafalgan, le Claradol et leurs génériques.

Il est le médicament le plus prescrit en France pour son action antalgique et son action antipyrétique (contre la fièvre). Il est disponible sans ordonnance dans les pharmacies et présent dans toutes les armoires à pharmacie familiales… et pour cause : il présente beaucoup d'avantages. Il est très bien toléré, a très peu de contre-indication, peut être prescrit à tout âge, et a très peu d'effets secondaires indésirables aux doses normales (3 grammes/jour, maximum 4 grammes/jour chez l'adulte).

Contrairement à l'aspirine et aux anti-inflammatoires, le paracétamol n'est pas irritant pour l'estomac et l'ensemble du système digestif, il ne fluidifie pas le sang. Il peut donc être prescrit chez les personnes aux antécédents d'ulcère gastrique ou de gastrite, chez celles sous traitement anticoagulant, chez les enfants et les femmes enceintes.

ATTENTION !

Il existe cependant un risque, aux conséquences parfois gravissimes, de lésion du foie en cas de surdosage, en raison de sa toxicité hépatique. Il est d'ailleurs contre-indiqué en cas d'insuffisance hépatique.

Le mode d'action du paracétamol est encore incomplètement élucidé : à la fois périphérique et central avec un mode d'action qui lui serait propre, il est différent de celui des autres molécules de palier I.

Il se prend par voie orale ; chez l'adulte, la posologie est d'une prise de 0,5 à 1 gramme, toutes les 4 à 6 heures jusqu'à 4 g maximum. Il peut être utilisé par voie intraveineuse (Perfalgan) dans les douleurs postopératoires. En cas d'insuffisance d'efficacité du paracétamol sur les douleurs, on a recours aux antalgiques de palier II.

Les autres molécules

L'aspirine, les anti-inflammatoires dits non stéroïdiens (AINS) sont intégrés aux antalgiques de palier I dans la classification de l'OMS (le terme « non stéroïdien » est utilisé pour les distinguer des substances corticostéroïdes, autrement dit de la famille des corticoïdes). Nous en parlerons dans le paragraphe consacré aux anti-inflammatoires.

Les antalgiques de palier II

Ces antalgiques à action centrale sont utilisés pour les douleurs d'intensité modérée à intense.

La codéine

C'est un médicament bien connu contre la toux, mais il est également utilisé pour son action antalgique, toujours associé au paracétamol.

C'est le cas des médicaments suivants par exemple : Efferalgan-codéine, Dafalgan-codéine, Claradol-codéine, Klipal et les génériques paracétamol-codeine

Son mode d'action se situe au niveau des récepteurs opioïdes. Comme effets secondaires indésirables, la codéine peut provoquer constipation, nausées et vomissements et par son effet sédatif, une somnolence.

Le tramadol

Il a une double action centrale, en agissant sur les récepteurs opioïdes et en inhibant la recapture de la sérotonine et la noradrénaline, molécules qui interviennent dans le mécanisme de contrôle de la transmission de la douleur.

Le Topalgic et les générique du tramadol en font partie.

Il est parfois mal toléré, surtout en début de traitement, en raison de ses effets secondaires tels que nausées, vomissements, somnolence et sensation de vertiges ; il peut créer un état de dépendance relative.

Associé au paracétamol avec lequel il a une action synergique (ensemble leur action est renforcée), il peut être utilisé à plus faible dose et donc être mieux toléré (Ixprim, Zaldiar).

En cas d'insuffisance d'efficacité des molécules de palier II, on a recours aux antalgiques de palier III.

Les antalgiques de palier III

La morphine et ses dérivés ont une action antalgique très puissante, à forte action centrale sur les récepteurs opioïdes de la moelle épinière et des différents centres nerveux supraspinaux et cérébraux.

Ils sont plus rarement indiqués pour les rachialgies communes, sauf dans les cas particuliers de douleurs très intenses, insupportables et pour des durées brèves, comme dans certaines névralgies cervico-brachiales et sciatiques hyperalgiques.

Voici quelques exemples : par voie orale : Skénan, Actiskénan, Moscantin, Oxycontin ; en patch : Durogésic ; par voie intraveineuse, en cas de douleur intense postopératoire.

Dans tous les cas, ils sont utilisés à doses très progressives. Il existe des effets secondaires indésirables notables. La morphine entraîne systématiquement une constipation, très souvent nausées et vomissements ; l'effet sédatif avec somnolence est très fréquent surtout en début de traitement. La dépendance psychique est minime lors de l'utilisation de la morphine comme antalgique et donc le risque de voir se développer une toxicomanie très faible dans le respect des règles de prescription.

Les anti-inflammatoires

Dans la classification de l'OMS, les anti-inflammatoires non stéroïdiens (AINS) et l'aspirine sont intégrés aux antalgiques de palier I. Ce ne sont pas des antalgiques à proprement parler, mais par leur action anti-inflammatoire, ils soulagent la douleur.

Leur mode d'action est périphérique en inhibant une enzyme, la cyclo-oxygénase (Cox) responsable de la synthèse des prostaglandines. Les anti-inflammatoires diminuent donc la synthèse des prostaglandines. Il existe deux formes de Cox, la Cox 1 et la Cox 2.

C'est la Cox 2 qui est responsable de la production de prostaglandines impliquées dans la réaction inflammatoire. Mais la Cox 1 présente un peu partout dans l'organisme est responsable de la production de prostaglandines qui protègent l'estomac et favorisent l'agrégation plaquettaire (les plaquettes sont des cellules sanguines qui ont un rôle dans la première étape de la coagulation en s'agglutinant, en s'agrégeant donc, sur le site du saignement).

Les anti-inflammatoires classiques et l'aspirine inhibent à la fois la Cox 1 et la Cox 2, et l'aspirine plus encore la Cox 1. Les effets recherchés des anti-inflammatoires dépendent de l'action anti-Cox 2, les effets secondaires indésirables découlent de leur action anti-Cox 1.

L'aspirine

C'est sans doute le médicament le plus connu, celui qui a soigné des générations entières et, de fait, un excellent médicament. Sa molécule active est présente à l'état naturel dans certaines plantes comme la saule (d'où son nom acide acétylsalicylique) ou la reine-des-prés (appelée autrefois *spirae ulmaria* d'où le nom aspirine).

Elle est utilisée depuis l'Antiquité. L'aspirine est antalgique, antipyrétique (fait baisser la fièvre) et anti-inflammatoire (à haute dose, 2 à 3 grammes par jour), mais ce n'est pas tout ! Dès une faible dose, l'aspirine fluidifie le sang en diminuant l'agrégation plaquettaire (action anti-Cox 1) et c'est pour cette action antiagrégante qu'elle est maintenant principalement utilisée. Une bonne partie de la population âgée est sous aspirine à petite dose pour prévenir les accidents vasculaires, cardiaques ou cérébraux. Les travaux récents ont trouvé son effet protecteur contre certains cancers à petites doses quotidiennes pendant au moins cinq ans.

À côté de ces effets bénéfiques, il existe des effets secondaires dits effets indésirables. L'aspirine peut entraîner :

- des lésions du système digestif : des brûlures d'estomac, des ulcérations, des hémorragies digestives. Elle est donc contre-indiquée chez les personnes qui ont un ulcère de l'estomac ou une hernie hiatale ;
- des réactions allergiques ;
- des risques hémorragiques. Son action anticoagulante, bénéfique dans certaines situations peut devenir dangereuse dans d'autres, en aggravant une hémorragie. Ainsi, elle ne doit pas être donnée aux hémophiles, aux personnes sous traitement anticoagulant, aux femmes pendant les règles, avant une intervention chirurgicale. Elle est contre-indiquée chez la femme enceinte.

LE SAVIEZ-VOUS ?

Effets indésirables

Si, longtemps utilisée en pédiatrie, l'aspirine est maintenant contre-indiquée chez l'enfant pour faire baisser la fièvre en raison du risque de syndrome de Reye, de survenue exceptionnelle, mais potentiellement gravissime avec lésions cérébrales et hépatiques. En effet, des études rigoureuses ont établi un lien entre la prise d'aspirine au cours d'un épisode viral aigu et la survenue d'un syndrome de Reye.

Les anti-inflammatoires non stéroïdiens (AINS)

Les AINS sont largement prescrits en pathologie vertébrale, souvent associés aux antalgiques, et ne sont logiquement indiqués que s'il existe une inflammation :

- en cas de poussées inflammatoires d'arthrose discale ou articulaire postérieure ;
- dans les névralgies cervico-brachiales, sciatiques ou cruralgies car il y a une inflammation des racines nerveuses comprimées ;
- dans les rhumatismes inflammatoires surtout la spondylarthrite ankylosante.

Les médicaments de cette catégorie sont extrêmement nombreux, on ne peut en citer que quelques-uns : Feldène (générique : piroxicam), Voltarène (générique : diclofénac), Profénid (générique : kétoprofène), Advil ou Brufen (générique : ibufrofène), Cartrex, Nifluril.

Beaucoup de douleurs vertébrales sont purement mécaniques et ne justifient pas d'anti-inflammatoires, d'autant plus que les effets secondaires indésirables sont loin d'être négligeables. Rappelons que ces effets sont essentiellement digestifs (liés à l'action anti-Cox 1) : douleurs et brûlures de l'estomac, risque d'ulcère et de saignement digestif voire de perforation aux conséquences potentiellement gravissimes. Il faut donc éviter de les associer avec l'alcool, le café et le tabac, qui augmentent le risque d'irritation gastrique.

Chez les personnes fragiles, il est souvent prescrit en association un médicament protecteur gastrique de type Mopral (générique : omeprazole), Inipomp (générique : pantoprazole) ou Inexium (générique : esomeprazole) par exemple.

Il existe de plus rares complications rénales (attention donc aux insuffisants rénaux), et comme pour toutes substances, des réactions allergiques.

Il est donc essentiel de respecter les contre-indications, de ne pas associer deux anti-inflammatoires ou de les prescrire chez les patients sous anticoagulants. Ils sont aussi contre-indiqués chez la femme enceinte et au cours de l'allaitement.

L'efficacité et la tolérance des anti-inflammatoires sont variables d'une personne à l'autre. Chez une même personne l'un peut être efficace, l'autre pas ; c'est pourquoi il ne faut pas hésiter à changer d'anti-inflammatoire en cas d'inefficacité avant de conclure à un échec des médicaments de cette catégorie.

La prescription standard se fait par voie orale, d'une durée variable d'une semaine à environ deux mois.

D'autres anti-inflammatoires ont été développés à action essentiellement anti-Cox 2 en respectant la Cox 1 qui joue un rôle essentiel dans la protection gastrique. Si leurs effets indésirables sur le système digestif et le risque hémorragique sont donc nettement diminués, ils pourraient par contre augmenter le risque de pathologies cardio-vasculaires. Ce sont le Célébrex et l'Arcoxia, par conséquent contre-indiqués en cas de maladie cardio-vasculaire.

Attention, très récemment, depuis août 2013, à la suite de travaux d'évaluation au sein de l'Agence européenne des médicaments (EMA), le diclofénac (Voltarène*) est contre-indiqué, comme les anti-cox 2, en cas de maladie cardio-vasculaire.

Les corticoïdes

Les corticostéroïdes ou corticoïdes sont des hormones naturellement sécrétées par la glande surrénale et ont entre autres une très forte action anti-inflammatoire.

La corticothérapie ne fait pas partie des traitements habituels en pathologie vertébrale commune. Elle peut cependant être indiquée en courtes cures d'une à deux semaines dans certains cas de douleurs intenses à composante inflammatoire : névralgie cervico-brachiale, certaines cervicalgies très intenses en poussée inflammatoire d'arthrose, lombalgies par discopathie inflammatoire, certaines sciatiques ou cruralgies.

Elle est contre-indiquée chez les patients atteints d'ostéoporose, car elle favorise la décalcification osseuse.

En courte cure et à doses rapidement dégressives, la corticothérapie est généralement très bien tolérée. À doses élevées ou en traitement prolongé, ses effets indésirables sont nombreux : œdèmes, prise de poids, hypertension artérielle, fonte musculaire, fragilisation du squelette, augmentation de la glycémie (taux de sucre dans le sang), risques d'infection, plus rarement des troubles digestifs (bien moindre qu'avec les anti-inflammatoires et même l'aspirine). Les traitements au long cours sont indiqués dans de nombreuses pathologies inflammatoires, rhumatismales ou générales, des pathologies allergiques, immunologiques. Leurs prescriptions sont accompagnées de recommandations diététiques (régime pauvre en sel et en sucre), et soumises à une surveillance stricte. L'arrêt du traitement doit être très progressif car les glandes surrénales se sont atrophiées et doivent reprendre progressivement leur fonctionnement.

Les myorelaxants

Un relaxant est un médicament ayant pour effet de décontracter les muscles.

Le plus efficace, le tétrazépam (Myolastan), a été retiré du marché en juillet 2013. Il faisait partie de la famille des benzodiazépines, classe de médicaments psychotropes, avec un fort effet sédatif responsable de somnolences parfois intenses.

Il reste dans cette famille, le thiocolchicoside (Miorel ou Coltramyl) qui peut être un traitement d'appoint en complément du traitement anti-inflammatoire à la phase initiale d'un lumbago.

Les autres médicaments

Il s'agit de deux classes de médicaments bien connues, les antidépresseurs et antiépileptiques, utilisées comme leur nom l'indique clairement, pour traiter la dépression et l'épilepsie. Mais ces médicaments ont prouvé leur efficacité, parfois à de très petites doses, dans certains syndromes douloureux chroniques, notamment les douleurs de type neuropathique, celles liées à la lésion d'un nerf trop longtemps comprimé par exemple et dont « la bonne marche » est perturbée.

Les antidépresseurs

Pourquoi ces médicaments ? Car ils agissent sur le fonctionnement de certains circuits de neurones et sur certains neurotransmetteurs comme la sérotonine et la noradrénaline.

On utilise surtout :

Les imipraminiques

Par exemple, le Laroxyl (amitriptyline) et l'Anafranil (clomipramine), bien connus comme antidépresseurs, ont prouvé leur action antalgique (à de bien plus faibles doses !) dans les douleurs de type neuropathique, indépendamment de leur action antidépressive.

Comme tout médicament, ils ont des effets indésirables (constipation, troubles urinaires, sécheresse de la bouche…) et sont contre-indiqués en cas de glaucome à angle fermé, d'adénome de la prostate et de certaines pathologies cardiaques.

Les IRS et IRSN

C'est-à-dire les « Inhibiteurs de la Recapture de la Sérotonine » et « Inhibiteurs de la Recapture de la Sérotonine et de la Noradrénaline » Par exemple, le prozac (fluoxetine), le deroxat (paroxétine), le cymbalta (duloxétine) et il y en a bien d'autres…

Les antiépileptiques

Pourquoi ces médicaments ? Parce qu'ils interviennent sur l'influx nerveux perturbé en bloquant l'hyperexcitabilité des neurones, notamment les décharges électriques (même phénomène que dans l'épilepsie en fait)., par exemple, le Neurontin (gabapentine) et le Lyrica (prégabaline). Revers de la médaille, les effets indésirables imposant parfois l'arrêt du traitement par intolérance : somnolence et vertiges qui peuvent être responsables de chute notamment chez les personnes âgées, prise de poids, troubles de l'humeur, troubles digestifs, fatigue, œdème…

Répétons-le ces médicaments ont des indications très particulières, pas dans les pathologies vertébrales communes non compliquées.

Les traitements locaux

Les infiltrations

Elles consistent à injecter un anti-inflammatoire puissant, un corticoïde, au plus proche de la lésion responsable de la douleur. Ce traitement est utile pour certaines douleurs vertébrales et/ou radiculaires (des racines nerveuses) de nature inflammatoire.

Les principales infiltrations sont les infiltrations épidurales et les infiltrations articulaires postérieures.

Il est bien souvent essentiel chez les femmes en âge d'avoir des enfants de s'assurer de l'absence de grossesse, et pour une sécurité maximale, d'effectuer ce geste dans la première partie du cycle.

Pour toute infiltration quelle qu'elle soit, une asepsie rigoureuse est indispensable de la part du thérapeute qui doit se laver les mains, mettre des gants stériles et désinfecter soigneusement et largement la peau du patient. Ces précautions ont pour but de prévenir la complication principale, exceptionnelle mais parfois gravissime d'une infiltration : l'infection.

Après l'infiltration, le patient est surveillé sur place par principe environ 30 à 45 minutes. Et il faut l'avoir informé que pendant 1 ou 2 jours, les douleurs peuvent être majorées avant d'avoir un effet bénéfique… que l'on ne peut jamais promettre.

Infiltration épidurale

Elle n'est pas indiquée dans une lombalgie, mais en cas de :

- douleurs sciatiques ou crurales par hernie discale ;
- canal lombaire étroit lorsque plusieurs racines nerveuses sont concernées ;
- certains spondylolisthésis (glissements de vertèbre l'une sur l'autre) ;
- et dans tous les cas, quand la douleur est rebelle à un traitement médical par voie générale bien conduit (antalgiques + anti-inflammatoires).

Elle consiste en l'injection d'un corticoïde dans l'espace épidural, autour de l'étui méningé d'où sortent les racines lombaires, au même endroit que pour un accouchement en fait, mais sans injecter les mêmes substances… il ne s'agit pas là d'anesthésier la partie inférieure du corps !

Elle peut se faire au cabinet d'un médecin rhumatologue, dans un cabinet ou un service hospitalier d'imagerie médicale, par un médecin radiologue sous contrôle radiologique. Le patient ne doit pas être sous anticoagulant ou antiagrégant plaquettaire (aspirine, plavix…).

Le principe est d'accéder à l'espace épidural en passant entre deux vertèbres par :

- la voie interépineuse ;
- le hiatus sacro-coccygien ;
- l'espace articulaire.

La voie interépineuse

Le plus souvent, il s'agit de passer entre deux apophyses épineuses postérieures. Le patient peut être assis, penché en avant ou allongé sur le ventre, position plus confortable. Il est classique de passer par l'espace situé le plus bas, c'est-à-dire entre L5 et S1 car le liquide injecté remonte, mais il est possible aussi de cibler au plus près la zone inflammatoire, le plus souvent entre L4 et L5, ou L3 et L4, vers la droite ou la gauche en cas de hernie discale.

Malgré toutes les précautions, il peut y avoir un passage de l'aiguille à travers les méninges, dans le fourreau dural qui contient les racines baignant dans le liquide cérébro-spinal… ce qui correspond à une ponction lombaire. Les recommandations d'un repos de 24 heures et d'une bonne hydratation en buvant beaucoup d'eau suffisent en général à éviter les maux de tête du « syndrome postponction lombaire ».

Le hiatus sacro-coccygien

On peut accéder à cet espace épidural en passant par ce hiatus (petit orifice étroit et allongé) entre, comme son nom l'indique, le sacrum et le coccyx. Le patient est sur le ventre, le hiatus repéré à la partie inférieure du sacrum et une aiguille facilement introduite après anesthésie locale. Par cet accès, il n'y a pas de risque de passage à l'intérieur du fourreau dural.

Infiltration articulaire postérieure

C'est une technique simple, plus efficace si la douleur vient bien de ces articulations. Le traitement est plus précis si l'infiltration est effectuée sous contrôle radiologique. Plusieurs articulations peuvent être traitées dans le même temps, surtout à l'étage lombaire. On injecte un anesthésique local comme la Lidocaïne et un corticoïde, dans l'espace articulaire et parfois para-articulaire.

Il existe d'autres types d'infiltrations

Les infiltrations locales des cordons myalgiques ou points-gachettes sont plus rarement utilisées et c'est dommage car elles peuvent être vraiment efficaces « à peu de frais ». On utilise un anesthésique local, la Lidocaïne, associé ou non à un anti-inflammatoire. Après les précautions d'asepsie d'usage, on vise avec une fine aiguille le centre du cordon douloureux et on injecte la Lidocaïne avec parfois un anti-inflammatoire. Les cordons myalgiques les plus fréquents sont situés dans le muscle trapèze et le muscle angulaire de l'omoplate, qui relient l'épaule et l'omoplate au rachis, le muscle piriforme qui relie le bassin à la cuisse, et l'ensemble des muscles paravertébraux.

La mésothérapie est une technique un peu à part. Son principe est d'injecter de faibles doses de médicaments peu profondément sous la peau, en intradermique, à l'aide d'une ou plusieurs fines et courtes aiguilles en repérant les zones de cellulalgies et points douloureux qui correspondent à des douleurs projetées potentiellement d'origine musculaire, rachidienne ou viscérale. Depuis 1987, elle est reconnue par l'Académie de médecine comme faisant partie de la médecine et il existe actuellement des diplômes d'université de mésothérapie. Cependant, il n'y a pas encore à ce jour de travaux scientifiques permettant de valider son efficacité.

Il ne s'agit pas d'un médicament mais parlons-en tout de même car il a longtemps fait partie des prescriptions de base dans les douleurs de la colonne vertébrale. Il s'agit du…

Le repos

Il arrive que le repos au lit strict s'impose de lui-même en raison de douleurs extrêmement intenses, comme pour un lumbago ou une sciatique hyperalgique. En effet, l'immobilité a une action en elle-même antalgique et les pressions intradiscales sont plus basses en position horizontale qu'en position verticale.

Cependant, au-delà d'une très courte période parfois indispensable, de multiples études ont montré le caractère plus néfaste que bénéfique du repos au lit.

À terme, l'immobilité et l'inactivité sont nocives pour les disques et les muscles (en raidissement, atrophie musculaire) mais aussi psychologiquement. Les patients reprennent plus tard leurs activités, leur travail et rechutent plus souvent. Il est même un facteur de risque majeur de passage à la chronicité. Sans compter la majoration de l'intolérance à la douleur, il renforce le risque de phlébite chez certaines personnes.

En résumé, le repos au lit systématique retarde la guérison. Dès que la douleur est tolérable, il faut insister sur l'importance de continuer les activités habituelles qui sont un facteur d'amélioration certain.

En somme, les traitements médicamenteux dont nous disposons, au premier rang desquels les antalgiques et les anti-inflammatoires permettent dans la majorité des cas de guérir les rachialgies aiguës d'origine mécanique, y compris les hernies discales compressives responsables d'une sciatique, cruralgie ou névralgie cervico-brachiale.

Il faut se rappeler que dans 80-90 % des cas, les hernies discales évoluent favorablement grâce à un mécanisme naturel de résorption. Ce mécanisme est d'autant plus rapide et complet que le fragment discal est volumineux. Le traitement médical soulage la douleur et permet de « passer le cap » sans pour autant accélérer le processus. Les études statistiques ont montré que le traitement médical était efficace dans 70 % des cas à quatre semaines et dans 90 % des cas en moins de quatre mois.

Dans les suites d'un épisode aigu, le principal objectif sera d'éviter la récidive et le passage à la chronicité. C'est là qu'interviennent les autres méthodes, techniques de rééducation, de renforcement musculaire, d'entretien, de prévention, d'hygiène de vie, et d'apprentissage « d'économie rachidienne ».

Chapitre 15

La thérapie

Dans ce chapitre :

- La médecine manuelle et la médecine du sport
- La kinésithérapie ou physiothérapie
- La rééducation fonctionnelle
- Les accessoires de maintien et la table d'étirements

Ici vous trouverez les différentes thérapies que propose la médecine. Nous évoquerons tous les accessoires qui peuvent vous permettre de retrouver un dos sain, et mieux portant. Nous nous intéresserons en premier lieu à la médecine manuelle et à la médecine du sport. Puis nous verrons comment la kinésithérapie ou la physiothérapie fonctionnent. Nous analyserons comment ces traitements abordent et traitent le mal de dos. Enfin en dernier lieu, nous verrons quels accessoires peuvent aider un dos qui souffre, on parle d'accessoires de maintien.

La médecine manuelle et la médecine du sport

La médecine manuelle

La médecine manuelle existe depuis très longtemps, peut-être pas tout à fait sous la forme que l'on connaît aujourd'hui. Elle est devenue une spécialité en Europe, au cours des années 1980. Elle traite tous les dérèglements de l'appareil locomoteur, et grâce à une pratique basée sur des manipulations vertébrales, elle permet de corriger les déséquilibres ostéo-articulaires que l'on trouve chez une personne qui souffre du dos. Cette thérapie manuelle permet de soulager un grand nombre d'affections bénignes du dos. Grâce à un diagnostic basé sur la palpation et l'observation, notamment l'observation de la posture, le médecin va identifier les blocages. Avec ses mains, le médecin va prendre en considération vos muscles, vos tendons et articulations, à la recherche de vos contractures, de vos blocages et des différents désordres de la colonne vertébrale et des articulations. Ce sont eux qui sont à l'origine de vos douleurs de dos.

Il va ensuite tenter de les corriger. Cette méthode est censée redonner à vos articulations de la souplesse. Le traitement de médecine manuelle doit être plutôt effectué en douceur, il peut s'appliquer soit à des douleurs chroniques, soit à des douleurs aiguës. Les résultats de la médecine physique sont très intéressants lorsqu'un mal de dos est occasionné par un blocage.

La médecine du sport

La médecine du sport, quant à elle, s'intéresse à la physiologie du sport et s'occupe du suivi des sportifs durant l'entraînement. Elle repose tout d'abord sur de la prévention pour éviter que le sportif ne se blesse pas, en prenant en considération sa condition physique afin de limiter les risques, aussi bien cardio-vasculaire que mécanique. La médecine du sport prend en compte la prévention des accidents, et la prise en charge des traumatismes.

Les médecins du sport s'occupent aussi du suivi des équipes durant les événements sportifs. C'est le cas par exemple dans le football, dans la course automobile où le médecin suit les clubs ou les équipes et est formé pour intervenir en urgence, en cas d'accident. Le médecin du sport utilise un certain nombre d'outils thérapeutiques : il est habilité souvent à faire des manipulations, à donner des antalgiques, à faire des ondes de choc sur les tendinites par exemple. Il lui arrive de faire de la mésothérapie, ou de faire des infiltrations.

Dans le cas du mal de dos, le médecin du sport peut intervenir avec la palette thérapeutique dont il dispose, et son rôle est important surtout dans les conseils et les traitements qu'il peut prodiguer à des sportifs qui souffrent du dos. Il pourra orienter le sportif vers des exercices ou des étirements spécifiques à son problème.

Le médecin du sport travaille de concert avec le kinésithérapeute qui va prendre en charge le sportif pour un travail d'accompagnement et de la remise en route du sportif blessé du dos.

LE SAVIEZ-VOUS ?

Un accessoire intéressant

Il arrive que dans ces cabinets de médecine manuelle ou de médecine du sport, on trouve ce que l'on appelle des tables d'étirements ou des tables de traction, qui peuvent s'avérer un très bon allié du traitement des lombalgies, voire des cervicalgies. Cette technique consiste à allonger le patient sur une table et, à l'aide de sangles, à étirer ce dernier vers le bas et vers le haut dans le même temps. Le bassin est tiré vers le bas de la table tandis que les épaules et le cou sont tirés vers le haut. Le poids de la personne est pris en compte et la force de l'étirement dépendra de celui-ci. La manœuvre offre un écartement des corps vertébraux, ce qui permet de dégager les disques et de libérer quelque peu les nerfs en souffrance. Elle permet aussi d'étirer un peu les muscles du dos. Il existe différents types de tables : on distingue la table de traction que l'on trouve en cabinet médical, de la table d'inversion que l'on peut se procurer dans le commerce. Sur la table d'inversion, on est attaché par les pieds sur un plateau que l'on peut renverser et ainsi avoir la tête en bas. Le poids du corps permet de détendre la colonne vertébrale. La table d'inversion permet d'améliorer la circulation sanguine, cependant elle est à utiliser avec l'accord de votre médecin généraliste et en fonction de votre état, selon lequel elle peut être déconseillée.

Le kinésithérapeute

Qui est-ce ?

La kinésithérapie ou physiothérapie est sans doute l'un de vos meilleurs alliés pour lutter contre votre mal de dos. Le kinésithérapeute, ou masseur-kinésithérapeute, pratique plusieurs méthodes. La première technique qu'il utilise est le massage. Le massage agit à plusieurs niveaux, dans un premier temps, il va permettre de détendre la zone contractée. Avec force ou avec douceur, le kiné va mobiliser chacun des muscles de votre dos, en les massant, permettant aux muscles de se détendre en profondeur.

Ce soin permet au patient de prendre conscience des muscles de son dos, des endroits précis où le dos était bloqué. Le massage a aussi une vertu importante : le toucher qui apaise et permet à des personnes qui n'ont pas de contact avec d'autres de sentir des mains qui leur prodiguent du bien. Le dos est une partie de notre anatomie qui est fort peu en contact avec des mains, ni nos mains car le dos est peu accessible, ni celles des autres.

Le kiné ou physio intervient sur le mal de dos, mais il intervient aussi dans les suites de traumatisme ou d'opération du dos. Le travail de rééducation du dos, voire de la marche parfois, en fonction des segments du dos qui ont été touchés, est un travail capital. Cela demande souvent de la patience, mais dans ces cas-là le kiné est un pilier de la guérison. La kinésithérapie est en France prescrite par le médecin, mais on peut aussi décider soi-même d'aller se faire masser. Le massage est, dans les traitements du dos, une clef de voûte. La kinésithérapie touche l'ensemble du système musculo-squelettique, et fait réaliser à quel point musculairement tout est interdépendant. La kinésithérapie s'effectue toujours sur plusieurs séances.

Si blocage il y a, le massage ne suffit pas toujours et il sera peut-être nécessaire de se faire manipuler, en médecine physique ou en ostéopathie. Certains kinésithérapeutes se sont d'ailleurs formés à l'ostéopathie. Si les douleurs sont trop importantes peut-être faudra-t-il avoir recours à une infiltration ou à des médicaments comme les antalgiques ou les anti-inflammatoires, qui seront prescrits par le médecin.

Ses appareils

Tous les kinésithérapeutes ne massent pas forcément, ils préfèrent parfois d'autres méthodes. Dans l'exercice de la kinésithérapie, on trouve différents appareils, des plus simples comme les ultrasons, aux plus compliqués…

Les ultrasons provoquent des vibrations dans les tissus. Cela induit des compressions et des expansions qui varient selon les fréquences. Cela agit sur le tissu conjonctif qui est très important dans le processus de guérison. Et cela crée de véritables micromassages en profondeur. Ce travail permet de dénouer les fibres musculaires. Les ultrasons produisent, à l'endroit traité, de la chaleur, ce qui va créer une vasodilatation, qui va décongestionner la zone. Quand aux effets thérapeutiques, ils sont antalgiques et anti-inflammatoires, grâce à la chaleur et grâce à ce que l'on appelle l'action fibrolytique, action de micromassage.

Ce traitement fonctionne aussi très bien sur les cicatrices. Il va permettre de recréer une microcirculation au sein des fibres lésées. L'effet des ultrasons ne perdure malheureusement pas dans le temps.

Le Compex, ou **l'appareil d'électrostimulation**, agit selon le principe de l'information qu'envoie notre cerveau à nos muscles, c'est-à-dire un ordre de contraction. Lorsqu'on veut contracter un muscle, notre cerveau envoie une information extrêmement rapide à nos muscles *via* les fibres nerveuses, jusqu'au muscle qui va se contracter. Dans le cas de l'électrostimulation, le mécanisme est le même, sauf qu'il est appliqué directement sur le nerf moteur, grâce à une électrode. Le muscle se contracte plus ou moins rapidement selon la fréquence des impulsions. Cela reproduit le processus naturel. Ces appareils sont efficaces sur le dos, pour détendre et permettre aux fibres musculaires de relâcher. Le Compex est aussi fréquemment utilisé dans le travail de récupération effectué par les sportifs.

Enfin **la lampe à infrarouge** permet de chauffer la zone douloureuse du dos, ce qui est profitable, surtout en hiver. Cela occasionne une vasodilatation et de ce fait provoque une réaction antalgique. L'effet de la lampe est particulièrement efficace dans la zone des lombaires et des reins.

Il existe aussi des appareils plus sophistiqués comme **le Huber** qui permet de tonifier ou de redynamiser le corps par un travail d'équilibre et de proprioception. Le Huber travaille sur la coordination des muscles. Vous êtes debout sur une plateforme et le déséquilibre de cette plateforme force vos muscles des jambes et des bras à vous maintenir en équilibre. Grâce à vos bras vous allez contrôler des mouvements de traction ou de poussée. La machine sollicite les muscles profonds de la colonne vertébrale, et par opposition l'ensemble des muscles du tronc, des jambes et des bras. Il s'opérera un travail de gainage et de renforcement musculaire indéniable.

Il est important de trouver la thérapie qui vous convient le mieux, chaque patient est libre de ses choix. Si les appareils ne vous conviennent pas, vous pouvez demander lors de votre prise de contact avec le cabinet de kinésithérapie si l'on pratique le massage et inversement.

Certains kinésithérapeutes utilisent aussi des machines de gainages appelées « Powerplate ». Ce sont des plateaux vibrants sur lesquels on se trouve debout et qui obligent, pour rester sur la machine, à faire travailler les muscles du dos, des jambes, des bras et de la nuque.

Le ballon

Le travail avec le ballon est extrêmement intéressant et prend plusieurs formes. On peut utiliser le ballon en position assise, en le faisant rouler d'avant en arrière ou de droite à gauche ; on mobilise le socle de la colonne, le bassin mais aussi les muscles et ligaments du bas du dos (les lombaires, la charnière lombosacrée, la charnière dorsolombaire). Plus les mouvements sont amples, plus on arrive à mobiliser les muscles du haut du corps. L'équilibre n'est au départ pas très évident à trouver, c'est justement le fait de tenter de conserver cet équilibre qui va faire travailler les muscles.

Une fois que le travail assis est effectué, la personne peut se laisser glisser en arrière et mettre son dos sur le ballon, les jambes à l'équerre avec le sol. En faisant rouler le ballon d'avant en arrière, de gauche à droite ou dans un mouvement circulaire, on va pouvoir trouver la zone qui est sensible ou douloureuse. Et en prenant appui sur elle on va progressivement la détendre.

Le travail d'accompagnement du kinésithérapeute est d'aider la personne à sentir son dos, à prendre conscience de son dos, sentir la sollicitation de chaque muscle, et au fur et à mesure la libération des tensions. Le travail du ballon est un travail très agréable, il aide aussi à réactiver de la perception dans le haut du dos. On sent assez bien les nerfs sensitifs, au départ on peut ressentir quelques douleurs, mais très vite une sensation agréable remplace la douleur.

Les exercices

Le kinésithérapeute peut aussi vous faire réaliser des exercices en fonction de votre problème de dos, de bassin ou d'épaule. Ces exercices peuvent être des exercices de gainages et de renforcement musculaire. Ceci pour vous permettre de renforcer votre ceinture abdominale, votre ceinture scapulaire, ou encore vos muscles du cou.

Les étirements font eux aussi partie des mouvements importants. Un muscle qui est contracté est amélioré lorsqu'il est étiré. On peut réellement gagner en souplesse et en mobilité en faisant régulièrement des exercices d'étirements.

Les cataplasmes de boue

Les boues sont utilisées souvent en thalassothérapie, on y fait des bains, qui ont des propriétés myorelaxantes. En fonction du type boue, les propriétés sont variées. Elle peut être appliquée un peu chaude, sur l'ensemble du dos ou sur une zone douloureuse choisie. On la laisse ensuite refroidir. La boue a des propriétés antalgiques et les enveloppements permettent d'atténuer des douleurs.

Rééducation

La rééducation est une des indications majeures de la kinésithérapie ou de la physiothérapie, dans le cas de traumatismes simples ou sévères du dos. La kinésithérapie est l'outil majeur de la rééducation. Le travail de rééducation permet de retrouver une vie normale. Après un accident, suivi d'un traumatisme du dos, l'efficacité de la kinésithérapie n'a pas d'égale. Cela peut aller de la simple rééducation de la mobilité du dos au réapprentissage de la marche dans des cas graves…

Pourquoi y avoir recours ?

Les indications de la kinésithérapie sont multiples, dans la plupart des cas, ce sera le médecin généraliste, le rhumatologue, le neurologue ou le chirurgien orthopédiste qui vous conseillera d'aller le voir, s'il estime que vous en avez besoin. C'est dans le circuit traditionnel de la médecine un des outils les plus utilisés. L'ordre des choses est souvent : antalgiques, examens radiologiques, kinésithérapie, neurologue si cela persiste et chirurgien si une intervention est à prévoir. Tous les maux de dos peuvent être appréhendés par la kinésithérapie. Il est important que les traitements durent un peu plus que dix minutes, et que le kinésithérapeute passe un moment avec vous pour vous orienter sur les exercices à faire, vous guider sur les appareils qu'il met à votre disposition ou encore vous masser. Une séance de kinésithérapie complète devrait durer au moins vingt minutes pour que le travail soit efficace.

On recommence à voir avec bonheur de plus en plus de kinésithérapeutes qui pratiquent à nouveau le massage ; le massage est un art, et le kiné en est un expert. Un massage peut changer les conditions dans lesquelles se trouve la personne qui souffre. C'est une thérapeutique précieuse.

La kinésithérapie accompagne aussi le sport de haut niveau, dans la prévention d'éventuels problèmes musculo-squelettiques. Les sportifs ont besoin d'être suivis avant et après les compétitions pour éviter de se blesser. La kinésithérapie agit sur la récupération des sportifs. De la même façon, se faire masser de temps en temps peut être une bonne technique pour entretenir un corps équilibré et souple.

La rééducation fonctionnelle

La médecine physique et la réadaptation fonctionnelle

Ces techniques sont censées intervenir dans des cas de traumatismes graves. Elles permettent de récupérer des fonctions altérées par un accident ou une maladie grave. Elles présentent une composante de rééducation. Pour une personne traumatisée du dos avec parfois des séquelles de paralysie d'un membre, il va falloir rééduquer la marche par exemple. Il faudra que le patient qui souffre d'une lésion importante, fasse un travail pour se réadapter à une vie normale. Lorsque les lésions touchent le système musculaire, neuromusculaire ou ostéo-articulaire, elles vont avoir un impact sur l'appareil locomoteur. La médecine physique et la réadaptation fonctionnelle vont aider à retrouver de la mobilité et un état fonctionnel du dos. On trouve autour de la rééducation fonctionnelle de façon quasi-systématique des kinésithérapeutes ou physiothérapeutes et des ergothérapeutes. Si les traumatismes mécaniques sont la conséquence d'un accident grave et si la période d'hospitalisation a été très longue, le soutien d'un psychothérapeute peut avoir un intérêt, pour aider le patient à retrouver du courage. Cependant une lésion grave du dos peut aussi résulter d'une maladie.

Le but de la rééducation fonctionnelle est de tenter de diminuer au maximum l'impact du traumatisme sur la vie du patient, et de l'aider à retrouver au plus vite une vie au plus proche de celle qu'il avait avant.

La prise en charge à l'hôpital ou au sein de centres de réadaptation concerne en général plus spécifiquement des personnes ayant connu des chocs graves, tandis que les cabinets médicaux de ville prennent eux en charge des patients avec des problématiques mécaniques moins compliquées, telles qu'un blocage de dos par exemple, ou qu'une sciatalgie.

Les accessoires de maintien

On en dénombre quelques-uns à commencer par des ceintures lombaires, mais il existe aussi des colliers cervicaux et des épaulières qui permettent au dos d'être maintenu.

Les ceintures lombaires

Les ceintures lombaires ont deux effets principaux, le premier est un rôle de maintien ou de soutien des lombaires. Elles permettent à des personnes qui ont des muscles abdominaux et lombaires fragiles, d'avoir une sensation de maintien. Les ceintures lombaires ont aussi pour rôle d'apporter de la chaleur, provoquant ainsi une vasodilatation et de ce fait une meilleure oxygénation des muscles du dos.

Cependant, il est très important de ne pas trop s'habituer à la ceinture lombaire, car le corps se fait très rapidement à ce type d'accessoires : le risque est de perdre encore plus de votre musculature. Il faut l'utiliser dans des moments où elle s'avère nécessaire, c'est-à-dire lors de longues marches ou lors de moments où vous devez porter une charge. La ceinture lombaire soulage les lombalgies, et autres sciatalgies. Pour résumer, portez-la de préférence à des moments où vous souffrez du dos, et abandonnez-la dès que possible.

Le collier cervical

Le collier cervical est préconisé lors de traumatisme de la nuque, cependant il peut aussi s'avérer important lors d'épisodes très aigus de torticolis. Suite à une entorse cervicale ou à une fracture cervicale, il est tout à fait indispensable, car il permet de conserver les cervicales dans un axe qui soit plus physiologique. Dans le cas de torticolis ou de cervicalgie, il n'est pas vraiment obligatoire. Là aussi son usage dépend des conseils de votre médecin et ne doit pas être trop long dans la durée car le corps va s'y habituer.

Les épaulières

Les épaulières permettent un maintien du haut du dos, elles peuvent soulager des personnes qui ont des douleurs d'épaules importantes, ou des pathologies comme une périarthrite ou une capsulite rétractile, ou plus simplement une douleur localisée à l'épaule ayant pour origine de l'arthrose ou un blocage cervical.

Chapitre 16

Quand c'est grave…

Dans ce chapitre :

- Une rachialgie, est-ce grave, docteur ?
- Comment déterminer le degré d'urgence ?

Une rachialgie est un symptôme fréquent. Ses causes en sont multiples et – nous l'avons bien souvent dit – il s'agit le plus souvent, et de loin, de causes mécaniques, au premier rang desquelles les pathologies dégénératives.

Pourquoi alors un contexte d'urgence?

- Parce que la douleur est intolérable ;
- Parce que la douleur s'accompagne de signes neurologiques inquiétants comme un engourdissement important, la paralysie d'un bras, d'une jambe, des deux jambes voire des quatre membres ;
- Parce que, associés à la douleur, il existe d'autres signes ou un contexte particulier alarmant ;
- Et se surajoute bien souvent à cela une grande anxiété.

Situations diverses donc, mais toujours la même approche (voir chapitre 13) : première étape : l'interrogatoire, capital ; deuxième étape : l'examen clinique qui doit être complet, systématique ; troisième étape : les examens complémentaires, biologiques et/ou d'imagerie.

À ces différentes étapes, les mêmes questions-réponses :

- Est-ce vraiment une douleur rachidienne ? Si oui, y a-t-il des signes cliniques de gravité qui orientent d'emblée vers la chirurgie en urgence ?
- Existe-t-il des signes cliniques de gravité qui nécessitent un traitement médical d'urgence ?
- Existe-t-il des signes qui orientent vers une pathologie dite symptomatique, infectieuse, tumorale, inflammatoire ?

Si ce n'est pas une rachialgie d'origine rachidienne : il faut donc rechercher sa cause ; notamment la lésion d'un organe de voisinage qui se projette sur le rachis.

Rappelons les signes d'alerte qui, associés à une douleur de la colonne vertébrale, doivent faire rechercher une lésion symptomatique ou une origine viscérale :

- un âge inférieur à 20 ans, supérieur à 55 ans pour un premier épisode ;
- notion d'un traumatisme récent ;
- douleur constante, progressive, d'allure non mécanique (non calmée par le repos) ;
- douleur de la région thoracique ;
- état fébrile ;
- antécédents de cancer ;
- ostéoporose ou corticothérapie prolongée ;
- immunodéficience ;
- toxicomanie par voie intraveineuse ;
- altération de l'état général ;
- perte de poids inexpliquée ;
- douleur persistante élective centrée sur une vertèbre ;
- douleur abdominale, d'une loge rénale ;
- signes d'infection cutanée.

Une fois éliminée le diagnostic de rachialgie symptomatique, l'association de douleurs rachidiennes et de signes neurologiques parfois alarmants comme un déficit moteur, des troubles sphinctériens, une anesthésie en selle, peut faire évoquer une complication de pathologie vertébrale commune, c'est-à-dire une complication de lésion d'origine mécanique (qui n'est donc ni tumorale, ni infectieuse, ni inflammatoire, ni traumatique).

Rappelez-vous que le traitement médical vient à bout de la grande majorité des rachialgies d'origine commune et notamment de 90 % des hernies discales. Il n'en reste donc que 10 % qui poseront problème… d'ordre chirurgical, pas forcement dans un contexte d'urgence.

Cela dit, il existe de vraies urgences, rares mais nécessitant un recours immédiat à la chirurgie. La pathologie lombaire reste la plus fréquente.

L'urgence absolue à l'étage lombaire : le syndrome de la queue-de-cheval

C'est un syndrome clinique très bruyant qui associe à une douleur lombaire très intense :

- des troubles génito-sphinctériens : rétention ou fuite urinaire, anale, impuissance ;
- des troubles de la sensibilité avec hypoesthésie en selle ;
- des troubles de la motricité avec un déficit moteur des membres inférieurs correspondant à l'atteinte de plusieurs racines. C'est un déficit important le plus souvent, inférieur à 3 selon l'échelle MRC de 0 à 5 (voir chapitre 13). Les réflexes ostéo-tendineux sont abolis, car il s'agit d'une atteinte du système nerveux périphérique.

Le syndrome de la queue-de-cheval correspond à la compression de l'ensemble des racines du même nom, c'est-à-dire des racines lombaires et sacrées, en dessous de la terminaison de la moelle épinière, entre L2 et le sacrum.

Il impose en urgence une imagerie (un scanner ou mieux une IRM) et une prise en charge chirurgicale dans les suites immédiates, car le pronostic fonctionnel, c'est-à-dire la faculté de récupération surtout celle des troubles génito-sphinctériens, dépend essentiellement de la durée et de l'intensité de la compression.

La cause en est le plus souvent une volumineuse hernie discale qui occupe la plus grande partie du canal rachidien. Il peut s'agir d'un canal lombaire étroit (congénital ou/et acquis) mais les signes apparaissent progressivement à l'effort avec un périmètre de marche de plus en plus restreint. Les autres causes sont encore plus rares : certaines tumeurs osseuses de la colonne vertébrale, des métastases qui s'étendent et envahissent le canal vertébral, certaines tumeurs développées dans le canal vertébral lui-même comme l'épendymome, le neurinome, le méningiome.

L'urgence... plus nuancée

La lésion d'un nerf peut être rapide et laisser des séquelles motrices ou des douleurs de type neuropathique plus difficiles à traiter.

Dans ces deux situations, un examen d'imagerie s'impose pour éliminer d'abord des causes autres que mécaniques et pour évaluer le niveau exact et l'importance de la compression dans l'objectif d'une chirurgie en urgence.

La sciatique paralysante

Il n'y a pas encore si longtemps, le moindre déficit moteur imposait une chirurgie immédiate. Actuellement, le déficit moteur doit être à 3 (ou moins bien sûr) dans l'échelle MRC pour opérer en urgence, car l'espoir d'une bonne récupération en dépend (voir le chapitre 13 pour l'échelle MRC).

Si le déficit est supérieur à 3 (le patient est capable de lutter contre la pesanteur et contre une résistance), on peut se donner quelques jours sous traitement corticoïde à fortes doses avec une surveillance du déficit et de la douleur comme le lait sur le feu. Si le déficit et la douleur régressent, c'est bon, le patient échappe à la chirurgie, sinon l'indication opératoire s'impose.

La sciatique hyperalgique

Elle est définie par une douleur ressentie comme insupportable et résistante aux antalgiques de palier III (morphiniques). C'était le cas de certaines hernies discales très très compressives et l'intensité de la douleur pouvait imposer une intervention en urgence… Cela est dit à l'imparfait car, de nos jours, il est exceptionnel qu'une douleur résiste à toutes les médications antalgiques dont nous disposons. Le problème en fait est qu'une douleur très intense et persistante correspond plus fréquemment à une lésion du nerf lui-même et expose donc à une évolution de la douleur vers la chronicité sur le mode neuropathique. D'un autre côté, on sait que la plupart des hernies discales évoluent favorablement avec le temps. Alors quand faut-il opérer ? Les lésions du nerf qui existent avant la chirurgie peuvent être responsables des douleurs chroniques, même si l'intervention est réussie.

Nous avons vu les formes compliquées à l'étage lombaire. Qu'en est-il aux autres étages ?

Aux étages cervical et dorsal, la grande différence avec l'étage lombaire, c'est la moelle épinière, qui peut être comprimée.

La compression médullaire : urgence absolue aussi

Là aussi il s'agit d'une urgence chirurgicale car le pronostic fonctionnel – c'est-à-dire la faculté de récupération – dépend de la durée et de l'intensité de la compression.

Une compression de la moelle épinière, quels que soient son niveau et sa cause, s'accompagne de trois types de signes :

- 1. une douleur du rachis, c'est le **syndrome douloureux rachidien**.
- 2. de signes neurologiques à l'étage de la lésion, car la compression de la moelle épinière s'accompagne aussi de compression d'une ou de plusieurs racines : c'est le **syndrome lésionnel**. Par exemple, une compression de la moelle épinière à hauteur de la vertèbre C6 est aussi responsable d'une douleur de la face externe du bras, le long du trajet de la racine C6, jusqu'au pouce.
- 3. de signes de dysfonctionnement de la moelle épinière en dessous du niveau de sa compression car évidemment, elle continue son chemin dans le canal vertébral et la transmission de ses informations est perturbée (déficit moteur, déficit sensitif, signes d'irritation centrale avec le fameux signe de Babinski, réflexes ostéo-tendineux vifs…) : c'est le **syndrome sous lésionnel**.

Les causes de compression médullaire

Elles sont vraiment multiples. La compression peut venir d'une lésion de la colonne vertébrale elle-même :

- La lésion osseuse tumorale qui prolifère dans le canal vertébral jusqu'à comprimer la moelle épinière ; il s'agit le plus souvent de métastases.
- La lésion osseuse infectieuse, pas seulement de la vertèbre mais aussi du disque. C'est la spondylodiscite qui elle aussi peut envahir le canal vertébral et comprimer la moelle.

Un hématome peut survenir spontanément ou à l'occasion d'un petit effort chez les personnes sous anticoagulants. C'est extrêmement rare.

Elle peut également venir d'une lésion qui se développe à l'intérieur du canal vertébral à partir des différentes structures qui y sont présentes :

- une tumeur des méninges, c'est un méningiome ;
- une tumeur d'un nerf, c'est un neurinome.

La compression peut venir d'une lésion qui se développe à partir de la moelle épinière elle-même : une tumeur (épendymome, astrocytome), une malformation vasculaire, c'est extrêmement rare aussi.

Et il peut y avoir des **compressions médullaires d'origine dégénérative** et c'est sans doute la cause la plus fréquente.

La myélopathie cervicarthrosique

C'est une sorte d'étranglement progressif de la moelle épinière par l'arthrose cervicale discale et articulaire postérieure, avec ses ostéophytes, l'épaississement des ligaments (du ligament vertébral commun postérieur, du ligament jaune).

Ce rétrécissement du canal peut se faire à partir d'un canal de dimensions normales et la compression médullaire survient alors chez des personnes de 60-70 ans, à un âge où les lésions sont bien évoluées. Mais, quand le canal vertébral est déjà étroit à la base (canal étroit congénital), les signes de compression médullaire peuvent survenir alors à un âge bien plus précoce.

Pour que l'étage dorsal ne soit pas en reste, citons l'exceptionnelle hernie discale, calcifiée en général, qui peut être responsable d'une compression médullaire. À cet étage, le syndrome lésionnel (correspondant au niveau de la lésion) se traduit par une douleur en ceinture ou en hémi-ceinture.

Toute suspicion de compression médullaire doit avoir un bilan d'imagerie en urgence par IRM qui analyse au mieux la moelle épinière comprimée et la lésion responsable. Un scanner peut être demandé en complément pour une meilleure analyse de l'os.

Le traitement est toujours chirurgical, car il n'y a pas d'autre moyen pour lever la compression que d'enlever la lésion compressive.

Toute lésion dégénérative aux étages cervical et dorsal fort heureusement ne comprime pas la moelle épinière. Elle peut, comme à l'étage lombaire, ne donner aucun signe, ne l'oublions pas !

Cependant, les racines cervicales peuvent être seules comprimées par une hernie discale latérale ou par une arthrose qui rétrécit le foramen. C'est **la névralgie cervico-brachiale**. Là aussi le traitement médical en vient à bout le plus souvent avec un traitement antalgique et anti-inflammatoire ; parfois une courte cure de corticoïdes est nécessaire (jamais en même temps que les anti-inflammatoires bien sûr !).

Mais parfois, c'est plus compliqué... Comme à l'étage lombaire, la compression de la racine nerveuse peut entraîner une paralysie et/ou des douleurs intolérables – notées 10 sur 10 par les patients dans l'évaluation numérique de la douleur. Il s'agit des névralgies cervico-brachiales.

Névralgies cervico-brachiales (NCB) paralysante et hyperalgique

Il faut comme toujours éliminer une cause autre que rachidienne dégénérative et une autre cause que rachidienne. La vraie question est : quand faut-il opérer ?

La NCB paralysante

La survenue d'un déficit moteur inférieur ou égal à 3/5 dans la cotation internationale MRC est une urgence chirurgicale car les chances de récupération du déficit diminuent au fur et à mesure que le temps de compression s'allonge. C'est le même problème qu'à l'étage lombaire.

La NCB hyperalgique

Elle se définit par une NCB qui résiste aux antalgiques de palier III donc à la morphine, et reste insupportable plus de 24 heures. C'est une situation tout de même rare ; si tel est le cas, l'intervention en urgence est alors justifiée.

En dehors de ces situations d'urgence où la chirurgie s'impose d'emblée, il est des cas pour lesquels la décision du traitement chirurgical n'est pas évidente. Lorsqu'une névralgie cervico-brachiale, sciatique ou cruralgie, persiste plusieurs semaines malgré un traitement médical maximum et bien suivi, faut-il opérer ? Si oui, quand ? La décision dépend de plusieurs facteurs : de l'intensité de la douleur, de la tolérance du patient, du retentissement de cette douleur sur sa vie quotidienne, sa vie professionnelle, son mental. Tant que les conséquences ne sont pas majeures et ne dominent pas la scène, il est logique de « prendre patience » car on sait que dans la plupart des cas, les choses rentreront dans l'ordre et que le patient guérira. Si le patient est impatient si le retentissement de la douleur perturbe ses activités, envahit « son champ vital », il est inutile de laisser traîner la situation et logique alors de proposer un geste chirurgical si les douleurs persistent au-delà de six à huit semaines.

Quelles sont les différentes techniques chirurgicales des pathologies dégénératives ?

Jusque récemment, les voies chirurgicales du rachis étaient assez larges, elles le restent encore dans certaines indications, obligeant à une véritable « dissection » anatomique : désinsertion des muscles et écartement de toutes les structures sur le chemin jusqu'au site opératoire lui-même. S'en suivaient des douleurs postopératoires importantes, une convalescence plus longue.

Depuis une vingtaine d'années, les techniques chirurgicales du rachis se « miniaturisent ». Ces techniques dites mini-invasives ne cessent d'évoluer avec l'apparition de nouveaux matériels de plus en plus sophistiqués et de techniques vidéoscopiques associées. Le traumatisme opératoire est ainsi nettement diminué. La réduction de la taille des incisions (et donc des cicatrices !) a permis de réduire aussi celle des muscles, de diminuer la durée de l'opération, les douleurs postopératoires, le temps d'hospitalisation et de la convalescence. Elles favorisent ainsi une reprise d'activité plus rapide.

Pour une hernie discale

Le principe est d'enlever cette hernie responsable de la compression de la racine nerveuse : c'est la **discectomie**, parfois complétée par la mise en place de matériel dans l'espace discal.

À l'étage lombaire

L'abord chirurgical peut se faire :

- Par voie postérieure, abord classique mais maintenant mini-invasif, à l'aide d'un endoscope, sorte de tube qui traverse les masses musculaires jusqu'au site opératoire pour permettre d'exclure la hernie et de « nettoyer » le disque.
- Par voie antérieure : c'est une technique plus récente, en plein développement, réalisée avec vidéo-assistance. Elle permet d'aborder le disque par sa partie antérieure (logique !), afin de pouvoir après la discectomie, introduire à la place un matériel qui permet de redonner de la hauteur à cet espace. Il s'agit de matériel intersomatique (entre les deux corps vertébraux) : « cage intersomatique » qui bloque l'étage traité et, de développement plus récent, une véritable prothèse discale qui permet de conserver une bonne mobilité du segment rachidien.

À l'étage cervical

La voie d'abord est antérieure par une petite incision dans le cou. Comme à l'étage lombaire, après la discectomie, c'est le même principe, on peut réaliser une arthrodèse en introduisant du matériel dans l'espace discal, une « cage inter somatique », afin de restaurer la hauteur discale et bloquer l'étage traité ou « prothèse discale » qui permet de conserver une bonne mobilité du rachis.

À l'étage thoracique

La hernie discale est beaucoup plus rare. La voie chirurgicale s'effectue latéralement en passant par le thorax, possible par abord mini-invasif vidéo-assisté. C'est le plus souvent un travail d'équipe multidisciplinaire (un chirurgien thoracique et un neurochirurgien ou chirurgien orthopédique).

Pour un canal vertébral étroit

À l'étage lombaire

Le but du traitement chirurgical est de redonner de la place aux structures nerveuses comprimées par des phénomènes arthrosiques qui, en se développant, réduisent les dimensions du canal vertébral. La hauteur à libérer dépend de l'étendue du rétrécissement vu sur le bilan d'imagerie.

L'abord chirurgical est postérieur pour permettre d'ouvrir le canal lombaire en enlevant les lames de la ou des vertèbres, c'est-à-dire la partie la plus postérieure de la vertèbre : c'est une laminectomie, et une partie du massif articulaire (arthrectomie). (Voir l'anatomie de la vertèbre au chapitre 2.)

Il est parfois nécessaire de rigidifier le rachis pour lui assurer une bonne stabilité en fixant du matériel, des vis dans les pédicules des vertèbres et des tiges reliant de chaque côté les vis entre elles : c'est une arthrodèse postérieure toujours associée à une greffe osseuse à côté du matériel (avec l'os prélevé de la laminectomie) pour assurer une stabilité à long terme de la colonne vertébrale.

À l'étage cervical

Deux techniques sont possibles pour élargir le canal vertébral : par voie antérieure si la compression est limitée en hauteur à 1 ou 2 vertèbres, arthrodèse antérieure ; par voie postérieure si la compression est plus étendue en hauteur, laminectomie.

Pour un spondylolisthésis

La chirurgie ne concerne que 10 à 20 % des patients souffrant de cette pathologie, car elle est le plus souvent bien tolérée et traitée médicalement par antalgiques, parfois anti-inflammatoire non stéroïdiens (AINS) et infiltrations épidurales et/ou articulaires postérieures. On opère quand les douleurs sont trop intenses et non maîtrisées ou quand apparaît un déficit moteur.

Le principe est de limiter la progression du glissement en faisant là aussi une arthrodèse postérieure, associée parfois à une laminectomie et à une cage intersomatique (les termes vous sont familiers maintenant !).

Cette intervention peut désormais se faire aussi par abord mini-invasif par deux petites incisions latérales, ce qui est beaucoup moins traumatisant pour les muscles lombaires.

De mieux en mieux, les arthrodèses postérieures peuvent être faites maintenant par voie percutanée, c'est-à-dire à travers la peau sans réelle ouverture : aussi bien pour les vis transpédiculaires que pour les tiges qui relient les vis entre elles. Comme dans tous les domaines, les techniques chirurgicales évoluent, se perfectionnent, sont de plus en plus prometteuses.

Autres techniques, autres indications...

On ne peut évidemment pas aborder tous les types de chirurgie pour toutes les pathologies responsables de douleurs de la colonne vertébrale ! Mais deux mots seulement...

La vertebroplastie

Son but est de consolider une vertèbre fragilisée, fracturée et tassée, par l'injection par voie percutanée et sous contrôle radiologique, d'un ciment orthopédique. La cause du tassement vertébral est bien souvent une ostéoporose, plus rarement une tumeur.

On ne peut proposer ce geste que si ce tassement ne comprime pas les structures nerveuses, moelle épinière ou racine, et si la douleur reste très intense, très handicapante malgré un traitement médical bien conduit et bien suivi. Car la vertébroplastie en plus de consolider la vertèbre et de permettre au patient une mobilisation immédiate, a un effet antalgique majeur.

C'est un geste assez simple, qui ne nécessite pas en général d'anesthésie générale mais une bonne sédation et une anesthésie locale ; et ses risques et complications sont faibles.

La stimulation médullaire : traitement chirurgical de la douleur

Elle est proposée aux patients qui souffrent de douleurs chroniques, de type neuropathique, rebelles à tous les traitements. Ces douleurs très particulières sont dues à la lésion d'une – ou plusieurs – racines nerveuses qui ont été lésées au niveau du rachis ; lésion qui est définitive même si la compression n'existe plus (voir chapitre 3).

Le principe est de stimuler – cela s'appelle neurostimulation – le système qui inhibe la transmission du message douloureux situé dans la corne dorsale de la moelle épinière (selon la théorie du « *gate control* », « contrôle de la porte », voir chapitre 14). Ce traitement nécessite un long bilan préparatoire et est en général proposé dans les CETD (Centres d'évaluation et de traitement de la douleur) par une équipe qui réunit plusieurs spécialités. Les résultats sont efficaces dans 50 à 70 %, ce qui n'est pas mal pour des douleurs chroniques rebelles à tout traitement.

Mais, quelle que soit la chirurgie, il faut avoir toujours en tête que ça ne marche pas à tous les coups ! Le risque « zéro » n'existe pas. Pour la chirurgie du rachis, *grosso modo* 85-90 % de bons résultats... donc 10 à 15 % de résultats partiels, décevants, d'échecs ou de complications.

- Les complications sont variables, elles peuvent être minimes ou gravissimes, et il n'est pas envisagé ici d'en faire une liste complète.
- Les plus connues sont les complications infectieuses qui se déclarent le plus souvent secondairement avec le risque de sponsylodiscite.
- Les complications pendant l'opération elle-même avec plaie nerveuse, vasculaire, ou d'un organe de voisinage.
- Les complications à distance de la chirurgie comme la mobilisation ou la fracture de matériel, ou la récidive par exemple d'une hernie discale.

Cette liste est non limitative !

Le chirurgien a bien sûr le devoir d'informer son patient de ces complications potentielles. Lorsqu'une intervention chirurgicale est envisagée, et quelle qu'elle soit, en dehors d'un contexte d'urgence comme ceux que nous avons évoqués, il faut toujours évaluer et mettre en balance les bénéfices et risques du traitement par rapport aux bénéfices et risques du non-traitement. C'est une décision à prendre ensemble – chirurgien et patient.

Troisième partie

Se débarrasser du mal de dos ?

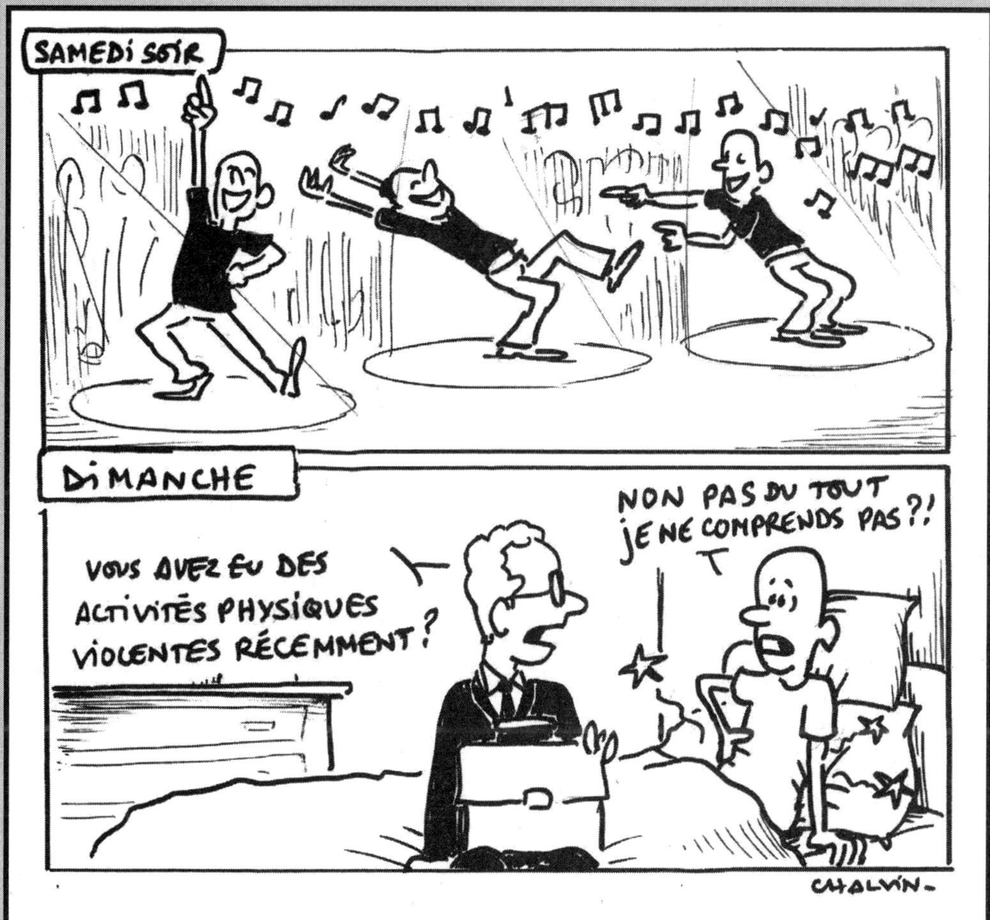
SAMEDI SOIR
DIMANCHE
VOUS AVEZ EU DES ACTIVITÉS PHYSIQUES VIOLENTES RÉCEMMENT ?
NON PAS DU TOUT JE NE COMPRENDS PAS ?!
CHALVIN

Dans cette partie...

Ce livre tente de donner une approche pluridisciplinaire à la thérapeutique du dos. Grâce au docteur Godon-Hardy nous avons vu l'approche de la médecine hospitalière, nous étudierons ici celle des autres médecines.

À mon sens, la médecine doit avant tout faire preuve de bon sens. Il est important que chaque soin soit mené avec conscience et rigueur. Les médecines alternatives ont pendant longtemps été mises à l'index par la médecine universitaire, mais nous assistons aujourd'hui à une introduction de celles-ci en milieu hospitalier.

Il a fallu pour cela trouver un langage commun, et que chaque partie ouvre son champ thérapeutique à l'autre. La communication intelligente entre des soignants est capitale. Chacun doit savoir où commence et où s'arrête son domaine de compétence, et à quel moment celui-ci relève peut-être celui de la rhumatologie ou de la chirurgie.

L'approche des médecines alternatives permet une autre lecture, un autre angle de vision sur la problématique du patient, ce qui donne une autre dimension au traitement.

Comment, sous l'angle de ces thérapeutiques, le mal de dos peut-il être abordé ? Dans un premier temps, ces méthodes proposent une alternative naturelle qui va traiter le patient et lui donner un espoir de guérison.

Ces techniques aident le patient à trouver des ressources en lui pour ne plus avoir mal au dos. La personne qui souffre du dos et qui va consulter, sera aussi sensibilisée quant à son hygiène de vie. Pour ces pratiques, chaque patient est considéré comme unique et bénéficie d'un traitement approprié, adapté à son blocage.

Les thérapies alternatives tendent à inciter les personnes qui s'y intéressent à consulter avant d'avoir mal, c'est-à-dire à faire un entretien, un petit peu comme nous faisons une révision pour nos voitures avant qu'elles ne tombent en panne.

Je tenterai de vous donner une idée précise de ces thérapies, une sorte de guide de ces alter-médecines...

Chapitre 17

L'ostéopathie

Dans ce chapitre :

- Qu'est-ce que l'ostéopathie ?
- Comment une consultation ostéopathique se déroule-t-elle ?
- Les différentes approches ostéopathiques

Qui est exactement l'ostéopathe ?

L'ostéopathe n'est pas un mage en toge blanche, qui profère des formules magiques, et qui impose les mains. Alors que l'ostéopathie aux États-Unis est réservée au corps médical, l'ostéopathe en Europe est un praticien de première intention et la Fédération européenne des ostéopathes se bat pour donner une orientation générale à l'ostéopathie en Europe. En France par exemple, l'ostéopathe peut être médecin ayant fait une spécialisation en ostéopathie, kinésithérapeute ayant étudié l'ostéopathie en formation en alternance, ou ostéopathe exclusif, c'est-à-dire ayant suivi exclusivement une formation en ostéopathie sur cinq ou six années.

Étymologiquement, « ostéo » vient d'os et « pathie » de souffrance. L'ostéopathie est une méthode de soins qui s'applique à déterminer et à traiter les restrictions de mobilité qui peuvent affecter l'ensemble des structures composant le corps humain. Toute perte de mobilité des articulations, des muscles, des ligaments ou des viscères peut provoquer un déséquilibre de l'état de santé. L'ostéopathie est basée sur la capacité du corps à s'auto-équilibrer.

Ses champs d'action

L'ostéopathie permet de prévenir et de soigner de nombreux troubles physiques. Elle agit sur les plans neurologiques, fonctionnels et psychologiques. Elle contribue à aider chacun à gérer de manière responsable et autonome son capital santé pour un mieux-être au quotidien.

Il y a en France aujourd'hui environ 15 000 praticiens tous cursus confondus, pour donner un ordre d'idée de la population ostéopathique dans un pays de la communauté européenne.

Dans la majeure partie des pays d'Europe, l'ostéopathie a sa place à l'hôpital. Les maternités ont été les premiers endroits qui ont accueilli l'ostéopathie, non pas pour traiter le mal de dos des bébés mais pour travailler sur des torticolis congénitaux par exemple, ou sur d'autres problèmes structurels liés à la vie intra-utérine ou à la naissance.

Aujourd'hui, on trouve aussi des ostéopathes dans des services de traumatologie, et dans des services de rééducation fonctionnelle.

Par ailleurs, les ostéopathes prennent part à d'autres domaines que la thérapeutique classique et le traitement du mal de dos en cabinet. Ils interviennent dans le sport, notamment de haut niveau. Ils accompagnent le sportif dans sa préparation avant la compétition et l'assistent après la compétition pour améliorer sa récupération.

Ils traitent des enfants handicapés au cabinet mais aussi par l'intermédiaire d'une association d'ostéopathes qui s'appelle EHEO (Enfants Handicapés Espoirs Ostéopathiques). Ces enfants, à cause de leur handicap moteur et de leur sédentarité, souffrent souvent de douleurs de dos et de tension associées.

Pour pratiquer l'ostéopathie, des compétences spécifiques sont nécessaires, en particulier une connaissance approfondie du fonctionnement du corps et des interactions entre chacun des systèmes du corps.

La globalité : l'homme comme écosystème

Dans la lignée de la médecine traditionnelle chinoise, l'ostéopathie s'intéresse à l'homme dans son entier, c'est-à-dire que l'ostéopathe comme le médecin acupuncteur ne va pas uniquement s'intéresser au symptôme qui amène son patient chez lui. Au contraire, il va remonter la chaîne de tensions qui s'est organisée pour compenser un déséquilibre de la structure, parfois situé à l'autre bout du corps.

Cette globalité fait référence à une notion d'unité du corps, qui réagit dans son entier à un ou plusieurs agents agresseurs qui ne sont pas toujours facilement identifiables, parce qu'ils touchent les parties les plus profondes.

En ostéopathie, rien n'est jamais totalement physique ou totalement nerveux. Dans la plupart des problématiques du dos, il y a l'influence de plusieurs facteurs.

Sans être un « psychothérapeute » corporel, la psychosomatique dont nous avons déjà parlée est un des champs sur lesquels agit l'ostéopathe.

LE SAVIEZ-VOUS ?

Le père fondateur de l'ostéopathie

Le docteur Andrew Taylor Still naît le 6 août 1828 en Virginie aux États-Unis. Troisième d'une famille de neuf enfants, il grandit guidé par un père pasteur méthodiste et physicien. Dès son plus jeune âge, il assiste son père dans l'exercice de la médecine. La médecine à cette époque est loin d'avoir atteint le degré de spécialisation qu'elle a aujourd'hui, le diagnostic reste très souvent approximatif. En 1849, il se marie et s'installe dans le Missouri où il est fermier et médecin à la fois. Puis petit à petit, il ne pratique plus que la médecine. C'est à l'école de médecine et de chirurgie de Kansas city que Still, dans le début des années 1860, vient faire ses études. Il acquiert ainsi une formation complète sur la chirurgie et la médecine. Sa première femme meurt en 1859, lui laissant trois enfants en bas âge. Il se remarie deux ans plus tard et a deux autres enfants. Il sert comme chirurgien dans l'armée pendant la guerre de Sécession. Durant cette période, il pratique la chirurgie de guerre dans les conditions les plus rudimentaires.

En 1864, une épidémie de méningite sévit dans le Kansas. Elle emportera trois de ses enfants. Il est convaincu que la thérapeutique de son temps est bien trop souvent inefficace, et parfois plus dangereuse que la maladie elle-même. Il oriente sa vie vers ce qu'il appelle une nouvelle voie, qui va donner naissance dix ans plus tard à l'ostéopathie.

Pendant dix années, Still développera sa palpation à l'extrême. Grâce à sa formation de chirurgien et à ces nombreuses années passées à disséquer, il a une connaissance très précise de l'anatomie. Il donne une part très importante à la nutrition et à l'hygiène de vie. Pour lui, un bon médecin est un médecin qui garde ses patients en bonne santé, afin d'éviter d'avoir à les soigner une fois qu'une maladie s'était déclarée.

Le docteur Still tente de comprendre comment et pourquoi un individu devient à un moment donné incapable de réagir aux agressions extérieures et intérieures. Il pressent déjà le rôle du sang dans les phénomènes de l'immunité alors que de par le monde rien n'a encore été démontré à ce sujet. Tous ces thèmes derrière lesquels se profile déjà la médecine préventive, vont donner naissance à l'ostéopathie. En juin 1874, le docteur Andrew Taylor Still parle officiellement à ses confrères médecins du résultat de ses recherches. Il nomme « ostéopathie » son système diagnostique et thérapeutique. En 1892, Still reçoit l'autorisation de fonder « The American School of Osteopathy » à Kirksville dans le Missouri, qui sera à la fois un centre de soin et d'enseignement de l'ostéopathie.

(*Cf.* thèse de médecine du docteur Élie Paul Cohen : « Rapport de stage d'un interne de médecine générale » à la British School of Osteopathy.)

À RETENIR

Le dos subit dans la vie de tous les jours différentes agressions extérieures liées à des origines diverses. Le dos est soumis au stress, à des contraintes posturales découlant de la pénibilité du travail, ou à l'inverse à la sédentarité du travail. Le fait de porter des charges lourdes, ou de sursolliciter notre corps de manière dissymétrique, accentue le déséquilibre. Notre posture compense, s'adapte jusqu'à ce qu'elle parvienne à un seuil d'adaptabilité et c'est à ce moment précis que votre mal de dos se fait connaître.

Les praticiens américains formés aux États-Unis au début des années 1900, font connaître l'ostéopathie au Canada et au Québec, ce n'est que plus tard qu'elle atteindra le continent européen. L'ostéopathie arrive en Europe par l'Angleterre en 1917 où est fondée la première école d'ostéopathie, puis la célèbre école de Maidstone : « European School of Osteopathy » voit le jour en 1951. C'est depuis cet endroit que l'ostéopathie va rayonner en Europe.

Quand vais-je voir l'ostéopathe ?

Il vous est conseillé de voir votre ostéopathe en prévention, comme je vous le disais préalablement. La séance d'ostéopathie devient indispensable lorsque la douleur apparaît et lorsque vous vous sentez limité dans vos mouvements.

« T'as mal où ? »

« T'as mal où ? » ; « Mal au cou, mal partout » comme le disait la chanson. Plus sérieusement l'ostéopathie traite tous les blocages du dos, que ces blocages touchent les cervicales, les dorsales, les côtes, les lombaires ou le sacrum. Le traditionnel lumbago est sans doute le motif de consultation le plus fréquent en cabinet. Viennent ensuite les différentes cervicalgies, dorsalgies. La sciatique est aussi l'une des indications, cependant elle devra être traitée avec douceur.

Qu'est-ce qu'une lésion ostéopathique ?

Le docteur Still fut le premier à reconnaître et à intégrer d'un point de vue théorique le fait que l'organisme humain peut résister et se défendre contre toutes les influences nuisibles, et qu'il est capable de résister aux modifications de son équilibre et de se réparer.

Le concept d'unité du corps renvoie au fait que toute structure ou fonction anormale dans une partie du corps a une influence anormale sur la fonction de l'ensemble.

Probablement en raison de son adaptation incomplète à la station debout, l'organisme humain est particulièrement prédisposé aux troubles articulaires, surtout au niveau des articulations vertébrales, pelviennes et autres articulations supportant des charges importantes. Ces blocages ont une influence sur la colonne vertébrale et les parties du corps qui lui sont adjacentes, provoquant ou favorisant l'installation de processus pathologiques. Ce complexe mêlant problèmes articulaires et phénomènes associés, constitue une lésion ostéopathique.

En général, une lésion ostéopathique de la colonne vertébrale se manifeste selon les symptômes suivants :

- 1. une sensibilité des tissus entre les vertèbres et des tissus se trouvant à proximité des vertèbres (peau, muscles, tissus conjonctifs),
- 2. des modifications du comportement musculaire, autrement dit une rigidité liée à des contractures,
- 3. des perturbations neurovégétatives qui vont influer sur la circulation sanguine et les fonctions viscérales,
- 4. une douleur qui est de nature variable parfois diffuse, et parfois irradiante ou projetée à distance.

Tous ces phénomènes sont autant d'éléments qui permettent d'identifier la lésion et d'en évaluer la sévérité.

- La lésion doit être entendue comme un facteur très important susceptible d'accentuer toute pathologie. Elle met en place un cercle vicieux d'irritation et d'inflammation et sa présence va affaiblir les capacités de défense de l'organisme. Elle peut être présente longtemps sans produire de symptômes.
- La correction de la lésion par l'ostéopathe va interrompre ce cercle vicieux, et sera suivie d'une régression tout d'abord, puis d'une amélioration et enfin d'une disparition du processus pathologique, et de ce fait d'une diminution voire disparition des douleurs.

La consultation ostéopathique

Les ostéopathes sont des praticiens qui prennent du temps avec leur patient. La clef d'une prise en charge réussie commence, avant toute intervention, par une écoute attentive du patient. Il est indispensable que celui-ci puisse avoir le temps d'énoncer en détail ce dont il souffre.

Lorsqu'une personne souffre du dos, elle a en général besoin de raconter son histoire. C'est à cet endroit que l'on se rend compte qu'un problème de dos trouve sa source dans le passé et l'histoire du patient.

Lorsqu'un patient arrive bloqué, plié en deux, il vous confie, très souvent après le début de la séance, qu'il a exagéré, qu'il a fait trop d'efforts physiques ou qu'il est surmené.

Quelques exemples :

- le jardinier du dimanche a passé six heures à genoux à arracher des racines tenaces…
- le sportif du dimanche a fait cinq heures de vélo sans entraînement, ou a soulevé 70 kg de fonte, sans préparation, parce qu'il le faisait si facilement à l'âge de 20 ans !
- le bricoleur du dimanche a installé 30 mètres carrés de plaques de plâtre tout seul…

Je suis sûr que vous vous reconnaîtrez dans l'un de ces exemples. Ces exemples concernent des individus de sexe masculin. L'homme a toujours besoin de se prouver qu'il est capable de faire les choses avec force.

Ne souriez pas, Mesdames, les femmes sont elles aussi capables de prouesses inconsidérées, en matière de ménage, de nettoyage ou de jardinage.

Cependant, il arrive pourtant qu'aucun « mauvais geste » ne soit identifiable et que la cause de la douleur reste mystérieuse. Le patient s'est bloqué sans faire d'erreur notable. C'est à cet endroit, que le talent de chercheur de l'ostéopathe doit entrer en scène.

Il peut s'agir d'un problème venant d'ailleurs. Cette douleur peut être liée à une accumulation de stress, ou encore à un blocage dû à de multiples causes, conjuguant par exemple arthrose, refroidissement, et/ou surmenage. Mais il peut aussi s'agir d'une pathologie grave. C'est au travers des symptômes que l'ostéopathe va parvenir à identifier le mécanisme qui a mis son patient dans un tel état de tension.

Pour trouver la cause des symptômes, un diagnostic spécifique est nécessaire. Après un interrogatoire et un examen approfondi des bilans radiologiques et biologiques du patient, l'ostéopathe détermine ce qu'il va pouvoir faire pour lui.

LE SAVIEZ-VOUS ?

La manipulation vertébrale de l'ostéopathe s'accompagne parfois d'un craquement libérateur, ce craquement correspond à la libération d'une bulle de gaz, lors de l'écartement des surfaces articulaires de la vertèbre. Contrairement à ce que l'on peut penser il ne s'agit pas de la remise en place d'une vertèbre déplacée. Si déplacement vertébral il y a, ce n'est que dans des cas de traumatologie grave.

Le film de la séance

En arrivant vous allez être accueilli par un ostéopathe souriant, qui après vous avoir fait asseoir face à lui, va vous poser des questions sur la raison de votre venue, sur votre âge, et sur vos antécédents médicaux. Il va ensuite vous demander de vous déshabiller et de vous installer sur sa table d'examen.

À partir de cet instant, il va conduire ses tests en fonction de ce que vous lui avez indiqué, et va tenter de comprendre à l'aide de ses mains comment votre corps s'est progressivement verrouillé. Ce n'est que lorsqu'il aura établi un diagnostic, grâce à ses mains, qu'il commencera à traiter la problématique qui occasionne votre douleur. Parfois, vous pourrez entendre un craquement lors de la manipulation de l'ostéopathe, il ne faut pas vous affoler de cela. Ensuite, grâce à de plus ou moins importantes manipulations, il va débloquer votre dos. Il vous posera peut-être tout un tas de questions sur votre mode de vie durant la séance. L'ostéopathe n'est pas de nature curieuse, mais il fait des liens entre votre façon de vivre, votre histoire et votre mal de dos. Après un traitement assez complet, ne vous effrayez pas s'il passe du temps sur votre pied alors que vous venez pour votre dos, il s'occupe de remettre en ordre ce qui ne fonctionne pas. Ceci afin que l'équilibre de votre squelette et de ce qui l'ornemente ne vous fasse plus souffrir. Puis il vous demandera de vous lever, vérifiera sans doute comment vous vous tenez debout, pour voir si vous avez retrouvé des appuis plus stables dans vos pieds. Il n'est pas rare de voir des patients sentir un changement dans leur façon de se tenir. Vous vous sentirez certainement plus détendu après cette séance, c'est le but dans tous les cas. Il n'est pas rare de voir des patients très fatigués après la séance et cela ne va pas toujours immédiatement mieux.

Parfois c'est dès l'instant où vous vous lèverez de la table que vous sentirez un bénéfice, mais souvent il faut compter entre deux jours et une semaine pour aller mieux. L'ostéopathie met en route un processus d'« amélioration », mais il faudra, dans des circonstances difficiles, que vous soyez vigilant quant à votre hygiène de vie dans les premiers temps suivant la séance. Il faudra sans doute réitérer l'expérience pour pouvoir atteindre un mieux-être stable et de longue durée. Rhabillez-vous s'il vous plaît…

L'écoute ostéopathique

La main est le support de la perception de l'ostéopathe. Elle est l'instrument de ce que l'on appelle la stéréognosie, c'est elle qui permet de comprendre le monde dans ses trois dimensions. Grâce au toucher, nous appréhendons le relief des choses. En ostéopathie, la palpation nous oriente vers les dysfonctionnements ou les lésions qui vont nécessiter un travail.

Grâce à un toucher ciblé, en faisant différents tests, l'ostéopathe explore le corps à la recherche des zones qui présentent des restrictions de mouvement, à l'origine du mal de dos. Prenons par exemple le cas d'un test de mobilité des vertèbres lombaires.

Les mains de l'ostéopathe vont chercher, trouver et redonner de l'équilibre à l'ensemble des structures perturbées dans leur mobilité, cela grâce à des manipulations douces. En fonction de l'âge et de la morphologie du patient, l'ostéopathe va définir quelle technique utiliser pour corriger le déséquilibre.

L'ostéopathe traite tout le monde, du nourrisson à la personne âgée. Il fait le lien entre les différents systèmes, ainsi il va pouvoir par exemple trouver un mal de dos lié à une ancienne entorse de cheville mal soignée, ou encore un problème de cervicales lié à une bascule de bassin.

Vous découvrirez peut-être aussi en allant voir votre ostéopathe que votre « mal de dos » provient du ventre, d'une constipation, ou d'un stress mal géré ou mal digéré…

Il est absolument clair aujourd'hui que l'on attribue beaucoup de douleurs de dos aux tensions liées au stress et l'ostéopathe va s'atteler à comprendre, à réduire et à trouver une solution à l'impact qu'a pu avoir ce stress sur votre corps.

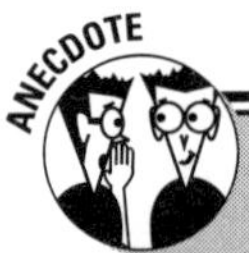

Le « docteur aux mains chaudes »

Il m'arrive fréquemment au cabinet de soigner des enfants pour des douleurs de dos. C'est ainsi qu'un jour un enfant de 6 ans réclamait à ses parents de revenir voir le « docteur aux mains chaudes ». Ce n'est pas la seule réflexion que m'ont faite des enfants, il est intéressant de voir de quelle manière un enfant peut percevoir une séance d'ostéopathie, lorsque celle-ci est faite en douceur.

Et qu'en est-il de mon mal de dos ?

Votre ostéopathe soigne votre mal de dos, « du sol au plafond », il peut soulager toutes les parties de votre dos du sacrum aux cervicales. À condition toutefois, qu'il n'y ait pas une usure mécanique trop importante, ou un problème grave retentissant sur votre colonne vertébrale, trop lourd pour être traité par cette technique.

Cependant, il est important de savoir que les médecines différentes tablent aussi sur un travail personnel du patient. Ce dernier, s'il va mieux après un traitement ostéopathique, va devoir se prendre en main et se pencher sur les raisons pour lesquelles son mal de dos est apparu, et corriger les mauvaises attitudes et habitudes qu'il a laissées s'installer. Il devra essayer d'améliorer son hygiène de vie tout simplement.

Le marteau ou la plume…

Il existe différentes façons de pratiquer l'ostéopathie. La première est une ostéopathie ostéo-articulaire agissant uniquement par des manipulations structurelles, plus ou moins fortes.

Il n'est pas rare d'entendre craquer lors de ces manipulations. Pour les effectuer, il est important que le praticien ait au préalable éliminé tout risque. Il faut qu'il ait inspecté les radios et effectué tous les tests afin d'être sûr de son diagnostic. Cette technique qui s'apparente à celle de la médecine physique, n'est plus aujourd'hui l'unique manière de pratiquer.

L'ostéopathie dans sa grande majorité est aujourd'hui pratiquée de manière plus douce. Elle agit davantage sur le système musculaire et sur les fascias, – membranes qui enveloppent les muscles – dans une compréhension fine des blocages, et dans le but d'aider le corps à retrouver son équilibre.

Il existe par ailleurs deux approches ostéopathiques complémentaires qui ont leurs lettres de noblesse en Europe et aux États-Unis. L'ostéopathie crânienne ou ostéopathie dans le champ crânien est basée sur de micromanipulations des os du crâne. L'ostéopathie viscérale repose sur des manipulations viscérales, c'est-à-dire un travail sur la sphère digestive, travail de détente des muscles et des organes, qui a une influence directe sur le bassin et le bas du dos. Cependant, ces techniques souffrent, aux yeux de la communauté scientifique, d'un manque de preuves et d'expérimentations scientifiques, et font ainsi l'objet de controverses.

ATTENTION !

Cependant, je tiens à préciser encore une fois, que la visite chez l'ostéopathe ne dispense pas forcément d'une visite chez votre médecin généraliste si celle-ci s'avère nécessaire. Elle ne dispense pas non plus en cas de doute sur l'origine de la lésion, de pratiquer des examens radiologiques ou biologiques.

Si la douleur persiste, il n'y a aucune contre-indication à se faire prescrire des médicaments, bien au contraire. Et parfois on ne pourra pas éviter les anti-inflammatoires, les infiltrations voire la chirurgie si votre mal de dos dégénère. Il est important d'associer l'ostéopathie à d'autres thérapeutiques lorsqu'elle ne parvient pas à apporter des réponses satisfaisantes à elle seule. Cependant dans un grand nombre de cas, l'ostéopathie contribue de manière efficace à soulager votre mal de dos.

Ce qui est et demeure très intéressant pour l'ostéopathie, c'est le fait que sa reconnaissance en Europe vient en grande partie de l'opinion publique et de sa bonne presse. C'est-à-dire que les patients qui ont testé l'ostéopathie sont très vite devenus inconditionnels de cette méthode de soin, et ont beaucoup communiqué sur elle. C'est ce qui a en partie permis sa reconnaissance en Europe.

Le parfait exemple Suisse

Alors qu'en Europe, l'implantation de l'ostéopathie dans le paysage médical a été longtemps controversée, nous arrivons aujourd'hui en France comme ailleurs à une harmonisation de la profession, avec des soins remboursés par les assurances mutuelles, par exemple. L'UFOF (l'Union fédérale des ostéopathes de France), le SFDO (Syndicat français des ostéopathes), le ROF (Registre des ostéopathes de France) et le syndicat national des médecins ostéopathes veillent à ce que la profession soit réglementée et conserve une place de choix au sein de l'écosystème médical, dans un but de pluridisciplinarité et dans l'intérêt du patient. Ce sont d'ailleurs ces associations que vous pouvez contacter pour trouver un ostéopathe.

Cependant la façon dont s'est implantée l'ostéopathie en Suisse n'est pas loin d'être un sans faute. Après un entretien avec Sébastian Byrde, président de la FSO (Fédération Suisse des Ostéopathes), il en ressort que l'ostéopathie en Suisse a été réglementée de manière tout à fait intelligente. Tout d'abord, c'est une profession à part entière, qui a su grâce à la politique fédérale et cantonale se faire une place dans le paysage médical. Elle est soumise à un droit de pratique obtenue après une formation de 5 ans à temps plein et après avoir passé un examen d'état. Les experts qui examinent les praticiens sont pluridisciplinaires, et veillent à ce que les patients soient en de bonnes mains avec des praticiens de qualité.

Une filière de formation fédérale ou d'état devrait voir le jour bientôt et une fondation qui s'occupera de la formation et de la recherche a d'ores et déjà été créée. Ceci pour faire évoluer la profession et pour que le paysage ostéopathique soit idéal. Ce qui signifie par exemple que le nombre d'ostéopathes qui vont arriver sur le marché du travail sera étudié de façon à ce qu'il y ait du travail pour tout un chacun.

Tout ceci dans l'intérêt des 700 ostéopathes qui pratiquent actuellement en Suisse, et par ricochet dans l'intérêt des patients qui souffrent du dos…

Chapitre 18

L'acupuncture

Dans ce chapitre :

- Les différentes actions de l'acupuncture
- Le système des méridiens
- Les techniques

L'acupuncture est l'une des principales composantes de la médecine traditionnelle chinoise plurimillénaire. Les premiers textes chinois datent du VIe siècle avant notre ère. Elle a été introduite progressivement en Europe à partir du XVIIe siècle, mais plus activement au début du XXe siècle.

L'approche profondément différente entre la médecine traditionnelle chinoise et la médecine occidentale explique certainement la longue opposition et résistance à l'introduction de l'acupuncture dans le monde occidental. La médecine orientale est une médecine holistique qui considère l'homme dans sa globalité, sans séparer ses composantes physiques, psychologiques et spirituelles. L'homme est perçu dans son environnement, dans la nature et dans l'univers. La médecine occidentale est plutôt une médecine de systèmes d'organes considérés indépendamment les uns des autres, et s'intéresse à l'organe affecté.

De façon extrêmement schématique et, en conséquence, erronée (que les connaisseurs soient indulgents), il est impossible en quelques mots de résumer les théories si élaborées, si profondes qui constituent la médecine traditionnelle chinoise. Celle-ci, qui a traversé les millénaires, repose sur trois concepts principaux, bien peu compréhensibles pour la médecine occidentale.

Le concept du QI

La physiologie humaine se base sur l'interaction des trois substances vitales que sont :

- **le qi**, traduit le plus souvent par « énergie » : c'est le « souffle vital » qui nous fait bouger, respirer, c'est le métabolisme du corps en vie ;
- **le sang**, indissociable du qi ;
- **les liquides organiques**.

La théorie du yin et du yang

L'équilibre des contraires est représenté par le yin et le yang. Au sens originel, le yin correspond au versant ombragé d'une colline (donc à ce qui est froid, sombre, caché, nocturne, inactif, profond, introverti…) et le yang au versant ensoleillé (à ce qui est chaud, lumineux, visible, diurne, actif, superficiel, extraverti…). Nous sommes tous à la fois yin et yang, l'essentiel est d'avoir un équilibre entre ces différentes caractéristiques opposées – ce qui pourrait correspondre au bon équilibre de notre métabolisme – donc une bonne santé. La perte de cet équilibre est responsable des pathologies.

Théorie des cinq mouvements (des cinq éléments)

C'est une théorie selon laquelle tout ce qui nous entoure et nous compose se subdivise en cinq grands ensembles interdépendants appelés mouvements des rythmes naturels de la vie : le bois, le feu, le métal, l'eau et la terre.

Le bois correspond au printemps, à la renaissance, à la remise en mouvement. Il symbolise la croissance, l'impulsion vitale.

Le feu correspond à l'été, à la combustion, la chaleur. Il symbolise toutes les activités dynamiques.

Le métal correspond à l'automne, à la sénescence, la rigueur, la résistance. Il symbolise la force, l'endurance.

L'eau correspond à l'hiver, à ce qui descend, stagne, s'accumule. Elle exprime les fonctions de fécondité.

La terre correspond aux intersaisons. Pilier central du système, elle nourrit, équilibre, dynamise et représente une fonction de soutien.

L'efficacité de l'acupuncture, médecine ancestrale, purement empirique à son origine, a bien dû faire ses preuves pour survivre à travers les siècles et même se répandre dans le monde…

En l'absence de la compréhension de ses mécanismes d'action, l'acupuncture s'est souvent heurtée à l'esprit cartésien de la médecine occidentale qui ne pouvait admettre que de petites aiguilles plantées sur le corps puissent soigner !

De nos jours, de multiples études scientifiques apportent la preuve de l'efficacité de l'acupuncture. De nombreux programmes de recherche lui sont consacrés dans diverses universités occidentales (et asiatiques bien sûr !) qui permettent ainsi de découvrir et de démontrer son ou plutôt ses modes d'action selon des critères scientifiques rigoureux. Ainsi cette médecine ancestrale empirique se voit de plus en plus reconnue comme médecine scientifique et intégrer à ce qu'on appelle la médecine occidentale.

L'Organisation mondiale de la santé en 1978 a reconnu l'acupuncture comme moyen thérapeutique efficace. Elle a publié en 2003 une liste de pathologies pour lesquelles cette efficacité a été démontrée y compris les douleurs de la colonne vertébrale et névralgies (« Acupuncture : review and analysis of reports on controlled clinical trials »).

L'acupuncture s'intègre et s'associe de plus en plus à la médecine occidentale pour une prise en charge souvent complémentaire dans de nombreuses pathologies. Enfin reconnue, elle entre progressivement dans les hôpitaux et fait partie de manière plus courante de l'arsenal thérapeutique proposé dans les centres d'évaluation et de traitement de la douleur (CETD).

Modes d'action de l'acupuncture

Selon la tradition chinoise, notre corps est parcouru par des circuits le long desquels circule l'énergie vitale. Ces circuits énergétiques appelés méridiens sont comparés à des rivières parcourant le corps pour irriguer et nourrir les tissus. Très schématiquement, un blocage de la circulation de cette énergie est responsable de l'apparition des symptômes. Cette énergie bloquée ou stagnante peut être modifiée en introduisant des aiguilles sur des points précis le long du trajet des méridiens… On peut donc comprendre que ces termes et ces concepts puissent heurter nos esprits occidentaux !

La stimulation d'un point d'acupuncture produit quatre réactions physiologiques principales :

- Action antalgique/analgésique, c'est-à-dire sur la douleur et c'est l'un des domaines le plus reconnu de l'efficacité de l'acupuncture ;
- Action de relaxation de la musculature (action myorelaxante) ;
- Stimulation de la circulation sanguine ;
- Effet régulateur du (bon) fonctionnement de notre organisme.

Cette dernière action mérite une explication. Notre organisme est une extraordinaire usine chimique en marche perpétuelle dont l'objectif est de nous maintenir dans un état d'équilibre de fonctionnement par un système d'autorégulation : c'est l'homéostasie.

L'homéostasie, du grec *homoios* : égal, similaire et *stasis* : état, position, est la capacité que peut avoir un système à conserver son équilibre de fonctionnement en dépit des contraintes extérieures. L'homéostasie est l'équilibre dynamique qui nous maintient en vie.

Tous les éléments qui constituent notre organisme possèdent d'innombrables récepteurs permettant de recevoir, de filtrer et d'interpréter les multitudes d'informations, messages reçus soit d'une autre structure interne, soit de notre environnement. L'objectif est une réponse adéquate pour assurer une bonne régulation de tous les paramètres qui nous maintiennent dans un état d'équilibre harmonieux, en dépit de la possible fluctuation des informations.

Cet état d'homéostasie est évalué par de multiples paramètres : examens de sang permettant une évaluation des principales fonctions, hépatique, rénale, taux de glycémie, et équilibre électrolytique. Pression artérielle, température corporelle, rythme cardiaque, et respiratoire, contraction musculaire, transpiration, faim, et soif, participent au maintien de cette homéostasie.

Le bon fonctionnement de ces multiples récepteurs est essentiel au maintien de cette homéostasie. Mais la réponse des récepteurs peut être inadaptée soit par une hyporéactivité ou hyposensibilité, soit par une hyperréactivité ou hypersensibilité.

L'acupuncture peut participer à l'homéostasie de notre organisme en stabilisant la sensibilité de nos récepteurs : en activant les récepteurs « paresseux » et en calmant les récepteurs « hyperactifs ». La stimulation d'un même point d'acupuncture peut avoir une action régulatrice dans un sens ou dans l'autre.

Nous savons donc aujourd'hui que la stimulation d'un point d'acupuncture entraîne une série de réactions physiologiques d'ordre neurologique, circulatoire et endocrinien à la fois par l'activation d'un message nerveux qui va donc emprunter les voies du système nerveux et par la libération de multiples substances biochimiques qui auront des actions spécifiques sur de multiples récepteurs. Ces phénomènes physiologiques se produisent à quatre niveaux différents : au niveau local, au niveau segmentaire, au niveau général et sur le trajet des méridiens.

Action locale

Il existe tout un réseau de fibres sensitives de la peau et du muscle que l'aiguille d'acupuncture va stimuler entraînant une modification du potentiel électrique. Au message nerveux qui se propage localement (c'est le réflexe d'axone), s'associe une libération locale de multiples substances qui vont provoquer une dilatation des vaisseaux sanguins locaux et ainsi stimuler la circulation sanguine.

D'ailleurs cet effet peut souvent se voir chez le patient : la peau autour des aiguilles devient rouge, ce qui correspond à une augmentation du débit sanguin local qui se propage alentour. L'amélioration locale de la circulation favorise la cicatrisation de tissus lésés.

Action segmentaire

Elle se manifeste dans les territoires d'innervation qui dépend d'un nerf spinal (souvenez-vous de l'organisation segmentaire de la moelle épinière et de la distribution métamérique du nerf spinal avec ses territoires sensitifs cutanés, moteurs musculaires, squelettiques et viscéraux, voir chapitre 2). Le message nerveux se propage jusqu'au segment de la moelle épinière, qu'on appelle la corne dorsale, et c'est là que se situe son action. La libération de substances biochimiques dont les enképhalines et les endorphines à ce niveau inhibe la propagation du message douloureux et a donc une action analgésique. Les endorphines agissent comme la morphine mais elles sont secrétées par l'organisme lui-même.

L'acupuncture peut ainsi diminuer la douleur dans le segment où sont insérées les aiguilles. Par cette action segmentaire, qu'on appelle analgésie segmentaire, la stimulation d'un point d'acupuncture va pouvoir produire un effet sur tous les éléments d'un même segment de la moelle épinière. Donc l'effet antalgique concerne l'ensemble des éléments anatomiques innervés par ce même segment medullaire, c'est-à-dire de la superficie à la profondeur : la peau (dermatome), certains muscles (myotome), segments osseux et/ou articulaire (sclérotome), et les organes profonds.

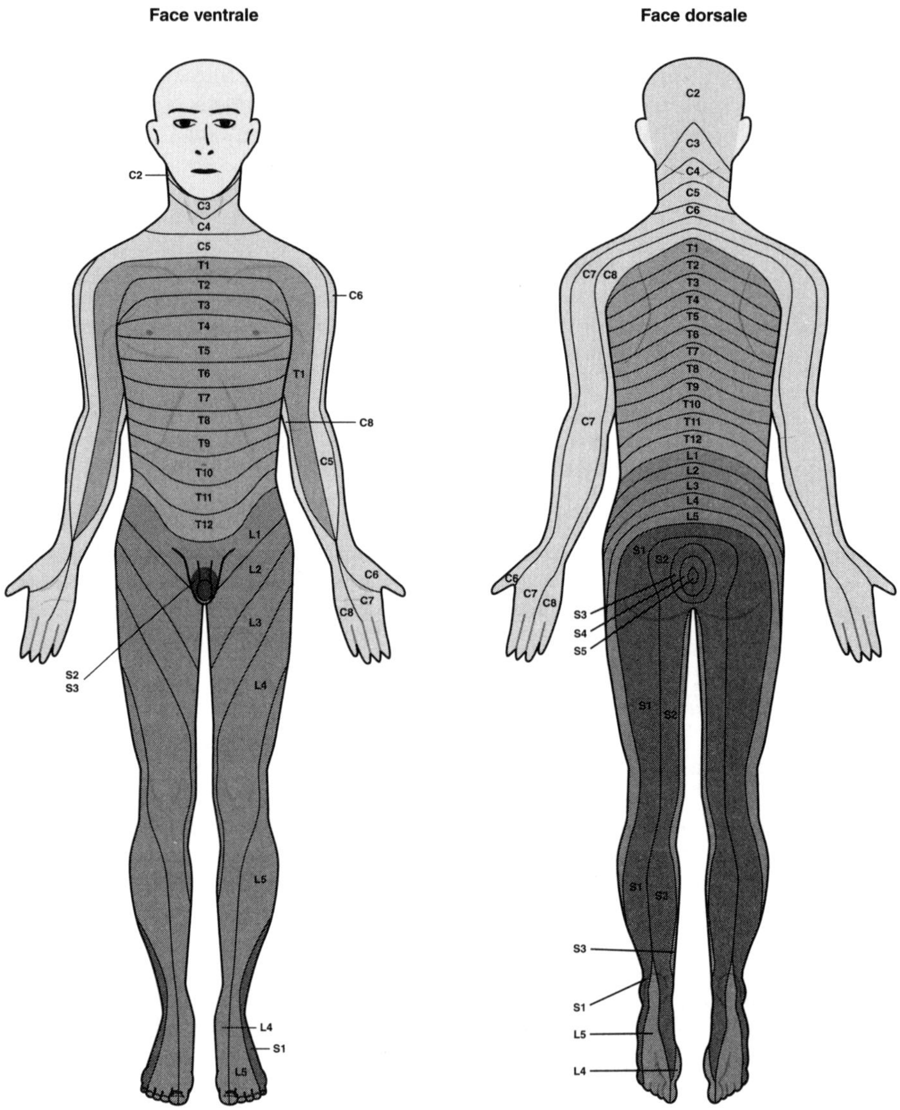

Figure 18-1 : Les zones d'innervation segmentaire.

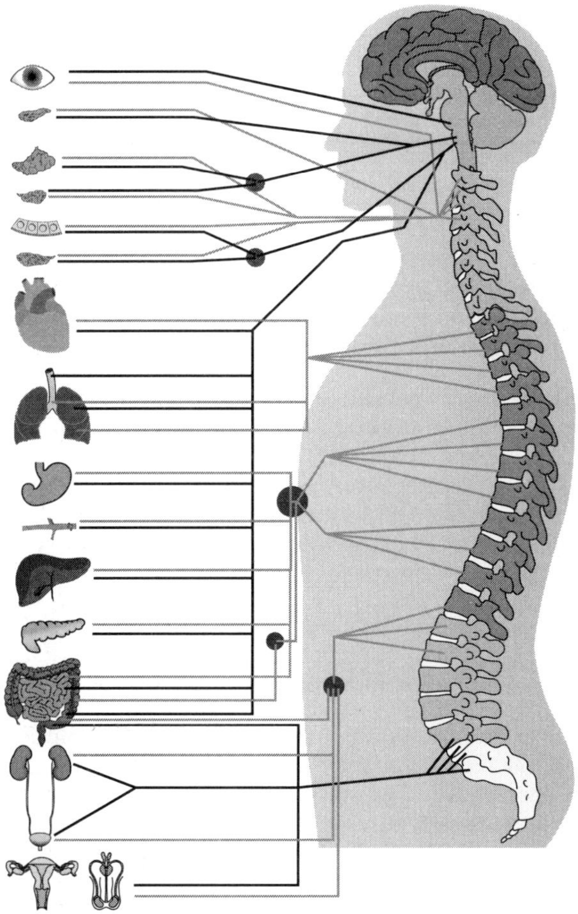

Figure 18-2 : Zones d'innervation segmentaire des organes internes.

Par exemple, les nerfs provenant d'une articulation douloureuse pénètrent dans le même segment médullaire que les nerfs provenant des muscles autour de cette articulation ; la douleur de cette articulation sera atténuée par l'insertion d'aiguilles dans ces muscles.

Cette disposition anatomique de convergence des nerfs dans la corne dorsale de la moelle épinière est à l'origine des douleurs référées : c'est ainsi qu'une douleur dans une articulation ou sur un territoire cutané peut traduire la souffrance d'un organe interne : par exemple une douleur dans la région lombaire peut traduire la souffrance du gros intestin. C'est ce que nous avons déjà abordé à propos des douleurs rachidiennes révélant une pathologie viscérale (cela ne représente que de rares cas de douleurs rachidiennes, mais il est essentiel de ne pas passer à côté !).

Action générale

Le message nerveux provoqué par l'aiguille d'acupuncture se propage donc à la moelle épinière, où a lieu une série de réactions biochimiques bloquant le circuit de la douleur : c'est l'analgésie segmentaire dont nous venons de parler.

De là, le message nerveux monte le long de la moelle pour rejoindre d'abord le tronc cérébral, où il existe encore une libération de bêta-endorphines qui, par un circuit descendant, n'agissent plus seulement sur un seul segment médullaire mais sur l'ensemble de la moelle épinière avec une action qui est donc diffuse, générale, et s'étend à l'ensemble du corps.

Après avoir atteint le tronc cérébral, le message nerveux continue tout de même son chemin ascendant et atteint d'autres structures du cerveau qui seront à leur tour stimulées : thalamus, hypothalamus, système limbique, et certaines zones du cortex cérébral (partie plus superficielle du cerveau). Les substances biochimiques qui permettent la transmission de ce message peuvent être appelées neurotransmetteurs ou plus précisément neuromodulateurs (voir le circuit de la douleur au chapitre 14).

L'avènement de l'IRM fonctionnelle a permis un bond en avant dans les travaux de recherche sur l'acupuncture : elle a confirmé les relations spécifiques entre certains points d'acupuncture et certaines régions cérébrales.

À titre d'exemple la stimulation du point GI4 montre en IRM fonctionnelle une activation des aires corticales sensorimotrices. La stimulation du point V67 active le cortex cérébral visuel. La stimulation du point MC6 qui est utilisé dans le traitement des nausées et vomissements entraîne une activation du cervelet, du système vestibulo-cérébelleux, et du thalamus. Les études dans ce domaine se multiplient, apportant la preuve de l'impact de l'acupuncture sur les circuits neurophysiologiques.

Les multiples travaux démontrent aussi l'intégration de la composante psychique et affective de la douleur dans l'action de l'analgésie acupuncturale par l'inhibition de l'activité de certaines structures du système limbique – le système limbique est souvent appelé cerveau émotionnel.

Par son action générale cérébrale centrale, l'acupuncture peut exercer d'autres effets régulateurs sur diverses fonctions, sur le système endocrinien par l'axe hypothalamo-hypophysaire et sur le système immunitaire.
L'IRM fonctionnelle a permis d'apporter le même type de preuves pour l'auriculothérapie.

Action sur les trajets des méridiens

Le système des méridiens

Leur existence a été longtemps contestée car elle ne repose pas sur des bases anatomiques, rien ne permet de les visualiser. De nombreuses études récentes et en cours tendent à prouver leur existence au niveau histologique c'est-à-dire cellulaire, électrique, métabolique, et biophysique… Bien des découvertes en perspective !

Le système des méridiens est multiple, complexe, intéressant toutes les structures de notre organisme. Il existe 12 méridiens principaux. Ils sont la base du système des méridiens ; ils parcourent d'une façon symétrique les parties droite et gauche du corps au niveau de la face, de la tête, du tronc et des membres supérieurs et inférieurs. Ils se répartissent en six méridiens yin et six méridiens yang, couplés (un méridien yin couplé avec un méridien yang). Chacun a un trajet superficiel et un trajet profond. Chaque méridien principal relie un organe interne avec les tissus superficiels, il porte le nom de son organe. Ainsi on dénombre :

- le méridien du poumon (P) : 9 points P1 à P9 ;
- le méridien du gros intestin (GI) : 20 points GI1 à GI20 ;
- le méridien de l'estomac (E) : 45 points E1 à E45 ;
- le méridien de la rate et du pancréas (RP) : 21 points RP1 à RP21 ;
- le méridien du cœur (C) : 9 points C1à C9 ;
- le méridien de l'intestin grêle (IG) : 19 points IG1 à IG 19 ;
- le méridien de la vessie (V) : 67 points V1 à V67 ;
- le méridien des reins (R) : 27 points R1 à R27 ;
- le méridien du péricarde ou maître du cœur (MC) : 9 points MC1 à MC9 ;
- le méridien du triple réchauffeur (TR) : 23 points TR1 à TR23 ;
- le méridien de la vésicule biliaire (VB) : 44 points VB1 à VB44 ;
- le méridien du foie (F) : 14 points F1 à F14.

Les 12 méridiens principaux sont unis les uns aux autres par un système d'interconnexions et il existe un cycle de circulation énergétique entre eux.

Ce système comprend également **15 méridiens « luo » ou de passage**. Leur trajet est plus profond, ils sont reliés avec les viscères et ont un rôle de renforcement des connexions des méridiens principaux dans tout l'organisme

De plus, **12 méridiens tendinomusculaires** proviennent aussi des méridiens principaux, et ont un trajet qui concerne la partie superficielle du corps parcourant tous les tendons, muscles et articulations dont ils assurent la souplesse et le tonus.

Les **12 zones cutanées** constituent le système le plus superficiel qui forme un réseau sillonnant la peau, responsable de l'échange entre le corps et la nature. Il représente un écran défensif pour le corps et reflète l'état des viscères.

À côté de ces méridiens, il existe **8 méridiens extraordinaires** dont deux seulement ont leur propre trajet :

- Le vaisseau concepteur (VC) qui passe sur la ligne médiane de la face antérieure du corps ;
- Le vaisseau gouverneur (VG) qui passe sur la ligne médiane de la face postérieure du corps ;
- Les six autres méridiens extraordinaires n'ont pas de trajet propre, ils empruntent des points des méridiens principaux. Ils jouent un rôle de réservoir énergétique et de régulation et ont donc une action globale. Ils sont porteurs de la constitution et de l'identité génétique.

L'ensemble de ces méridiens forme une structure globale qui implique tous les tissus et organes du corps, et assure le contrôle et la coordination de toutes leurs fonctions.

Les points d'acupuncture

Les points d'acupuncture regroupés dans un même méridien ont donc une action commune sur un même système ou même organe mais chaque point a une fonction précise.

Chaque point a une localisation précise repérée par rapport aux structures anatomiques du corps, d'où la nécessité d'un système proportionnel qui prend en compte les différences de chaque personne. Il a été mis au point une unité de mesure individuelle : **le cun** ou distance qui correspond à la largeur du pouce : 3 cuns correspondent à la largeur de 4 doigts rapprochés. Ainsi toutes les parties du corps ont été divisées en un certain nombre de cuns.

Les différentes techniques

L'acupuncture classique : les aiguilles

L'aiguille d'acupuncture classique est le plus souvent constituée d'un axe en acier de différents diamètres (très fins !) et de différentes longueurs selon le point à atteindre. La technique de puncture (ponction d'un point d'acupuncture) doit respecter certains critères. La profondeur d'insertion des aiguilles varie en fonction de la localisation du point à atteindre. Elle peut être d'un millimètre au bout des doigts et/ou des orteils et aller jusqu'à plusieurs centimètres dans certaines zones épaisses comme les muscles fessiers.

Quelques questions courantes :

- **L'acupuncture fait-elle mal ?** Non ! les aiguilles sont très fines et le passage de la peau n'est en général pas ressenti. Certains points sont plus sensibles en profondeur, déclenchant une sensation désagréable, une gêne, une pesanteur, un tressautement musculaire ou une sensation d'irradiation, tout à fait supportable et qui correspond en fait à l'effet recherché.
- **Peut-on être infecté ?** De nos jours, les aiguilles sont stériles et à usage unique. Le risque est pratiquement nul ! Il n'est pas utile de désinfecter la peau sauf chez les patients diabétiques ou immunodéprimés. Bien évidemment, le thérapeute doit se laver les mains avant chaque contact avec le patient, hygiène de base.
- **Combien de temps dure une séance d'acupuncture ?** La durée est très variable selon la pathologie et l'effet recherché. Le temps de pose d'une aiguille peut varier de quelques minutes à trente minutes et parfois plus.
- **Quelle est la fréquence des séances ?** Tout dépend du patient et de la pathologie ! En cas de pathologie récente aiguë, une, deux ou trois séances rapprochées peuvent suffire. En cas de pathologies plus anciennes, le nombre de séances est plus important, les séances plus espacées.

La moxibustion

Elle consiste à réchauffer le point d'acupuncture en utilisant traditionnellement une plante très courante, l'armoise (« *moxa* » en japonais) qui en se consumant émet un spectre infrarouge spécifique. Elle se présente sous forme de cône ou boulette mis au bout de l'aiguille, qui allumée ne brûle pas mais se consume à haute température en libérant une forte odeur. Actuellement, il existe des moxas sans odeurs, des moxas électriques émettant le même spectre infrarouge que l'armoise. Elle est indiquée notamment dans le traitement de l'arthrose et des contractures musculaires.

L'électrostimulation

Elle consiste à stimuler électriquement un point à travers l'aiguille qui est conductrice. Cela permet d'intensifier la stimulation du point. Elle est très utilisée dans le traitement des douleurs aiguës ou chroniques, des douleurs postopératoires, également pour les anesthésies par acupuncture.

Les ventouses

Elles sont traditionnellement appliquées sur les points d'acupuncture du dos afin d'activer la microcirculation locale.

Le laser

Le laser à infrarouge permet une pénétration de 3 à 4 centimètres et peut remplacer l'aiguille d'acupuncture ce qui est très intéressant pour le traitement des enfants.

La stimulation manuelle ou acupression

Cette pratique est utilisée depuis très longtemps et consiste à exercer une pression précise sur la projection cutanée d'un point d'acupuncture pour le stimuler.

L'acupuncture et les pathologies de la colonne vertébrale

Beaucoup d'objectifs en perspective dans un planning chargé :

- Stopper la douleur est l'objectif premier ;
- Lever la contracture musculaire, élément participant à la douleur ;
- Améliorer voire normaliser la mobilité ;
- Stopper les phénomènes inflammatoires ;
- Améliorer la circulation sanguine, ce qui contribuera aussi à améliorer nombre de symptômes.

Vous connaissez l'anatomie du rachis (voir chapitre 2). Vous connaissez les différents types de douleur et les principales pathologies qui peuvent affecter notre colonne vertébrale. Nous venons d'approcher les notions de segmentation médullaire, d'innervation segmentaire, et les principaux modes d'action de l'acupuncture… Maintenant passons à la pratique !

ATTENTION !

Rappelons cette règle élémentaire de bon sens : l'acupuncture ne remplace pas les thérapeutiques de la médecine classique en matière de pathologie grave nécessitant un traitement urgent médical ou chirurgical comme pour une sciatique paralysante ou un syndrome de la queue-de-cheval, ou lors d'infection nécessitant un traitement antibiotique. L'acupuncture ne remplace pas les thérapeutiques classiques dans les pathologies graves ou urgentes, mais peut y être associée dans certains cas comme dans le traitement de cancer où l'acupuncture peut permettre de mieux tolérer une chimiothérapie en diminuant ses effets secondaires.

Le médecin acupuncteur par son examen clinique initial doit savoir reconnaître les « signes d'alerte » qui permettent de suspecter une pathologie grave sous-jacente aux douleurs présentées (pathologies infectieuses, tumorales) nécessitant des investigations complémentaires et un traitement spécifique.

De même, l'acupuncture en matière de pathologie douloureuse a comme objectif premier de soulager cette douleur, mais au-delà de ce traitement symptomatique, surtout en cas de douleur chronique, elle a pour but d'en rechercher les causes et de les traiter si cela est de son ressort.

L'acupuncture ne prétend pas réparer les dégâts mécaniques avancés comme ceux d'une arthrose lombaire très évoluée ou d'un rétrécissement canalaire dégénératif (dont le traitement peut être chirurgical).

Elle n'est pas en opposition avec les traitements médicamenteux classiques et peut y être associée pour une meilleure prise en charge globale. Elle peut induire une diminution des doses des médicaments par exemple pour en réduire les effets secondaires. Car l'acupuncture elle-même n'a pas d'effets secondaires néfastes. Elle n'a pas non plus de contre-indication sauf quelques points pendant la grossesse.

Dans son approche thérapeutique, l'acupuncture différencie bien sûr les différents tableaux cliniques (aigu, chronique) et les différents types de douleur (mécanique, inflammatoire…).

Reprenons dans le même ordre que celui des modes d'action de l'acupuncture : action locale, action segmentaire, action centrale, action selon le méridien.

Les points locaux

Ils sont surtout utiles en cas de pathologies mécaniques et de douleurs récentes comme le lumbago et le torticolis. L'acupuncture réduit la douleur, permet une décontraction musculaire notamment par la puncture des **trigger points** ou **points-gachettes** (qui correspondent d'ailleurs le plus souvent à des points d'acupuncture), améliore la circulation sanguine locale.

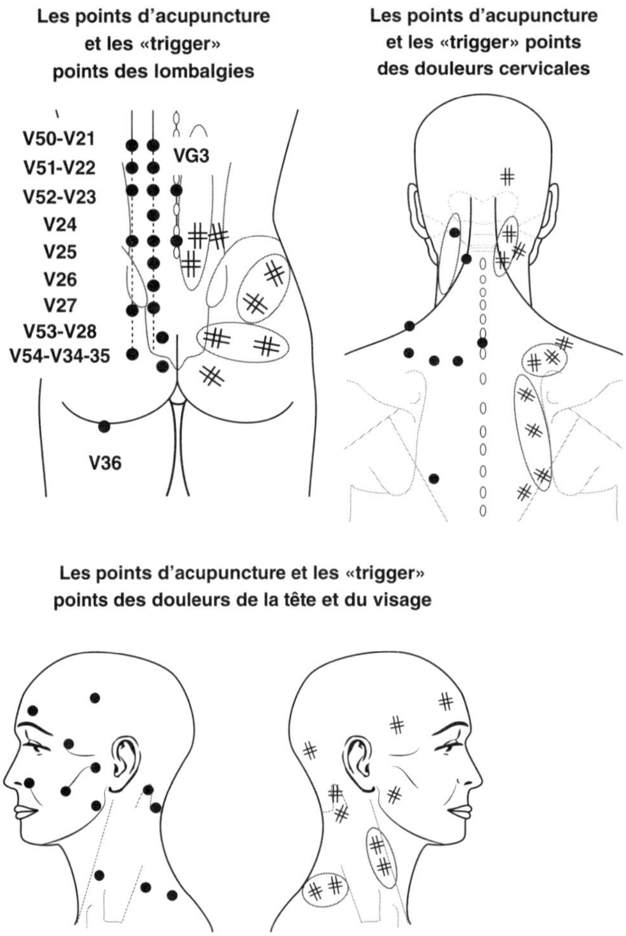

Figure 18-3 : Les trigger points.

Les points segmentaires

L'acupuncture des points segmentaires empêche la propagation du message nerveux douloureux et permet de lever la contracture des muscles régionaux.

Les méridiens le plus souvent concernés dans le traitement des rachialgies, quel que soit le niveau, cervical, dorsal ou lombaire, sont les méridiens vaisseau gouverneur et de la vessie, situés sur la face dorsale du corps.

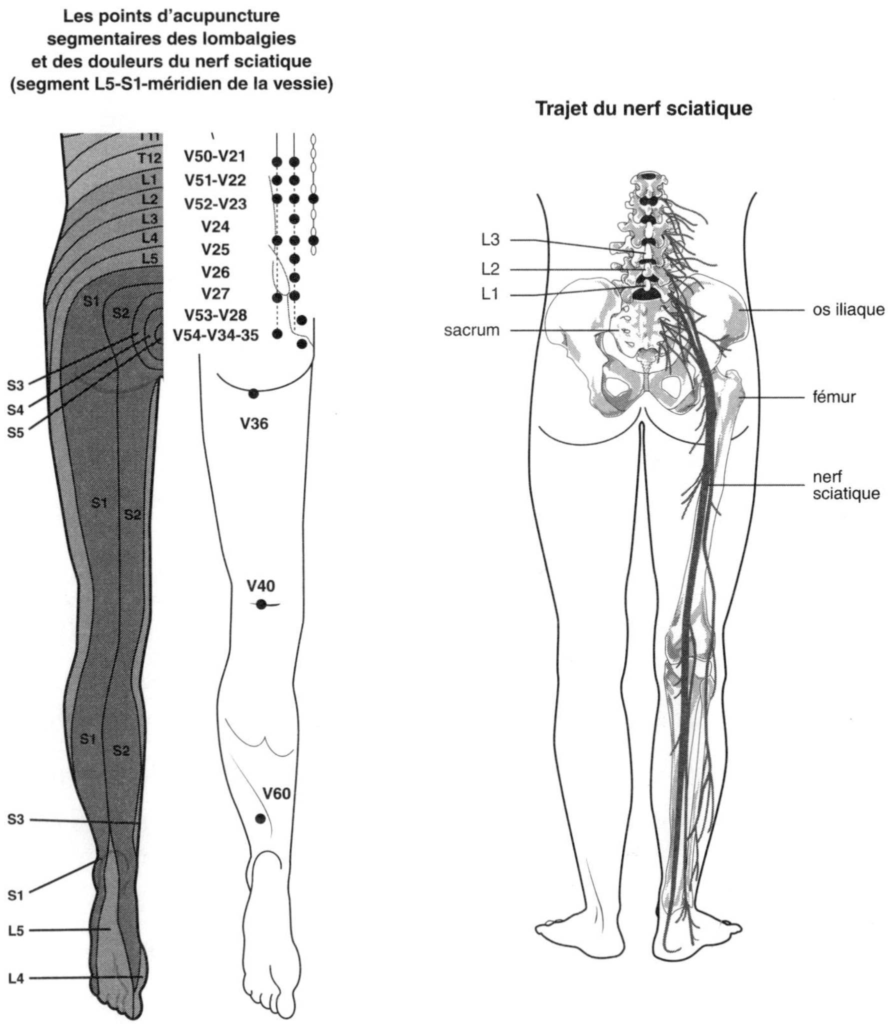

Figure 18-4 : Les points segmentaires.

À l'étage cervical, des points du méridien de vésicule biliaire (VB20, VB21) et de l'intestin grêle auront une action sur la contracture du muscle trapèze.

On traitera les points du ou des méridiens dont le trajet correspond au trajet de la douleur de la racine lésée en se référant à la cartographie des dermatomes. Par exemple : dans la sciatique L5, dont le trajet douloureux suit la face latérale du membre inférieur, on traitera les points du méridien vésicule biliaire.

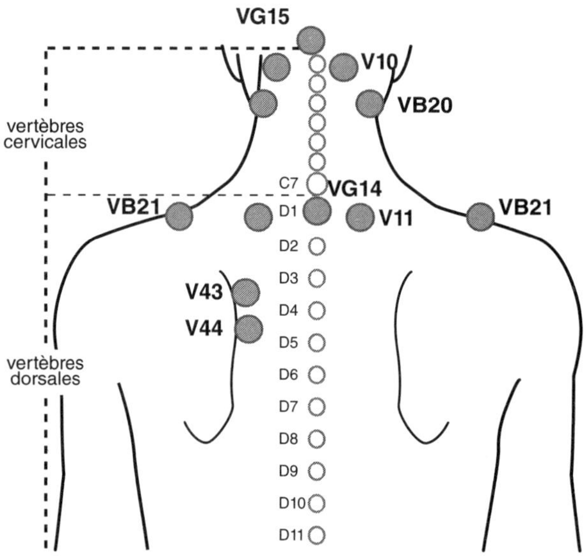

Figure 18-5 : Les points du méridien de la vésicule biliaire.

Dans la sciatique S1, dont le trajet douloureux suit la face postérieure du membre inférieur, on utilisera les points du méridien de la vessie.

- Pour une cruralgie : le méridien de l'estomac ;
- pour une névralgie cervico-brachiale C6 : le méridien du gros intestin ;
- pour une névralgie cervico-brachiale C7 : le méridien triple réchauffeur ;
- pour une névralgie cervico-brachiale C8 : le méridien intestin grêle.

Les points à action générale

- Ce sont des points à action centrale, antalgique générale et anti-inflammatoire comme les points GI4 et E36.
- Ce sont des points à action relaxante et apaisante comme C7 et Yintang.
- Ce sont enfin des associations de points à action synergique.

L'acuponcture, médecine orientale pluri-millénaire, se voit de plus en plus intégrée dans notre politique médicale, surtout depuis que ses mécanismes d'action peuvent être démontrés (et ils le sont de plus en plus) par des études scientifiques de méthodologie rigoureuse en adéquation avec la conception occidentale de la médecine.

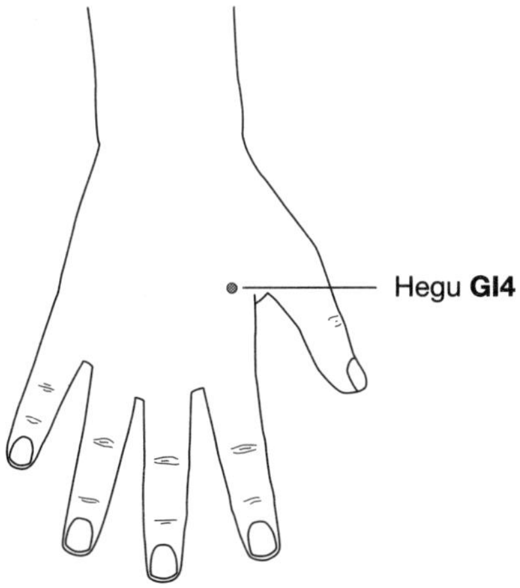

Figure 18-6 : Le point GI4.

Ce sont des points à action relaxante et apaisante comme C7 et Yintang.

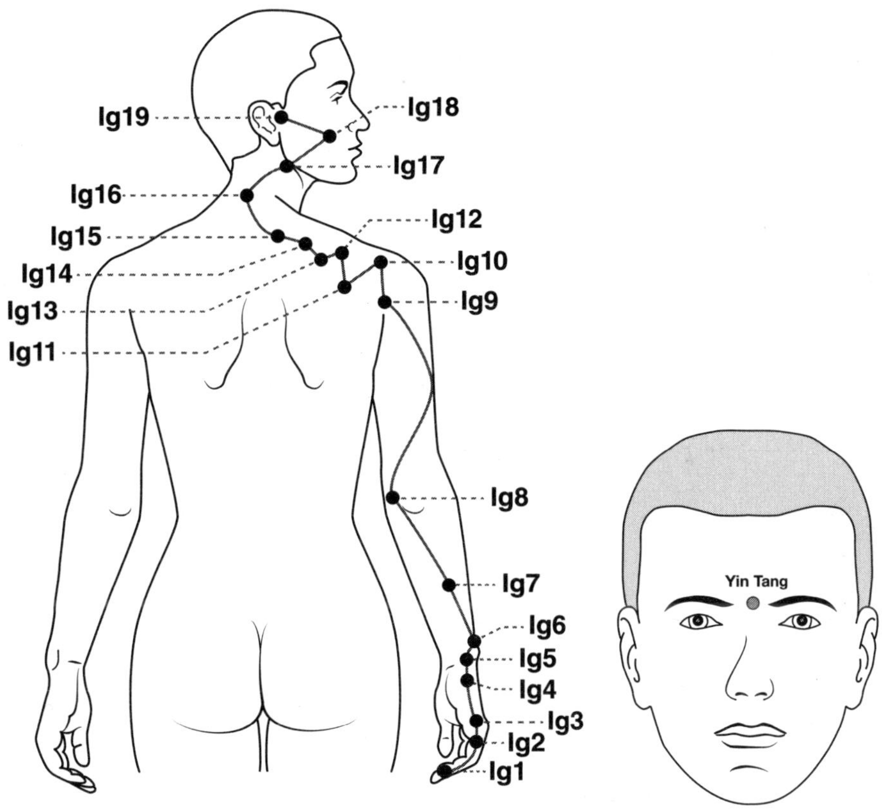

Figure 18-7 : Le point Yintang et les points d'acupuncture segmentaires des douleurs cervicales.

Chapitre 19

Les autres méthodes et leur efficacité

Dans ce chapitre :

- Redressez-vous : la posturologie
- Le dos par les pieds : la podologie
- Libérez vos muscles : la méthode Mézières
- À vos mains : la chiropraxie

Par quels autres moyens est-il possible de retrouver un dos en pleine santé ? Il est une méthode qui me semble tout à fait intéressante, il s'agit de la posturologie. L'homme bénéficie d'un système postural et c'est grâce à lui qu'il s'équilibre dans le mouvement. Évidemment la colonne vertébrale est à l'épicentre du système postural.

La méthode Mézières est une thérapeutique elle aussi basée sur la posture. Dans le déséquilibre général du corps, elle s'attelle à trouver et à traiter les muscles qui sont raccourcis sous l'effet de contractures.

La chiropraxie est une pratique manuelle dont on ne peut oublier de parler dans un ouvrage sur le mal de dos. Très présente dans le paysage médical américain, elle l'est un petit peu moins dans les paysages européens.

En dernier lieu, il existe d'autres méthodes dont notamment l'étiopathie qui s'inspire des techniques ancestrales des rebouteux, qui sont aussi basés sur des manipulations vertébrales. On la retrouve en France, en Suisse et dans différents pays d'Europe.

Redressez-vous ! La posturologie

Qu'est-ce donc ?

Sans vous assommer de données techniques, disons que la posturologie prend en compte la coordination du système postural, c'est-à-dire de l'ensemble des muscles du corps qui permettent à la personne de se tenir debout et de se déplacer. Elle met en rapport différents capteurs comme l'oreille interne (très liée aux centres de l'équilibre), mais aussi l'œil et le pied. Cette technique part du principe que si l'un ou l'autre de ces facteurs est fortement déréglé, l'ensemble de la posture s'en trouvera affecté. La posturologie va tenter de mettre en relation les symptômes dont souffre la personne et le déséquilibre postural.

Puis après avoir diagnostiqué l'origine du problème, en corrigeant ce déséquilibre, on va agir directement sur les différents dysfonctionnements de l'appareil locomoteur et de la colonne vertébrale.

Ainsi un défaut de convergence oculaire ou un problème d'asymétrie du pied, peut provoquer des tensions dans les chaînes musculaires. Ce déséquilibre va provoquer des troubles de la posture et à force de contraintes, va créer différentes affections du dos ou des articulations qui y sont reliées… et ainsi être à l'origine d'un mal de dos.

Qui la pratique et comment ?

Le but de la posturologie est de corriger les déséquilibres constatés pour permettre au patient de ne plus souffrir de son dos. Le traitement de ce déséquilibre postural va être possible par l'intervention de plusieurs praticiens. Parmi ces personnes qui pratiquent la posturologie clinique, on trouve très souvent au centre des discussions le kinésithérapeute.

- Le kinésithérapeute va dresser un état des lieux et agir *via* les chaînes musculaires.
- Le dentiste peut être concerné, l'orthodontiste aussi, en agissant sur l'occlusion et l'équilibre global de la mâchoire. Ils vont permettre un rééquilibrage.
- L'ophtalmologiste va constater et corriger éventuellement la vue du patient, ce qui aura une influence sur sa façon de se tenir.
- L'orthoptiste va quant à lui diagnostiquer, rééduquer et traiter les troubles des visions qui peuvent être impliqués dans le problème

postural identifié. Il travaille en étroite collaboration avec l'ophtalmologiste.

- L'ostéopathe, par les techniques vues plus haut, va lui aussi pouvoir intervenir sur ce déséquilibre postural.
- Le podologue agit directement sur la structure du pied pour corriger le déséquilibre qui perturbe la posture.

Chacun de ces praticiens fait son propre bilan postural, et a la possibilité d'adresser son patient à l'un de ces autres praticiens qu'il estime être aussi concerné. S'il le souhaite, il pourra également partager son bilan avec celui d'un des autres praticiens et de cette manière participer à un échange enrichissant, grâce à des points de vue et des approches différents sur un même problème.

Le dos par les pieds : la podologie

Nous venons de le voir, le podologue a un rôle dans la posture du patient, c'est pour cette raison qu'il est important de présenter son travail.

Pour quelles raisons ?

Lorsque vous vous rendez chez votre podologue, allez-y avec deux paires de chaussures, cela lui permettra de voir la façon dont vous usez vos chaussures. En fonction de cette usure, il pourra se faire une idée de la façon dont vous marchez. Après un interrogatoire approfondi, il procédera à une série de mesures qui vont le renseigner sur le fonctionnement musculaire et articulaire des différents étages du corps, et notamment du bassin et du dos.

Un examen en quatre étapes

Un examen précis du pied, à la palpation, sera effectué à la recherche des douleurs tendineuses ou articulaires. Tout le membre inférieur sera scruté avec attention.

Puis vous serez amené à monter sur une plate-forme qui analyse les appuis plantaires. Elle permettra de déterminer la répartition du poids du corps dans chacun de vos pieds. On trouvera par exemple plus d'appui dans un pied que dans l'autre, ou plus d'appui sur l'avant pied. Ce travail permet de comprendre les déséquilibres posturaux, et nous donnera des indications par exemple sur une bascule de bassin ou sur des tensions du dos. Les compensations du pied et du corps peuvent aussi être mises en lumière.

Sur un tapis de marche, vous verrez ensuite votre démarche filmée de derrière afin d'analyser quels sont ses déséquilibres, et quels sont les problèmes mécaniques que vous rencontrez dans le mouvement.

Puis la dernière étape consistera à réaliser des semelles qui permettront de se rapprocher d'un fonctionnement idéal du pied. Elles vont améliorer la posture, les appuis, et vont soulager le pied, le genou, le bassin et même le dos de tensions et de douleurs liées à ces déséquilibres.

LE MOT DU SPÉCIALISTE

Une approche complémentaire

Cependant dans le cadre d'un déséquilibre du dos ou du bassin, la correction unique du pied ne suffit pas toujours, il est parfois bien utile d'aller observer le problème par ailleurs aussi. C'est en ce sens qu'une approche pluridisciplinaire du dos peut être intéressante. Il m'arrive fréquemment en tant qu'ostéopathe de recevoir des patients envoyés par un podologue, me demandant mon avis sur la posture et la position du bassin du patient avant de faire une correction par des semelles. De la même façon, je peux lui adresser des patients lorsque mon travail et mes corrections ne suffisent pas à maintenir le patient dans un état d'équilibre de posture. Mais ces échanges sont aussi possibles entre tous les acteurs qui travaillent sur le mal de dos.

Libérez vos muscles : la méthode Mézières

Françoise Mézières, la fondatrice de la méthode, est née en 1909. Elle fait ses études à l'école française d'orthopédie et de massage à Paris, d'où elle sort diplômée en tant que masseur-kinésithérapeute. Elle y enseignera ensuite l'anatomie, la physiologie et la gymnastique médicale. Elle publie en 1949 *Révolution en gymnastique orthopédique*. Elle abandonne l'enseignement classique pour mettre au point sa méthode. Pendant près de quarante-cinq ans, elle enseigne à des kinésithérapeutes cette approche thérapeutique différente. Elle reçoit la Légion d'honneur en 1980 pour son travail. En 1984, elle publie *Originalité de la méthode Mézières*. Aujourd'hui, plus de 2 200 kinésithérapeutes recensés pratiquent cette méthode à travers l'Europe, formés par Madame Mézières ou par certains de ses élèves qui perpétuent son enseignement.

Comment ça marche ?

La méthode Mézières consiste à trouver dans le déséquilibre de la musculature globale du corps les muscles qui sont les plus tendus, voire rétrécis à force d'être tendus. Selon cette approche, ce sont les muscles qui modèlent le corps, et en étant bloqués et raccourcis, ils vont agir sur la colonne vertébrale. Ils créent alors des dysfonctionnements, des tassements ou des déformations de la colonne vertébrale comme une scoliose, une cyphose ou une lordose.

Il faudra ainsi travailler sur l'ensemble des chaînes musculaires, le but étant de leur redonner souplesse et élasticité, afin de leur permettre de retrouver leur taille originelle. En redonnant de la longueur aux muscles, les tensions du bassin et de la colonne vertébrale vont s'atténuer et les douleurs aussi.

Le Mézièriste fait travailler son patient avec des techniques d'étirements, des postures à tenir, le travail s'effectuant au sol. Il cherche à réaligner les points les plus importants de l'architecture du corps. Les contractures à l'origine du problème vont être réduites, et le corps va retrouver la symétrie qu'il avait perdue.

En travaillant sur les muscles bloqués, il y a automatiquement un relâchement. Les compensations musculaires et articulaires que le corps avait mises en place en réponse à ces tensions musculaires profondes vont céder. Les douleurs de dos vont s'en trouver fortement améliorées.

Le but n'est pas d'obtenir un corps sculpté comme les canons de beauté de la Grèce antique, mais d'arriver à un état d'équilibre articulaire et musculaire qui perdure dans le temps. La méthode Mézières demande un suivi sur le long terme. Il n'est pas rare de voir des ordonnances pour un grand nombre de séances.

Le travail du kinésithérapeute qui pratique la méthode Mézières peut aussi s'inscrire dans un travail de partage thérapeutique. Une personne qui se fait soigner par cette méthode peut tout à fait pratiquer en parallèle une autre thérapie comme l'acupuncture ou l'ostéopathie. Les résultats observés sur la scoliose sont encourageants. Ce travail n'empêche peut-être pas le port du corset, cependant il améliore considérablement les angles et diminue fortement les douleurs. On le remarque chez les adolescents, mais aussi chez les adultes dont les scolioses ont été diagnostiquées sur le tard.

À RETENIR

Étant donné que ce travail s'effectue sur le long terme, il implique le patient dans le processus de guérison. Il apprend la patience et sort la personne qui souffre de l'idée d'une thérapeutique miraculeuse. J'entends par là que dans les thérapeutiques du mal de dos, les traitements prennent du temps. Si l'on veut que les choses s'améliorent et perdurent, beaucoup de travail est nécessaire.

Aucun médicament ne peut stopper un problème de dos. Il peut atténuer les douleurs, les faire totalement disparaître même, ce qui peut s'avérer extraordinaire pour une personne qui souffre, mais si l'on admet que les maux de dos sont souvent liés à des déséquilibres musculo-squelettiques, on ne peut pas imaginer qu'une pilule règle définitivement une situation de blocage.

À vos mains : la chiropraxie

La technique

Selon le « National Center for Complementary and Alternative Medicine », la chiropraxie est une méthode de médecine alternative, son approche est différente de la médecine classique. Les bases de cette méthode sont de dire que le corps a un pouvoir d'autoguérison. Elle relie le système musculo-squelettique et le système nerveux, et dit que les dysfonctionnements de ces deux systèmes ont un impact sur l'ensemble des désordres de notre santé. Le but de la chiropraxie est de normaliser la relation entre ces deux systèmes. Aux États-Unis, les praticiens qui utilisent cette méthode sont « docteur en chiropraxie ». C'est une thérapeutique basée sur des manipulations vertébrales, ou ajustements vertébraux. Le traitement est surtout connu pour ses vertus sur le mal de dos, du bas du dos à la nuque.

La technique consiste à manipuler les endroits du squelette qui ont perdu de la mobilité, et à débloquer les endroits de votre colonne vertébrale qui peuvent être bloqués. L'exercice de la chiropraxie est connu pour être à la manière de la médecine manuelle, une technique avec des manipulations vertébrales effectuées relativement en force.

La chiropraxie vient des États-Unis, est présente au Canada et se développe sur le territoire européen depuis quelques décennies. Elle est présente dans quarante-quatre pays. Cette pratique donne lieu à de nombreuses recherches sur les manipulations vertébrales.

Pour clôturer ce glossaire des thérapeutiques manuelles qui peuvent avoir un intérêt pour un dos en souffrance, il faut évoquer des thérapies manuelles assez peu développées. Leurs fondateurs sont ou ont été des chercheurs, ayant des difficultés à faire cohabiter leurs visions de la thérapie avec les thérapies manuelles existantes.

L'étiopathie

Christian Trédaniel, le fondateur de l'**étiopathie**, a fait des recherches sur les manipulations vertébrales, puis a fondé son école dans les années 1960. Il a écrit plusieurs livres sur sa méthode, basée sur des manipulations vertébrales et articulaires.

Chapitre 20

Les meilleurs remèdes naturels contre le mal de dos

Dans ce chapitre :

- Comment cela fonctionne-t-il ?
- De l'or pour le dos : l'oligothérapie
- Des plantes pour le dos : la phytothérapie
- Les huiles essentielles pour traiter la douleur
- Quelle dilution pour le dos ? L'homéopathie

Quels sont les remèdes naturels qui fonctionnent réellement dans le traitement du mal de dos ? Vous verrez dans ce chapitre comment l'oligothérapie, avec certains atouts majeurs, peut avoir un impact sur l'arthrose et l'ostéoporose. Nous vous expliquerons comment l'homéopathie ou la phytothérapie peuvent apporter un soulagement si le remède correspondant précisément aux symptômes est trouvé. En dernier lieu nous évoquerons aussi les huiles essentielles et leur action sur le mal de dos. Ces traitements ne peuvent toutefois pas apporter d'amélioration dans des phases aiguës de douleur, mais en traitement de fond ils présentent de nombreux avantages.

De la poudre de perlimpinpin ?

Chacune de ces trois thérapeutiques naturelles a ses atouts pour lutter contre le mal de dos. Elles vont agir en fonction de l'origine des douleurs. Si ces douleurs sont d'origine traumatique par exemple, elles n'auront d'influence que sur le côté inflammatoire de la lésion, avec plus ou moins d'efficacité. Cependant elles ne vont pas pouvoir agir sur le traumatisme en lui-même. Néanmoins si les sources de douleurs sont liées à de l'usure ou à une maladie du dos, le traitement agira plus en profondeur. Ces trois types de remèdes naturels sont absolument différents. Ce qui les lie, c'est leur mode d'action : un grand nombre de ces remèdes qu'ils soient oligoéléments, phytothérapie ou homéopathie, vont agir sur **le terrain**.

Qu'est-ce que la notion de terrain ? Le terrain est l'état dans lequel se trouve notre organisme à un instant T, d'un point de vue biologique avec son patrimoine génétique, la façon dont il a pu être (ou peut être) altéré par une mauvaise alimentation, différents stress, et de mauvaises habitudes. Le terrain est en quelque sorte le résultat d'une hygiène de vie. Le fonctionnement de notre dos et de nos os est aussi le reflet de la qualité de ce terrain.

L'oligothérapie, la phytothérapie et l'homéopathie agissent directement sur cette notion de terrain. Certains remèdes modifient le terrain afin de l'assainir et de lui donner plus de force pour se battre contre l'inflammation ou la maladie.

L'oligothérapie (sans doute en tête), la phytothérapie et les huiles essentielles sont des quatre les thérapeutiques les plus efficaces. L'homéopathie quant à elle amène moins de réponses à un mal de dos, cependant si le terrain du patient est bien cerné, le traitement peut s'avérer efficace.

ATTENTION !

L'élixir de longue vie

Périodiquement sort un remède qui soigne tout ! L'être humain est crédule et rêve de trouver une sorte de potion magique qui permette de transformer sa vie en paradis. Ce type de remède n'existe pas. Certaines plantes ou associations de plantes peuvent avoir des résultats très intéressants dans certains domaines et parfois dans plusieurs domaines de la santé, mais lorsqu'on trouve un remède ou une cure qui est censé agir à la fois sur votre dos, vos articulations, votre digestion, votre libido et parfois même votre avenir, il faut faire attention. La publicité parfois totalement mensongère que l'on trouve dans notre boîte aux lettres qui vante les bienfaits de tel ou tel « traitement » qui va vous permettre de gagner trente années de vie est fausse. En général, ces « remèdes » sont coûteux, parfois très coûteux. Ils viennent souvent de loin et l'on vous fait croire que c'est un privilège que de pouvoir les obtenir. Dans le discours des gens qui les vendent, ces « traitements » sont utilisés par la Nasa, ou ont servi aux astronautes russes. On entrevoit presque l'image du bunker dans lequel ils ont été secrètement fabriqués. Ces produits ne font de bien qu'à la bourse des personnes qui les vendent. Cette pratique fait souvent du tort à des remèdes de qualité qui améliorent l'état général, sans pour autant changer la vie de la personne qui y a recours.

De l'or pour le dos : l'oligothérapie

Se faire une idée sur les oligoéléments

L'or fait partie des remèdes que propose l'oligothérapie mais en ce qui concerne l'efficacité de l'oligothérapie dans les maladies du dos, cette symbolique est parfaitement appropriée. Dans le cas de certaines pathologies du dos, l'oligothérapie peut faire des merveilles !

Qu'est-ce que les oligoéléments ? Ce sont des minéraux indispensables à l'organisme et qui sont normalement amenés au corps par l'alimentation. Les oligoéléments permettent au corps d'assimiler nos aliments et de renouveler nos tissus. Cependant les minéraux qui sont proposés par ce que nous mangeons sont souvent soit en quantité insuffisante, soit difficilement assimilables. Sans parler d'aliments appauvris en vitamines et en minéraux, du fait de l'agriculture intensive et de la pauvreté des terres sur lesquelles les légumes sont cultivés. Les traitements chimiques qu'ils subissent pour accélérer leur croissance, éliminer les parasites et augmenter la durée de leur conservation, sont aussi responsables de leur appauvrissement en vitamines et en minéraux.

Qui sont-ils et où peut-on les trouver ?

En voici quelques-uns qui jouent un rôle dans l'équilibre du corps.

Le fer qui aide à la production de l'hémoglobine des globules rouges et au fonctionnement des muscles, on le trouve dans la viande, les œufs, les produits laitiers.

Le magnésium joue lui aussi un rôle important dans le système nerveux, et dans l'activité cérébrale. On le trouve dans les légumes secs, le chocolat, les céréales complètes, les bananes et les fruits secs.

Le cuivre se trouve lui dans le foie, les crustacés, les noix et le chocolat. Il est l'un des minéraux qui nous intéresse dans le traitement des problèmes d'arthrose par exemple.

Lorsqu'on ne trouve plus dans notre alimentation quotidienne des minéraux en quantité suffisante, on peut en trouver dans des compléments alimentaires. Ils se présentent sous forme d'ampoules, sous forme de capsules ou de gélules.

Toutefois les oligoéléments que l'on trouve en pharmacie n'ont pas pour objectif unique de pallier une carence, mais ils interviennent surtout pour relancer des fonctions qui sont bloquées. C'est la raison pour laquelle il peut être utile d'en amener sous forme de compléments. Les principaux oligoéléments sont le zinc, le cuivre, le soufre, le calcium, le lithium, le phosphore, le manganèse, le magnésium, le sélénium, le silicium, le cobalt, le chrome, le germanium, le potassium, le soufre, le calcium, le rubidium et le vanadium.

Ceux qui nous intéressent dans le cadre du traitement des os et des articulations sont surtout **le cuivre**, **le manganèse**, **le magnésium**, **le zinc**, **le lithium**, **le cobalt** et **le potassium**. Ils agissent sur un état articulaire inflammatoire du dos et ont une action sur les processus d'usure.

Sur les maladies dégénératives du dos, on trouvera plutôt le phosphore, l'iode, le soufre, le fluor et le calcium. Il existe des complexes qui comportent plusieurs oligoéléments, cela facilite les prises.

Le mécanisme d'autodéfense des oligoéléments

Les oligoéléments collaborent directement avec les processus d'autodéfense du corps. Ce mécanisme est le propre de tout organisme vivant qui vit dans un écosystème et qui va lutter contre les agressions extérieures. Lorsque le mécanisme d'autodéfense est affaibli, il manque de réactivité. L'organisme se trouve diminué. C'est à ce moment que les agents extérieurs comme le stress, les microbes, ou certains métaux lourds enfreignent la barrière du système immunitaire, et des déséquilibres se créent. Les oligoéléments, par un mécanisme de relance des catalyseurs de l'organisme débloquent la réactivité de l'organisme. Si on les fait agir en prévention, ils vont accentuer la force de l'organisme, de façon à éviter la maladie. En traitement, ils tenteront de rétablir l'équilibre, autrement dit la santé.

C'est sur le terrain de l'arthrose que l'oligothérapie améliore considérablement des patients vraiment atteints, selon les travaux du docteur Picard. Son travail tendrait à démontrer que l'amélioration constatée est autour de 25 %, et que dans certains cas, on pourrait obtenir des récupérations tissulaires suite à des lésions liées à l'arthrose. L'oligothérapie n'est pas une méthode magique loin de là, mais même si les preuves de son efficacité n'ont pu être apportées en double aveugle comme le voudrait la règle des études cliniques, cela vaut la peine de la prendre en considération. Elle a un réel rôle à jouer dans certains cas. Les travaux de Michel Deville, directeur du centre de recherches et d'applications sur les oligoéléments (CRAO) en Suisse, les travaux du docteur Picard et d'autres médecins pratiquant l'oligothérapie, ont permis de traiter environ 50 000 cas cliniques.

À RETENIR

Le cas de Philippe

Philippe est pharmacien, il a 36 ans, il vient de se marier et travaille beaucoup. Il a une malformation congénitale du bassin, mais vit tout à fait normalement. Il fait du sport et n'est limité dans aucun de ses mouvements. Mais soudain, Philippe commence à avoir des douleurs de hanche et ces douleurs deviennent très vite handicapantes. Il ne parvient plus à rester debout longtemps, il doit travailler assis derrière son comptoir de pharmacie. Lors d'une radio du bassin, il se rend compte que ses hanches sont usées par de l'arthrose, à un stade avancé pour son jeune âge. Cette coxarthrose provoque des crises de sciatiques. Son médecin traitant trouve prématurée la pose d'une prothèse de hanche, compte tenu de l'âge de Philippe. Il est sous anti-inflammatoire, qui le soulage momentanément, mais après deux ans il ne les supporte plus à cause des hémorragies intestinales qu'ils provoquent. Il entend parler du docteur Henri Picard, médecin parisien expert en oligothérapie, qui a de très bons résultats sur l'arthrose. Philippe se dit qu'il n'a rien à perdre et prend rendez-vous avec lui. Le docteur Picard lui prescrit une série d'oligoéléments et Philippe prendra ce traitement pendant des années avec une précision horlogère, car tous les remèdes ne se prennent pas ensemble, ni le même jour. Après six mois de traitement, son état général s'est amélioré et les douleurs sont devenues plus diffuses. Après douze mois, il marche mieux, plus longtemps et dans les années qui suivront il aura de moins en moins mal, et de moins en moins de crise. Il refera un peu de tennis mais surtout du ski. À partir de là, il fera aussi beaucoup de vélo, le fait d'être porté étant moins traumatisant. Il est très vigilant sur la prise de poids, ce qui n'est pas toujours le cas des arthrosiques, qui, du fait de leur sédentarité, ont tendance à prendre du poids. L'arthrose s'est stabilisée à la radio, et les articulations de ses deux hanches ne sont plus douloureuses du tout. Philippe a aujourd'hui plus de 74 ans et il vient en février 2013 de se faire poser une première prothèse de hanche. Non, qu'il eut des douleurs insupportables mais il se trouvait restreint dans sa mobilité. Depuis la connaissance de l'histoire de Philippe, il m'est arrivé une bonne vingtaine de fois d'adresser des patients à un médecin qui travaille de la même façon que le docteur Picard qui est décédé entre-temps, et une grande majorité de cas ont été fortement améliorés.

Ainsi l'oligothérapie peut jouer un rôle dans la prévention et le traitement de l'arthrose et de l'ostéoporose. Grâce au cuivre, elle peut aussi avoir une action anti-inflammatoire et anti-infectieuse. Toutefois cette thérapeutique est tout à fait compatible avec d'autres, elle peut venir s'associer à d'autres types de traitements, tels que des traitements manuels, ou autres traitements médicaux classiques.

Des plantes pour le dos : la phytothérapie

La phytothérapie à travers les âges ?

Depuis la nuit des temps, les populations se sont soignées avec des plantes. C'était d'ailleurs les seuls remèdes dont elles disposaient. Les médicaments sont une invention récente. En l'an 3 000 avant J.-C., on recense déjà 250 espèces de plantes, puis on sait que les Égyptiens ont développé une médecine évoluée qui s'appuie sur la phytothérapie. Puis vient Hippocrate et enfin voit le jour la médecine dite moderne qui ne date que du XIXe siècle. Depuis le XVIe siècle avec Paracelse et la découverte des principes actifs, on tente de trouver des remèdes spécifiques à chaque maladie. La phytothérapie a laissé depuis les cinquante dernières années la place à l'antibiothérapie dans nos civilisations modernes, à cause d'un changement de façon de penser et d'une efficacité plus importante sur le court terme, et sur le long terme pour un grand nombre de maladies. Cependant, aujourd'hui encore des souches de plantes sont utilisées pour la fabrication de remèdes de la pharmacopée classique.

ANECDOTE

Les chimpanzés, inventeurs de la médecine

Des découvertes successives ont poussé des chercheurs à expérimenter un nouveau domaine, la zoopharmacognosie. C'est l'étude des plantes consommées par les primates à des fins thérapeutiques. Sabrina Krief, chercheur au CNRS et maître de conférences au musée d'Histoire naturelle, étudie le comportement des chimpanzés dans le parc national de Kibale, en Ouganda. Lors d'une rixe, le chimpanzé Light Brown a mordu au pied Yogi un autre mâle, lui faisant une entaille très importante au cinquième orteil. La plaie s'étend sur 4 centimètres de large et 1 centimètre de profondeur. Quatre jours plus tard la plaie est fortement infectée. Pourtant neuf jours après l'agression, tout est rentré dans l'ordre. L'orteil desséché a fini par tomber et la plaie est saine et cicatrisée. Durant les jours qui ont suivi la bagarre, Sabrina Krief a vu Light Brown avaler des feuilles de ficus, un arbuste fourrager qu'il ne consomme pas habituellement. L'analyse chimique effectuée par la suite a permis de montrer que cette plante avait des propriétés antibiotiques, utilisées par certains guérisseurs.

Depuis plus de trente ans les primatologues nourrissent l'hypothèse que les bonobos, les gorilles et les orangs-outans, savent sélectionner leurs plantes, non pour se nourrir, mais aussi pour se soigner. Les grands singes sentent d'instinct qu'en cas de douleurs ou d'épuisement un additif alimentaire peut leur être utile. Les chimpanzés font encore mieux, ils sont capables de manger une plante qui a des vertus antipaludéennes et, comme cette plante est toxique, ils prennent immédiatement après une poignée de terre pour atténuer son effet toxique. Nous ne sommes pas loin de l'ancêtre de la posologie (comprenez par là, de quelle façon on doit prendre un médicament).

Source : `cles.com`.

Quelles plantes ?

Des analyses sont réalisées pour trouver dans la plante le principe actif et, en fonction de cela, on utilisera les feuilles et la tige, la fleur ou les racines, ou la plante entière. Ensuite, il faut déterminer sous quelle forme on va utiliser la plante : par voie interne ou par voie externe. Ces plantes seront transformées en infusions, cataplasmes, huiles essentielles, ou encore huile de massage. Les plantes sont d'ailleurs la base de la plupart des huiles de massages.

Quels sont les remèdes pour le mal de dos ?

Dans le cas des problèmes de dos, les plantes vont être utilisées pour faire des pommades, ou des baumes à base de camphre, de menthol, d'arnica, ou de gaultherie (huile essentielle anti-inflammatoire), ceci pour le traitement par voie externe.

Par voie interne, on va pouvoir traiter la douleur, l'inflammation ou des articulations douloureuses à cause de l'usure. À ma connaissance et dans la plupart des ouvrages sur la phytothérapie, on ne trouve pas un remède qui soit le remède phare de la phytothérapie pour le mal de dos, cependant dans le traitement de la douleur on a le plus souvent recours à de l'arnica et du souci.

On parle fréquemment aussi de l'harpagophytum (griffe du diable) pour les articulations, et de l'huile de foie de morue (pour sa richesse en vitamine D dont vous connaissez maintenant l'importance), pour son aide au maintien d'une ossature solide.

Quelques préparations pour le dos à faire soi-même

Faire sa pommade de souci

Faites chauffer 250 grammes de beurre de karité dans lequel on met une bonne poignée de fleurs, de feuilles et de tiges de souci que vous aurez trouvées dans les champs en vous promenant. Le souci ou *calendula officinalis* est une fleur jaune orangée. Il faut ensuite laisser mousser un peu, on remue énergiquement et on retire du feu. On couvre et on laisse refroidir toute une nuit. Le lendemain on réchauffe, on fait passer à travers un linge propre, en pressant bien les plantes restant dans le linge, et on verse la pommade dans des flacons que l'on ferme bien. La pommade de souci a des vertus anti-inflammatoires.

Préparer sa tisane d'achillée

On ébouillante une cuillère à thé bien pleine de tisane d'achillée dans une tasse, on laisse infuser une demi-minute, on passe et on boit trois à quatre tasses par jour de cette tisane, le plus chaud possible.

Fabriquer son huile de millepertuis

Remplir un flacon de fleurs et de bourgeons de millepertuis frais qu'on recouvre d'huile d'olive, on laisse reposer trois semaines dans un endroit chaud et l'huile prendra une coloration rouge, ce qui est normal. Vous pourrez ensuite utiliser votre huile en massage, elle a des propriétés apaisantes connues. (Ces préparations sont inspirées du livre de Maria Treben, *Ces plantes qui guérissent.*)

On trouve aujourd'hui de la phytothérapie sous l'appellation complément alimentaire un petit peu partout, en pharmacies, en magasins bio ainsi qu'en supermarchés. Votre médecin ou votre thérapeute pourra lui aussi vous conseiller. Si vous faites de l'automédication, il faut cependant veiller à ce qu'il reste encore du principe actif dans le produit que vous achetez. Comme nous le disions pour les oméga-3, on doit tout de même veiller à ce que les produits que l'on prend en complément alimentaire soient de qualité. Il existe un certain nombre de laboratoires qui veillent vraiment au grain : ils sont attentifs à la provenance des plantes qu'ils utilisent, et réalisent leur transformation avec intelligence et respect. Vous en trouverez une liste à la fin du livre.

Hao Pi : des patchs époustouflants

Voici une découverte récente pour moi, il s'agit de patchs antalgiques qui, je dois le dire pour les avoir testés, fonctionnent extrêmement bien. Ces patchs sont destinés à des douleurs musculaires. Ils ont une action anti-inflammatoire et sont de composition naturelle. Il en existe plusieurs sortes, certains sont plutôt chauffants et d'autres procurent une sensation de fraîcheur, certains soulagent les douleurs articulaires liées à l'arthrose ou aux rhumatismes, d'autres agissent sur les douleurs musculaires suite aux contusions, froissements, entorses, coups et maux de dos. Et enfin les derniers soulagent les douleurs ligamentaires, les tendinites, ou autres névralgies, sciatalgies et cruralgies. Il suffit d'appliquer le patch et les bienfaits apparaissent très rapidement.

Les huiles essentielles pour traiter la douleur

Certaines huiles essentielles ont des propriétés anti-inflammatoires, nous avons évoqué la gaultherie. L'action des huiles essentielles peut être assez puissante. Voici quelques conseils du pharmacien Olivier Tissot, passionné par les huiles essentielles.

Les huiles essentielles antalgiques

Avec elles, on pourra avoir une action antalgique vraie, une action anesthésiante, une action antispasmodique et une stimulation de la production de cortisone dont on connaît les propriétés anti-inflammatoires.

- **Les antalgiques vrais** : la lavande vraie, le citrus aurantium, l'hélychrise et l'ylang ylang et la gaultherie.
- **Les antalgiques percutanés** : le thym vulgaire, la sarriette des montagnes et le poivre noir.
- **Les antispasmodiques** : le basilic, l'estragon et la noix de muscade.
- **Les anesthésiants** : la menthe poivrée, le clou de girofle et le laurier.
- **Les chauffantes** : le romarin, le camphre et le lavandin.
- **Les anti-inflammatoires** : la gaultherie et l'eucalyptus citronné.
- **La stimulation du cortisol naturel** : l'épinette noire.

Pour vous donner un exemple de préparation anti-inflammatoire et antalgique, vous pouvez demander à votre pharmacien :

- HE de laurier : 1 ml ;
- HE d'hélychrise : 0,5 ml ;
- HE de menthe poivrée : 0,5 ml ;
- HV de macadamia qsp : 10 ml.

Mettez 10 à 20 gouttes du mélange en application locale à la demande sur 24 heures puis 2 à 3 fois par jour.

L'huile essentielle de laurier noble est tout à fait recommandée dans le traitement de l'arthrite, des rhumatismes et des névralgies.

L'huile essentielle d'hélychrise italienne fonctionne bien dans les problèmes rhumatismaux et l'arthrite.

L'huile essentielle de lavandin est utile quant à elle dans les crampes et les contractures musculaires.

Et enfin l'huile essentielle de menthe poivrée comme la gaultherie et l'eucalyptus citronné sont efficaces pour les problèmes de névralgies, de sciatique, d'arthrite, de rhumatismes et de tendinites.

Préparation pour l'arthrose :

- HE de thym et paracymène : 2 ml ;
- HE d'eucalyptus citronné : 1 ml ;
- HE de gaultherie couchée : 3 ml ;
- Huile de millepertuis qsp : 50 ml.

Mettez aussi 10 à 20 gouttes en application locale durant la crise.

Et enfin une préparation décontracturante et antalgique pour le lumbago :

- HE d'eucalyptus citronné : 2 ml ;
- HE de lavandin : 1,5 ml ;
- HE de basilic : 1,5 ml ;
- HE de gaultherie couchée : 2,5 ml ;
- Huile d'arnica qsp : 50 ml.

À appliquer durant la crise, en massant.

ATTENTION !

Il est conseillé d'être prudent avec les huiles essentielles, on se dit que ce ne sont que des plantes, mais sous cette forme elles peuvent être très fortes.

Quelle dilution pour le dos ? L'homéopathie

Deux mots d'histoire

L'homéopathie est inventée par Samuel Hanemann, médecin allemand à la fin du XVIIIe siècle, qui exerce la discipline à Paris à partir de 1835. L'homéopathie part du principe qu'il n'y a pas de malade, ni de maladie, ni de remède, mais un tout. On ne peut s'occuper de la maladie sans prendre en considération la constitution de la personne que l'on va traiter. On trouve trois constitutions principales selon le docteur Vannier :

- **Le carbonique** qui est plutôt trapu fort et carré,
- **Le phosphorique** qui va être longiligne et maigre,
- **Le fluorique** qui est lui fluet et asymétrique.

Le remède est établi en fonction de ces différents terrains, mais aussi en fonction de la façon dont les symptômes sont aggravés. Certains symptômes sont aggravés par une ambiance froide, d'autre part une ambiance chaude et d'autres encore par une ambiance humide. L'homéopathie agit pour éliminer les toxines, et pour renforcer les défenses immunitaires. Si vous voulez plus d'informations sur le sujet, je vous conseille vivement *L'Homéopathie pour les Nuls,* qui est très bien conçu.

De plus en plus d'études tendent à prouver les effets de l'homéopathie, il existe des groupes de recherches et d'études comme le GIRI (Groupe international de recherche sur l'infinitésimal) qui réalisent des essais cliniques.

L'homéopathie et le mal de dos

L'homéopathie agit sur l'ensemble du système ostéo-articulaire, et pas uniquement sur le dos. Le remède numéro un pour le dos est l'arnica, grâce à son rôle d'anti-inflammatoire. Il agit aussi sur les contractures, les courbatures et sur les douleurs en général. Il est conseillé après un effort très éprouvant qui pourrait affecter les articulations ou les muscles. On trouve aussi le *rhus toxicodendron*, pour tous les problèmes de rhumatismes, avec atteinte de tendons ou de ligaments.

Tous les remèdes homéopathiques sont fabriqués par les laboratoires Boiron qui sont les principaux fabricants de produits homéopathiques en Europe, en Suisse et au Canada.

Il existe aussi des complexes homéopathiques qui sont fabriqués par les laboratoires Lehning et qui rassemblent plusieurs souches en un seul remède.

- Complexe n° 1 Arnica comp.
- Complexe n° 80 Rhus tox.
- Complexe n° 10 Natrum carb.

Ces complexes sont à utiliser en fonction des symptômes dont vous souffrez. Les remèdes divergent s'il s'agit d'une inflammation, d'un problème d'arthrose ou bien d'un traumatisme. L'homéopathie n'engendre pas forcément d'amélioration immédiate comme le ferait un médicament classique. Il faut parfois attendre plusieurs jours pour que les premiers résultats se fassent sentir. Il peut parfois même arriver que les symptômes pour lesquels vous avez pris l'homéopathie s'accentuent dans les jours qui suivent la prise du traitement. Cela signifie que le processus fonctionne, et que le cheminement vers la guérison s'amorce.

Ce chapitre vous a présenté un aperçu de ces thérapies naturelles et de ce qu'elles peuvent amener dans le cas d'un mal de dos. Elles peuvent être couplées avec d'autres thérapies, sans pour autant créer d'interférences. Mais elles font partie intégrante des outils qui peuvent aider à retrouver un dos en parfaite santé.

Quatrième partie

Comment en finir avec son mal de dos ?

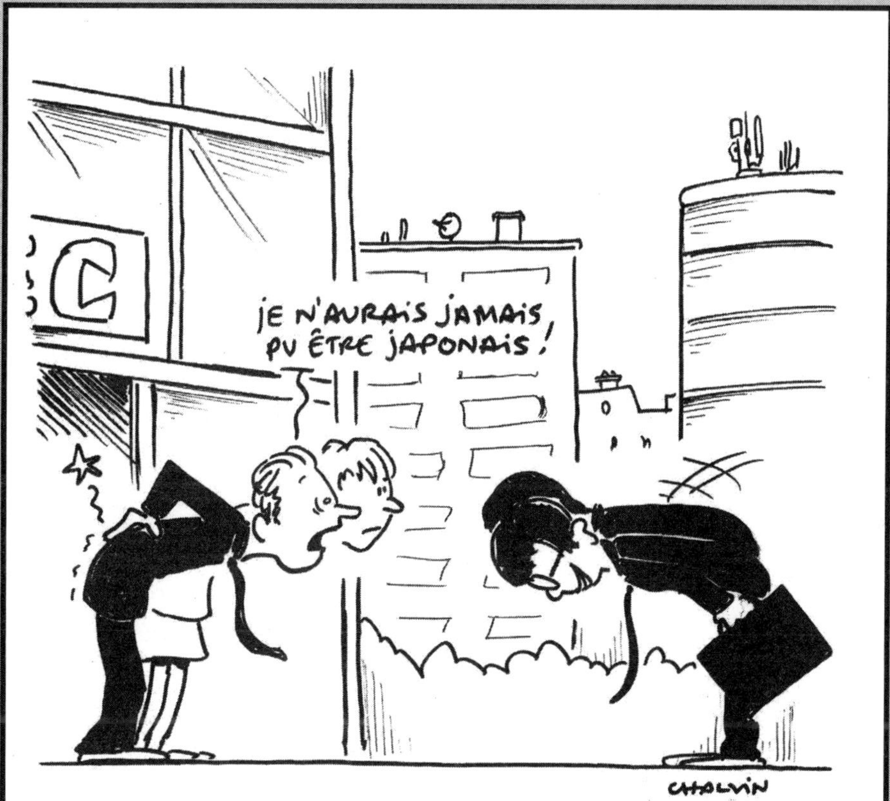

Dans cette partie...

Nous verrons ici comment vivre au mieux à la suite d'un problème de dos. Comment lorsque vous avez un dos fragilisé, vous devez tenter de vous comporter. Quels sont les gestes que vous ne devrez plus jamais faire. L'importance du gainage et de la souplesse sera aussi abordée. Les techniques et les exercices qui vous feront oublier que vous avez eu un jour mal au dos seront passés au peigne fin. Enfin, vous verrez comment retrouver un équilibre physique et psychique grâce à tout un tas d'outils qui vous permettront une meilleure gestion du stress.

Chapitre 21

Vivre en conscience avec sa fragilité

Dans ce chapitre :

- Que faut-il vraiment changer ?
- Les mouvements à ne plus jamais faire pour protéger son rachis
- Comment doit-on vivre avec un dos fragile ?
- Apprendre à gérer la crainte de se bloquer

Après un problème de dos, on ne vit plus de la même manière. Nous nous pencherons sur les habitudes qu'il serait préférable de changer. Nous verrons ensuite quels mouvements vous serez contraint d'éliminer complètement de votre vie quotidienne. Nous parlerons de la multitude de précautions à prendre pour protéger votre colonne vertébrale. Et enfin nous vous donnerons quelques conseils pour vous permettre d'oublier totalement que vous avez eu un jour mal au dos. Pour en finir avec votre mal de dos vous pourrez aussi vous référer à certains conseils de prévention, évoqués dans la deuxième partie de l'ouvrage.

Que faut-il vraiment changer ?

La philosophie du changement

C'est effectivement toute une philosophie de vie à laquelle vous devrez réfléchir, si vous souhaitez vous affranchir des douleurs. La première chose à remarquer est qu'avant cet épisode vous vous sentiez épargné, vivant, sans limite. L'épisode de mal de dos aigu peut être le premier événement qui vous ait fait prendre conscience que vous étiez non pas fragile, mais plutôt faillible. Cette notion est importante, elle ne vous rend pas plus vulnérable, mais peut-être plus attentif aux signaux que votre corps vous envoie. Cela va vous amener à réfléchir à votre façon de vivre, à votre hygiène de vie. Cela vient comme limiter votre capacité à accomplir tous les faits et gestes de la vie quotidienne.

Paradoxalement, il existe une grande disparité entre des personnes sédentaires jeunes qui n'ont jamais mis leur dos en danger et qui pourtant vont souffrir du dos de façon effroyable, et par ailleurs des personnes d'âge mûr qui ont touché aux limites de leur corps, ont pratiqué des sports violents ou encore ont exercé un travail physique très contraignant, et qui malgré cela ont traversé leur vie avec uniquement quelques petites douleurs de dos.

On découvre tout à coup que l'on ne peut plus tout se permettre, et qu'il faut poser des limites afin que votre corps puisse fonctionner normalement.

Entre Atlas et Hercule

Il n'est pas rare de voir dans la catégorie des personnes atteintes de mal de dos, des individus qui auraient tendance à beaucoup prendre sur eux au sens propre comme au sens figuré.

Atlas portait le poids du monde sur ses épaules, et il n'est pas rare de voir des patients qui, lors de l'interrogatoire, vous racontent à quel point ils portent tout sur leur dos. Il peut s'agir d'une situation familiale ou d'une situation professionnelle compliquée. Il existe des profils de patients qui prennent beaucoup sur eux, et qui extériorisent peu. Ces personnes ont des « profils à mal de dos ». Elles ne disent jamais non, aux dépens de leur propre personne et, de ce fait, se trouvent parfois dans des situations compliquées. À force d'accumulation, elles vont s'identifier elles-mêmes à la formule « J'en ai plein le dos ». La langue française regorge d'expressions imagées de ce genre. Entendez par là, j'ai accumulé beaucoup de choses sur mon dos, au sens propre comme au sens figuré, et je n'en peux plus de porter ces choses. Je ne pense pas que ces expressions populaires étaient choisies absolument au hasard.

Dans un autre registre, Hercule, sous-entendu l'homme fort que rien n'arrête, est un profil plutôt masculin. C'est une personne dont le rapport au monde passe par la force physique. C'est une personne qui fait tout en force, du ménage au jardinage. Ce type de personnes est en général résistant à la douleur et n'a pas de limite dans sa capacité physique à régler les choses. C'est un profil qui ne va pas prendre soin de son dos. Et si Hercule est arrivé jusqu'au traumatisme de dos, c'est parce qu'il a cumulé trop d'efforts, trop de sollicitations du rachis et des articulations. Maintenant Hercule doit travailler sur lui pour changer radicalement sa façon de vivre.

Dans ces deux cas de figure, ce sont des personnes qui vont devoir quelque peu changer leur façon d'aborder les épreuves de la vie. Leur épisode aigu de lombalgie ou de cervicalgie peut leur faire prendre conscience qu'ils ont un dos et que celui-ci est en mesure d'entraver leurs projets. Dans tous les cas, ces profils devront prendre plus soin d'eux-mêmes et apprendre simplement à en faire moins.

Changer sans tout arrêter

Souplesse semble être le maître mot du changement, il va falloir envisager la vie avec plus de souplesse. Apprendre à ne plus vous maltraiter. Il ne sera pas tout à fait inutile de ponctuer votre vie d'un peu d'exercice.

Par exemple, si vous êtes déjà fatigué, il sera préférable d'apprendre à vous écouter, à ne pas en faire trop pour faire plaisir à autrui. Il vous faudra aussi apprendre à entendre les signaux d'alarme du corps et à mieux percevoir vos limites. Il s'agit du début de la sagesse. Sans pour autant devenir fragile et se sentir comme dans un corps de cristal, il est nécessaire de rester prudent dans toutes les manœuvres de la vie quotidienne.

Ceci concerne dans tous les cas les premiers mois qui suivent un blocage ou une intervention chirurgicale du dos. Si vous parvenez à retrouver une musculature du rachis correcte, vous pourrez refaire tout ce que vous désirez avec quelques précautions certes, mais (dans beaucoup de cas) avec la même facilité qu'avant.

On ne peut se permettre de généraliser, mais on observe néanmoins une différence entre des personnes d'un certain âge, qui auront plus de mal à récupérer, et des jeunes gens qui retrouveront leur vie d'avant avec moins de difficultés.

Le cas de Marianne

Marianne a 82 ans, elle est antiquaire, elle conduit toute seule sa voiture et mène la vie d'une personne de 70 ans. Elle chine, conduit, et fait ses courses, jusque-là rien d'anormal. En 2009, elle se fait poser une prothèse de hanche. Après une rééducation assez courte, Marianne reprend une vie normale. Puis fin 2011, elle se fait opérer de sa deuxième hanche. Quelques semaines plus tard, la voilà à nouveau sur pieds, en pleine forme. Avec certes une canne dans ses déplacements hors de la maison, mais de manière tout à fait autonome ; elle a repris une vie active. Elle conduit à nouveau sa voiture pour se rendre aux différentes foires et brocantes. Marianne a une grande volonté et est un exemple de retour à une vie normale après une intervention chirurgicale. L'histoire de Marianne donne la preuve qu'avec de la volonté, du dynamisme et de l'optimisme, on peut tout envisager.

Les mouvements à ne plus jamais faire

Vous relevez d'un mal de dos va vous demander beaucoup de précautions dans un premier temps. Il existe une graduation dans les suites d'un mal de dos, selon l'intensité avec laquelle vous avez été atteint.

Les différents cas de figure

- Dans le premier cas, vous avez souffert d'un mal de dos qui a débuté de manière assez silencieuse, par une petite douleur de temps à autre, et s'est installé progressivement. Et vous avez été obligé d'apprendre à vivre avec lui au fur et à mesure. Vous l'avez apprivoisé, vous l'avez pris en main, seul, avec votre médecin, ou avec l'aide de différentes thérapies ou de la gymnastique. Aujourd'hui vous l'avez complètement assimilé, il a peut-être totalement disparu, vous êtes prudent dans votre quotidien, et dans les sports que vous pratiquez. En bricolant et en jardinant, vous devrez aussi faire preuve de la même attention, par exemple dans les manœuvres de soulèvement que vous effecturez. Ceci parce que vous êtes conscient d'avoir un dos fragilisé.

- Dans le deuxième cas, vous avez souffert d'un mal de dos plus insistant, vous l'avez soigné aussi bien que vous l'avez pu. Aujourd'hui, vous vous portez mieux, mais vous sentez que chaque matin, il persiste un temps de « dérouillage ». Cependant dans la journée vous vous sentez mieux, malgré le fait qu'il y ait certains mouvements que vous ne pouvez plus faire. Vous vivez bien, tout en sachant qu'il faudra continuer à soigner votre colonne vertébrale, et vos articulations. Vous savez qu'il vous faudra faire preuve de patience et peut-être qu'un jour vous oublierez totalement que vous avez été blessé.

- Le troisième et dernier cas, est le cas du lendemain d'un gros épisode, voir très gros épisode de mal de dos. Sa persistance a nécessité un arrêt de travail, et souvent d'être alité de quelques jours à quelques semaines. Après tous les examens réalisés par votre médecin, un sérieux problème a été diagnostiqué, une hernie discale, ou un dos sérieusement abîmé par l'arthrose, ou par un accident. La gravité de cette crise a même pu éventuellement nécessiter une intervention chirurgicale. Parfois une ou plusieurs séances de médecine manuelle, d'ostéopathie ou une prise en charge de kinésithérapie ont pu venir à bout de cet épisode. Cependant vous sortez meurtri de ce passage, votre corps et votre cerveau ont gardé la marque de la souffrance. Vous gardez le souvenir de la douleur, et souvent il persiste encore une douleur, mais parfois plus rien. Il faudra du temps pour que vous parveniez à oublier ce moment difficile. Il y a dans un premier temps un certain nombre de mouvements qu'il vous faudra éviter et d'autres qu'il vous faudra complètement bannir de votre quotidien.

La liste noire des mouvements

Voici la liste des mouvements auxquels nous allons nous intéresser ici, vos habitudes vont devoir changer. Nous allons établir une liste des mouvements et gestes que vous devez oublier.

La première chose qu'il vous faudra bannir, ce sont toutes les manœuvres de soulèvement ; il vous faudra éviter de porter, que ce soit un enfant, une valise, ou un pack d'eau. Avec en priorité le portage à bout de bras, car toute charge portée à bout de bras voit son poids démultiplié. Il vous sera possible de porter une charge en la soulevant le plus près possible de votre tronc pas dans un premier temps mais après quelque temps. Lorsque je parle de premier temps, ce temps peut varier entre deux et six mois. En effet après un épisode sérieux de mal de dos qui a occasionné une période de repos quasi totale, il est bon de laisser les muscles reprendre leurs fonctions doucement. Lorsqu'un muscle a été longtemps lésé, il va parfois lui falloir du temps pour qu'il puisse reprendre une fonction normale et qu'il retrouve toute sa souplesse et toute sa force. Lorsqu'une tension a été imprimée pendant longtemps dans un muscle, il peut arriver quand elle a été éliminée que le muscle en garde la mémoire, et que ce soit difficile pour lui de l'oublier totalement. Ainsi les muscles qui ont été impliqués dans un blocage de dos, même s'ils ne sont plus ni douloureux ni bloqués, ont besoin d'être remis en route avec précaution.

La deuxième chose qu'il ne faudra plus faire (que votre problème soit localisé dans le bas ou le haut du dos) : vous pencher en avant. Ce mouvement est lui aussi extrêmement néfaste. Baissez-vous dans les genoux afin de conserver un dos droit en descendant. Saisissez votre objet, si ce n'est pas une enclume et relevez-vous.

Le troisième mouvement à proscrire est un mouvement de rotation, les vertèbres se bloquent beaucoup plus facilement dans les mouvements de rotation.

Il va sans dire que la pire situation est celle qui allie plusieurs de ces composantes. Si vous vous penchez et que dans le même temps vous vous tournez, cela représente déjà un danger. Si vous vous penchez, vous effectuez une rotation pour soulever quelque chose posé à terre, il y a de fortes chances pour que vous ne vous releviez plus jamais. C'est quelque peu exagéré, toutefois cela comporte un gros risque.

La gravité de l'épisode de mal de dos par lequel vous êtes passé, va aussi accentuer ou diminuer les risques de blocage. Il est aussi nécessaire de rappeler que nous ne sommes pas égaux face à la récupération. Un sujet en pleine santé (comprenez un sujet jeune, sportif, bénéficiant d'une bonne hygiène de vie) victime d'un accident du dos va récupérer plus facilement qu'un sujet plus âgé qui souffre d'arthrose, ou d'usure du dos.

ANECDOTE

La valise trolley

De manière générale, la valise ou le sac à roulettes est une très bonne alternative pour éviter de porter une valise ou un sac lourd. Cependant en tant que « convalescent du dos », vous ne devriez pas tirer une valise lourde derrière vous. Lors des recommandations de fin de séance en cabinet, les patients qui évoquent un voyage futur ajoutent souvent : « Ne vous inquiétez pas, j'ai une valise à roulettes ! » Cependant cette valise à roulettes, il faut la traîner derrière soi, avec un léger mouvement de rotation du bas du dos qui suit le bras qui tire la valise. Cette rotation ne peut pas être accompagnée par le bassin, puisque celui-ci fonctionne dans l'axe de la marche. Cela crée ainsi une contrainte sur les lombaires. De plus, si le voyage s'effectue en train ou en voiture, il faudra soulever cette valise pour la mettre dans le coffre de votre voiture ou pour la monter dans le train. Et ces gestes sont à éviter.

En ce qui concerne le lever du lit, il faudra éviter de se lever d'un bond, ou en faisant appel à vos abdominaux et vos dorsaux, car après une nuit de sommeil les muscles sont froids et de ce fait vous sollicitez directement vos articulations. Pour vous lever, voici la technique : il vous faudra vous mettre sur le côté, pivoter ensuite et vous relevez en vous aidant du bras.

Par ailleurs, d'autres mouvements méritent votre attention : les exercices de sorties et d'entrée dans la voiture devront être prudemment réalisés ; les longs voyages en voiture ne sont pas conseillés dans les premières semaines ; la station assise prolongée et les vibrations ont de mauvais effets sur le dos. Il faudra éviter les sports traumatiques aussi, et ce pour un long moment. N'hésitez pas à demander conseil à vos interlocuteurs médicaux ou thérapeutiques pour qu'ils vous donnent le signal pour reprendre une activité physique.

Toutefois en dehors d'une rééducation qui vous aurait été prescrite, il est de bon ton de faire travailler vos muscles, mais nous verrons cela plus loin.

Le jardinage et le bricolage doivent au départ être remis à plus tard. Les postures que ce soit pour tondre, pour tailler, pour peindre, pour tapisser, ou autres ne sont pas du tout conseillées.

Soyez rassuré, dans une grande majorité des cas, les personnes qui ont connu un phénomène de crise se remettent bien. En général, entre deux et six mois après la période difficile, la vie peut reprendre un cours tout à fait normal.

LE MOT DU SPÉCIALISTE

Votre seul baromètre : « vous-même »

Dans le cadre d'un lendemain de traumatisme du dos plus ou moins grave, vous le savez maintenant, vous devez placer votre conscience un peu près de vos vertèbres. Les suites d'un épisode difficile doivent être baignées par l'optimisme, et le regard doit tenter d'être tourné vers les progrès quotidiens. Si vous êtes suffisamment à l'écoute, vous vous rendrez assez vite compte des mouvements qui ne sont pas bons pour vous. Prenez des conseils si vous en avez besoin, réalisez des exercices, mais le corps est bien fait, il vous alertera si vous dépassez les limites. Laissez votre corps être votre principal conseiller, c'est lui votre baromètre, lui qui vous donnera ses indications dans un premier temps. Après si les symptômes disparaissent, votre oreille devra être plus fine, et entendre les mises en garde de votre corps vous demandera un petit peu plus d'effort. Il faudra prendre en compte la fatigue, le stress et les tensions. Un mal de dos pousse à devenir savant dans ce qui est bon et mauvais pour nous. Apprenez à prendre soin de votre dos, sans qu'il vous le demande…

À éviter : le stress et la fatigue

Nous l'avons vu plus haut, le stress a un effet négatif important sur le dos. Il vous faudra le combattre. Le stress n'agit que très rarement seul, il a besoin d'autres facteurs pour se manifester.

Il agit comme le gui agit sur un arbre dans la nature, il phagocyte les endroits où la faiblesse est déjà avérée. Il sera bon de veiller à ce que votre état de stress ne soit pas trop important, car il va tout d'abord impacter le système nerveux. Ensuite il va influer sur votre équilibre musculo-tendineux, et venir créer des désordres. Vous verrez dans les parties à venir un certain nombre de techniques pour apprendre à gérer votre stress et donc à mieux protéger votre dos.

L'état de fatigue, quant à lui, accentue aussi les risques de se faire mal. Il peut être question d'une fatigue physique ou d'une fatigue cérébrale. La fatigue est un terrain à fragilisation. Lorsqu'on est fatigué, on effectue les mouvements avec moins de précision et moins d'attention, et l'on peut plus aisément se bloquer.

Ne plus se surestimer

Il sera dans tous les cas important de ne plus jamais vous laisser aller à vous croire au-dessus des règles de la physique. Ces travaux que vous faisiez en vous disant : « C'est sans doute un petit peu beaucoup mais ça va aller, je peux le faire, rien qu'une seule fois. » Ces travaux ne sont plus pour vous.

Sans aller jusque-là, vous réalisez parfois des exercices en étant, tel le funambule sur le fil, susceptible de tomber d'un côté ou de l'autre du câble. En ayant conscience du danger, en sachant que l'exercice n'est pas bon pour votre rachis et ses acolytes. Ces pratiques aussi seront à mettre de côté.

Et le sexe dans tout cela ?

Bien sûr, vous pouvez encore avoir des rapports sexuels après un gros problème de dos, y compris après une intervention chirurgicale. Mais dans un premier temps après un sérieux problème de dos, quelques précautions s'imposent.

Ces conseils s'appliquent surtout aux personnes qui ont eu des problèmes de bas de dos, ou de milieu de dos. Dans un premier temps, il est préférable que vous fassiez le moins de mouvements possible, c'est-à-dire idéalement laissez-vous faire. Choisissez la position allongée sur le dos qui devrait limiter les risques de vous bloquer. Dans tous les cas, un certain nombre de positions demandent au dos d'être cambré, et ce sont ces positions qu'il faut au début éviter. Les positions dans lesquelles vous conservez un dos droit, sont elles aussi possibles avec prudence. Les restes de douleurs et les craintes d'avoir mal risquent de générer une certaine crispation qui n'est en rien souhaitable, lors d'un rapport. Au départ allez-y avec douceur, souplesse et prudence. Et bientôt vous pourrez à nouveau vous laisser aller…

Comment doit-on vivre avec un dos fragile ?

Le lendemain d'un accident du dos

Si vous avez subi un sérieux accident du dos, il n'est pas rare en fonction de la gravité, de voir un dos qui reste limité dans sa mobilité, et douloureux. Dans ce cas, il faudra apprendre à contourner les douleurs, tenter de limiter les mouvements qui les déclenchent. Parfois au-delà des premiers mois, une douleur reste présente, surtout suite à une chirurgie conséquente, une ostéosynthèse ou une opération de hernie discale. Si l'opération de hernie discale a tardé à être effectuée, il peut arriver que le nerf ait vraiment souffert. On peut compter parfois jusqu'à dix-huit mois pour que le nerf retrouve un état fonctionnel, et pour que les douleurs disparaissent. Les techniques de prévention pour vous déplacer et pour vous mouvoir dans les gestes de la vie quotidienne peuvent avoir du sens.

Tout espoir n'est pas perdu. On peut croiser en cabinet des personnes souffrant du dos depuis de longues années, malgré une intervention chirurgicale et une rééducation… Et voici qu'un jour une solution pour atténuer la douleur est trouvée.

La vie avec un dos fragilisé ressemble à celle d'un funambule, il faut apprivoiser la peur de tomber, tout en faisant son maximum pour rester en équilibre. C'est sans doute le plus difficile.

Votre quotidien va devoir tenir compte de vos faiblesses, vous allez adapter tous vos mouvements. Rien ne vous empêche de prendre régulièrement du paracétamol ou de l'aspirine, si vous avez mal. Il n'est pas non plus interdit de prendre des anti-inflammatoires, lorsque vous ressentirez des douleurs. L'anti-inflammatoire est un parachute. Par ailleurs, les remèdes de phytothérapie ou oligothérapie peuvent aussi être utilisés.

Avoir recours au massage, à l'ostéopathie, ou à d'autres thérapies peut vraiment aider, ceci pour conserver un maximum de souplesse. Un travail de musculation sera aussi indispensable.

Attention à la prise de poids

Il vous faudra veiller à ne pas prendre trop de poids. La prise de poids étant l'ennemie du dos comme nous l'avons vu or, lorsqu'on a mal, on devient plus sédentaire, et la sédentarité est le terreau de la prise de poids.

Malgré la douleur, l'exercice est conseillé. Ce sont vos muscles qui pourront vous sauver, alors il ne vous faudra pas hésiter. Bougez, ne vous laissez surtout pas aller.

Toutes les techniques qui seront mentionnées plus loin – le yoga, la relaxation, le Pilates et les autres – pourrons vous être d'un grand secours pour redonner souplesse et force à votre dos. L'aide de semelles orthopédiques peut éventuellement présenter un intérêt selon votre cas.

Une mise en route du matin, appelée aussi « dérouillage » sera nécessaire, elle permettra à vos muscles d'entrer dans la journée avec moins de tensions, et plus de souplesse. Vous pouvez par exemple faire quelques minutes de vélo pour commencer. Si vous commencez la journée avec des muscles étirés et détendus, vous ne pourrez qu'améliorer la structure musculaire de votre dos et de vos articulations, et serez ainsi au mieux de vos capacités.

Apprendre à gérer la crainte de se bloquer

L'anxiété par anticipation

Lorsqu'on est passé par un épisode extrêmement douloureux et qu'à la suite de cela, on a connu une convalescence lente et elle aussi pénible, qu'enfin on se remet et que l'on peut recommencer à entrevoir l'idée de revivre sans douleurs, il est parfois difficile de refaire confiance à son corps et tout aussi difficile d'éliminer les pensées négatives liées aux risques de se bloquer. La mémoire de la douleur est profonde, mais le temps jouera en faveur du retour à une vie normale.

Toutefois la peur de se bloquer reste entière ; à chaque mouvement qui sollicite le dos, il faudra négocier avec cette peur. Elle est plus souvent présente dans le discours des femmes, mais bien que non exprimée, elle existe aussi chez les hommes.

Un simple exercice de relaxation

Pour les personnes qui ont un tempérament anxieux, un exercice de relaxation ne pourra avoir qu'un effet bénéfique sur le système nerveux, mais aussi sur les tensions que l'on peut ressentir au niveau des trapèzes et du dos.

1. **Allongez-vous sur le dos ;**
2. **Respirez profondément et lentement plusieurs fois ;**
3. **Inspirez par le nez et expirez par la bouche ;**
4. **Respirez en gonflant votre ventre à l'inspiration et en le dégonflant à l'expiration ;**
5. **Relaxez-vous de cette façon pendant cinq minutes ;**
6. **Au bout de ces cinq minutes, prenez une inspiration profonde et, en fin d'inspiration, contractez au maximum tous les muscles du corps, serrez les dents, les mains, et lorsque vous ne tenez plus, expirez ;**
7. **Finissez par trois inspirations profondes et ouvrez les yeux.**

Cet exercice permet une détente profonde et peut être réalisé matin et soir. Il a un impact sur le système émotionnel et l'état de tension général. Il est susceptible de vous détendre et de diminuer vos douleurs.

La disparition progressive

La crainte de se bloquer devrait disparaître après quelques mois, n'hésitez pas à retourner voir votre médecin traitant pour qu'il vous prescrive un examen radiologique, si vous sentez qu'une faiblesse persiste. L'imagerie médicale permet d'éliminer des doutes. Il s'agit de faire cela une fois et non de vouloir se rassurer périodiquement. Un deuxième feu vert de votre médecin traitant ou de votre chirurgien peut parfois être utile pour que vous vous sentiez plus sûr de vous.

Parfois les conseils de votre masseur, de votre ostéopathe ou d'autre thérapeute peuvent être suffisants. Il n'est pas anormal de vouloir être rassuré.

Si vous vous sentez dépassé par une peur excessive, il pourrait être utile de tenter d'identifier les raisons de celle-ci, raisons qui n'ont peut-être rien à voir avec le problème de dos, mais pourraient être liées à un état anxiogène global révélé par l'épisode douloureux du dos.

L'adieu

Dans une grande majorité de cas, toutes les craintes vont finir par disparaître. Que vous soyez jeune ou moins jeune, il arrive un moment où les automatismes du corps reprennent le dessus. Et le jour viendra où vous aurez tout oublié, parce que la mémoire du corps est ainsi faite. Ce doit être encourageant pour vous de savoir ça, si vous sortez d'une crise de mal de dos. Après la pluie le soleil, il faut aussi parfois changer quelque peu le regard que l'on pose sur les choses et tenter de voir le verre à moitié plein, même si cela est loin d'être évident lorsque des douleurs de dos vous ont sérieusement touché.

Chapitre 22

Retrouver de la souplesse et renforcer son dos

Dans ce chapitre :

- De la discipline et de la rigueur
- La vie en yogi
- Les mouvements des éléments : le taï chi
- Les clefs du Pilates

Vous verrez ici que le retour à une vie équilibrée peut aussi passer par des exercices hors du commun. Le stretching fera le bonheur des uns, tandis que d'autres adhéreront à l'approche de la gymnastique du dos. La méthode Pilates fera aussi partie des techniques qui, par le mouvement, aident le corps à retrouver mobilité et souplesse. Si vous souhaitez accompagner votre guérison d'un travail plus poussé et plus profond basé sur une forme de philosophie, une approche différente, vous pourrez découvrir le yoga et le taï chi, deux façons plus « orientales » d'aborder un mal de dos. Vous aurez l'occasion de découvrir les effets qu'ont ces cinq méthodes sur votre dos.

De la discipline et de la rigueur

La thérapeutique de reconstruction du dos et des muscles, tendons et ligaments qui le composent, n'est pas une mince affaire. Cet exercice est un réel travail qui va vous demander beaucoup de discipline, si bien sûr vous avez le désir de retrouver un dos fort et de la souplesse afin de ne pas être restreint dans vos mouvements. Après un épisode aigu de lombalgie, de sciatalgie ou de cervicalgie, toutes les personnes que nous pouvons voir en cabinet ou à l'hôpital, sont au début prises en charge, en général, par un kinésithérapeute mais aussi par un rhumatologue ou un ostéopathe. Par la suite, le travail de récupération ou le travail de prévention d'un nouvel épisode douloureux va devoir être mené par la personne elle-même. Et le maître mot sera la régularité et la discipline.

Le stretching

Le stretching signifie dans son sens littéral, étirer, ou pratiquer des étirements. Qu'étirons-nous dans le corps ? Des muscles, des tendons et des ligaments, ce que l'on appelle le tissu conjonctif. Cependant le stretching va bien au-delà d'un simple travail sur le corps. Ces exercices sur la musculature vont avoir une influence sur l'équilibre du corps. C'est-à-dire que ces mouvements vont être pour le corps une sorte de relaxation.

La société dans laquelle nous vivons est le théâtre de multiples tensions, et les muscles du corps sont très souvent « spasmés » par les contraintes musculaires auxquelles ils sont soumis. Le stretching est un moyen parfait pour lutter contre le stress. Si vous subissez au cours de votre journée un stress important, prenez quelques minutes pour vous, isolez-vous, et pratiquez quelques exercices de stretching pour vous détendre. C'est une excellente technique de relaxation du corps et de détente de l'esprit.

Vous pourrez grâce au stretching voir disparaître certaines tensions du quotidien. Que ce soit pour conserver un dos sain, ou pour retrouver un dos mobile après une période de douleurs intenses, le stretching peut être le parfait allié du quotidien. L'étirement des muscles va permettre une meilleure circulation sanguine dans ces derniers. Les étirements dans le sport servent à améliorer la circulation des toxines accumulées dans les muscles et ainsi leur élimination. On sait que l'emprise du stress sur le corps va aussi provoquer des contractures musculaires. La plupart des douleurs articulaires connaissent une implication tendineuse, et ligamentaire c'est pour cette raison qu'en pratiquant le stretching, on parvient à un mieux-être.

Encore une fois, il suffit parfois de quelques minutes par jour, entre la douche et le petit déjeuner. Le rôle de la respiration a son importance. Elle accompagne la détente musculaire.

On peut imaginer qu'avec une dizaine d'exercices par jour, on peut éloigner les problèmes de dos et d'articulations. En faisant du stretching on se réapproprie notre corps et notre dos. Le stretching vous oblige à décentrer votre attention de ce qui vous stresse. Vous vous concentrez sur vos muscles et votre respiration. Le fait de focaliser sur l'une ou l'autre partie de notre corps, nous permet de sentir les tensions de notre dos et le moment où elles se dénouent. Les tensions les plus perceptibles au niveau du dos se situent en général en haut du dos, au niveau des trapèzes et de la nuque.

Il est important lorsque vous faites du stretching que vous ressentiez le muscle qui travaille : le muscle concerné par la mise sous tension. C'est pour cette raison qu'il est préférable dans un premier temps de prendre des cours de stretching afin d'apprendre à ressentir le bénéfice des mouvements pratiqués. Vous pouvez aussi vous exercer seul, mais il vous faudra le faire avec prudence et concentration.

Le stretching n'est pas une méthode magique. Si vous êtes bloqué, ce n'est pas lui qui va vous débloquer. Cependant il va améliorer la situation si vous souffrez de fortes contractures ou de tensions dorsales. Il amène de la souplesse et facilite les mouvements.

L'idée que le stretching fait maigrir est fausse. On peut imaginer que le fait d'allonger les muscles donne la sensation que l'on s'affine, cependant une fois que le muscle a été étiré il reprend sa forme initiale.

L'action qu'a le stretching sur la posture est intéressante ; vous remarquerez qu'en le pratiquant de façon régulière, vous vous redresserez. Lorsque les muscles relâchent, on observe une verticalisation de la colonne vertébrale. Alors à vos mouvements, prêts, partez…

L'école du dos

Elle est fondée sur une approche pluridisciplinaire de votre mal de dos et s'adresse à des patients souffrant de façon chronique, plus particulièrement des patients lombalgiques, qui ont pour la plupart subi un traumatisme sévère du dos. Participent à cette école du dos des rhumatologues, des rééducateurs fonctionnels, des kinésithérapeutes et aussi des psychologues.

Le but de l'école du dos est de permettre à des patients souffrant du dos depuis longtemps de pouvoir envisager de remettre le pied à l'étrier, entendez par là recommencer à vivre sans douleur et pouvoir retourner au travail. Les patients qui sont pris en charge sont victimes de douleurs chroniques compromettant leur travail. Ainsi avec une rééducation du dos et des postures, on va s'atteler à corriger les erreurs posturales et on reprogramme un mode de vie plus fonctionnel. Avec l'aide du psychologue, on parvient à redonner confiance aux patients en leur dos et en leurs capacités physiques. Ce suivi est destiné à des cas compliqués de mal de dos, à des personnes qui sont dans une quasi-incapacité de travailler. Il ne sera pas nécessaire pour le traitement d'un simple lumbago, aussi douloureux soit-il.

On trouve ces écoles dans différents pays d'Europe et au Canada.

La vie en yogi

Le corps et l'esprit

Comme dans la plupart des techniques qui sont importées d'un continent à un autre ou surtout d'une culture à une autre, il existe des divergences d'opinions quant à la façon d'enseigner le yoga. Si l'on s'appuie sur les ouvrages fondamentaux, les auteurs se plaignent souvent du fait que la méthode et les postures sont présentées en Occident sans les fondements, c'est-à-dire le volet spirituel du yoga. Pour eux le yoga sans cet aspect serait comme une coquille vide, avec des exercices comme on en trouve dans toutes les techniques occidentales de détentes musculaires.

Le yoga vient d'Orient et, sans faire une étude précise de son histoire – pour laquelle la connaissance du sanskrit serait indispensable –, je vais tenter de vous expliquer en quoi il peut être essentiel pour votre équilibre et pour votre dos.

Le yoga est une philosophie indienne que l'on estime vieille de 5 000 ans. Il est de ce fait considéré comme la plus vieille philosophie du monde. On a trouvé des gravures rupestres datant de 3 000 ans avant J.-C. qui symbolisent des postures de yoga. Le terme « yoga » signifie unification. La philosophie du yoga est basée sur l'idée de développer une unité entre soi-même et notre « divinité » intérieure. Ceci à travers une combinaison d'autohypnose, de méditation et de postures particulières au yoga, appelées « asanas », et une pratique ascétique.

Pour les personnes qui enseignent le yoga, la chose la plus importante est la respiration. Ils partent du principe que la bonne santé passe par la respiration. Elle est la source de la vie. Le contrôle de la respiration s'appelle « pranayama » dans le hatha yoga et fait partie des fondements.

Le yoga et les temps modernes

Si en Occident, pour beaucoup il s'apparente à des exercices de stretching accompagnés d'un travail de relaxation, il est néanmoins, si l'on s'intéresse à une vision plus verticale, un réel moyen d'accéder au bien-être, qui n'est pas sans impact sur notre dos. Le yoga d'un point de vue mécanique tonifie et étire tous les muscles, mobilise les articulations, les ligaments et les tendons, afin de les rendre plus souples, ce qui confère au yoga une influence sur le système cardio-vasculaire, le squelette et les muscles qui y sont attachés, selon une publication de décembre 2002 de J. A. Raub dans le

Journal of Alternative and Complementary Medicine, sur les effets psychologiques du hatha yoga sur le système musculo-squelettique et les fonctions cardio-pulmonaires. Aux États-Unis, selon le magazine *Yoga*, on estime à 11 millions les personnes qui pratiquent le yoga de manière occasionnelle et 6 millions celles qui le pratiquent régulièrement.

Le hatha est la forme de yoga la plus pratiquée dans le monde. Elle regroupe 200 postures, mouvements et techniques de respiration. Si vous souhaitez pratiquer le yoga régulièrement, vous pouvez lui consacrer un temps tous les matins d'une petite vingtaine de minutes, à une heure si vous souhaitez y ajouter une méditation.

Pratiquer le yoga va permettre d'assouplir votre colonne vertébrale. Beaucoup d'études cliniques et psychologiques pratiquées aux États-Unis ont prouvé que le yoga amenait de multiples bénéfices. Il est scientifiquement prouvé que la méditation et la respiration ont un impact direct sur le stress, car ils ont un effet de réduction de la pression artérielle et induisent de la relaxation. Le travail de mise en relation de l'esprit et du corps semble avoir une influence sur l'humeur et sur l'estime de soi-même, ce qui rejaillit sur une amélioration de la qualité de vie de chacun.

Le yoga est aussi utilisé pour des enfants et des adolescents à l'hôpital en accompagnement de certains traitements médicaux. Dans ces cas, il permettrait aux enfants et aux adolescents de mieux vivre le temps qu'ils ont à passer à l'hôpital pour y subir leurs traitements, notamment dans le cas du cancer.

Un grand nombre de médecins aux États-Unis et au Royaume-Uni le conseille pour améliorer des fonctions physiques ou cérébrales. Il est recommandé dans des cas d'hypertension, d'asthmes, de traumatisme crânien, d'accidents du dos.

Le yoga est une des meilleures techniques pour améliorer le sommeil, faciliter la digestion, et concourir au bien-être du système neuromusculaire. Il est proposé dans certaines écoles au Royaume-Uni, pour aider les petits à prendre conscience de leur corps. Il participe aussi à améliorer le fonctionnement du système immunitaire, et en dernier lieu il a une parfaite action sur le stress et l'anxiété.

Toutes les fonctions qui viennent d'être décrites ont une relation de près ou de loin avec le dos. Comme nous l'avons vu précédemment, le dos est plus qu'intimement lié avec le système nerveux : qui agit sur le système nerveux agit directement sur le dos.

L'avantage du yoga est qu'il peut très rapidement apporter du bien-être grâce à des postures simples. Et dans le même temps, il va demander des années de pratique pour bien le maîtriser et accomplir des postures compliquées. C'est ce qui passionne les personnes qui le pratiquent car pour arriver à tenir une posture dans son axe, savoir à quel moment il faut inspirer ou expirer pour avoir le meilleur effet, le meilleur relâchement musculaire, il faut parfois des années. Il existe un yoga pour chaque stade de votre évolution. (Source : *Gale encyclopedia*)

Précautions d'usage

Le yoga demande une grande concentration ainsi qu'une maîtrise de soi. Pour le pratiquer et surtout pour avoir accès à certaines postures, il est important d'être encadré. Si vous avez souffert ou si vous souffrez toujours du dos, faites preuve de prudence avant de pratiquer des postures compliquées. Il est important de prendre des cours pour être sûr de bien faire. Cela ne vous empêchera pas de pratiquer à la maison, toutefois vous aurez les bases pour être sûr de ne pas mal faire.

ANECDOTE

Le cas Madonna

Madonna est une fervente pratiquante de yoga. Elle explique qu'avant le yoga elle courait et pratiquait la gymnastique quotidiennement. Au lendemain de sa grossesse, elle est absolument incapable de se remettre à la gymnastique. C'est à ce moment qu'elle découvre le yoga et qu'elle se met à le pratiquer quotidiennement. C'est la seule chose qu'elle estime être adaptée à son état à ce moment-là. La détente que procurent le yoga et la relation corps esprit, paraît apporter une dimension supplémentaire à son travail physique quotidien. Le yoga est tout à fait indiqué pour une rééducation des muscles du bassin et du dos après un accouchement.

Le yoga est, à la différence du Pilates et du stretching, une méthode qui met clairement en relation le système musculaire, le dos, l'ensemble du corps avec l'esprit. Le yoga fait évoluer l'être en même temps qu'il améliore la souplesse, la tonification et la force de l'ensemble de votre structure. Pratiquer ne serait-ce qu'un court moment quotidiennement est la clef d'un épanouissement personnel et d'un dos en parfait état de fonctionnement. Laissez-vous aller à cette pratique aux multiples facettes. La philosophie du yoga prône beaucoup de valeurs positives, qui aident à prendre la vie du bon côté.

Les mouvements des éléments

Le taï-chi-chuan

La natation dans l'air

Le taï-chi-chuan, aussi appelé « taï chi », est un art martial chinois qui était pratiqué à la fois pour ses vertus de self-défense mais aussi pour ses propriétés de bonne santé. Il est censé permettre une meilleure circulation des flux énergétiques dans le corps. Il est vrai que lorsque vous croisez à 7 heures du matin, au hasard d'un parc à Bangkok, des personnes qui brassent dans l'air, cela a des allures étonnantes. Le taï chi s'est considérablement répandu à travers le monde au cours des vingt dernières années.

A contrario du travail de musculation ou du Pilates que l'on pratique sur des machines, les résistances musculaires se font dans l'air. Il faut imaginer un enchaînement de mouvements. Il y a ce que l'on voit de l'extérieur, mais ce qui se passe à l'intérieur est très important, les mouvements sont accompagnés par la respiration, et le taï chi se distingue par une harmonie entre les mouvements de l'intérieur et de l'extérieur. On dit que le taï chi serait tiré de l'observation d'un combat entre un serpent et une grue (oiseau). La lenteur, la souplesse et l'agilité du taï chi viendraient de l'observation du serpent, la grâce et l'harmonie de l'observation de la grue.

Le taï chi et l'amélioration du mal de dos

Le taï chi fait partie d'une des branches de la médecine chinoise d'où est aussi tirée l'acupuncture, ce qui fait penser que le taï chi a des vertus thérapeutiques. Il est recommandé de pratiquer le taï chi au moins vingt minutes par jour, pour un parfait équilibre intérieur.

À la façon du yoga, le travail sur la maîtrise de la respiration dans le mouvement va amener une forme de relaxation. Celle-ci joue un rôle sur le stress et les autres agents agresseurs de notre vie quotidienne, afin qu'ils glissent sur nous comme la pluie sur les ailes d'un oiseau.

Back prevention magazine, un magazine américain (dont le titre signifie : magazine de la prévention du mal de dos) a présenté une étude réalisée sur des personnes qui souffrent de mal de dos. Après une année de cours de taï chi, un groupe de personnes âgées de 58 à 70 ans ont considérablement amélioré la force des muscles et la souplesse de leur dos, tout en réduisant les douleurs de dos. L'étude a été réalisée par le docteur Gareth Jones de l'université d'Aberdeen sur le mal de dos lombaire. Elle porte sur 75 essais réalisés avec 14 thérapies différentes sur 11 600 participants. Il met en évidence que les seules thérapies qui apportent un mieux-être dans les cas de mal de dos sont le massage, l'acupuncture, le taï chi et le yoga.

Il existe deux points importants d'acupuncture qui se trouvent sur la colonne vertébrale. Il s'agit de Da Zhui qui se situe au niveau de la septième vertèbre cervicale et Yao Yang Guang qui se situe sur la quatrième vertèbre lombaire. Ces points sont stimulés par le taï chi, et jouent un rôle déterminant dans le traitement des hernies discales.

Les clefs du Pilates

La méthode

Le Pilates est une technique inventée par Joseph Pilates dans les années 1920. C'est une technique qui est efficace autant dans la prévention que dans le suivi au long cours du mal de dos. Il existe un grand nombre de témoignages qui concernent une amélioration des douleurs de dos grâce à cette méthode. En quoi consiste-t-elle ? Il s'agit d'un travail de musculation des muscles du bassin et du bas de la colonne vertébrale. On parle là des muscles du centre. Toute l'importance de ce travail étant d'aller de l'intérieur vers l'extérieur.

Joseph Pilates mourut en 1967 et, à cette période, l'aérobic est en plein développement. Cette méthode sera au combien populaire jusque dans les années 1980. Pilates vécut aux États-Unis et y enseigna à de célèbres danseurs comme George Balanchine et Martha Graham. Sa méthode fut exploitée par un certain nombre de ses élèves, mais Joseph et Clara Pilates confièrent le soin de continuer ce travail à Romana Kryzanowska.

Le Pilates fait appel à tous les muscles de ce centre, et vous demande d'aller visualiser et faire travailler des muscles des lombaires basses en connexion avec les muscles abdominaux, et les autres muscles du périnée. Ce sont les mêmes muscles que l'on cherche à gainer pour optimiser la force du dos.

Ce centre est censé être fort. Il est censé apporter de la stabilité et porter l'ensemble du corps. Simplement en portant son attention sur les muscles et sur une autre façon de se tenir, on perçoit les différences et le soulagement que cela procure au niveau de la posture globale.

Le Pilates ne consiste pas uniquement en une visualisation de ces muscles du centre, et en ce renforcement que l'on doit sentir. Il est surtout un travail musculaire pratiqué soit au sol, soit sur des appareils comme le Cadillac ou le Reformer. Le travail que demande le Pilates est loin d'être une méthode de tire-au-flanc. Il demande d'imposer aux muscles une certaine rigueur. Pilates appelle son système d'exercices la « contrologie ».

J'ai testé pour vous

Pour les besoins du livre, j'ai moi-même testé le Pilates avec Pascale Laferrière, professeur. Bien que pratiquant la natation trois à quatre fois par semaine, et étant plutôt sportif, je me suis rapidement rendu compte de mes limites, des restrictions de mobilité que je pouvais ressentir et de la concentration que demandait le Pilates pour être pratiqué correctement. Coordonner sa respiration, tout en essayant de sentir les muscles du périnée et les muscles du bas du dos, est un exercice savant. J'ai senti travailler des muscles dont je connaissais l'existence anatomique mais dont je n'avais jamais ressenti la présence. J'ai aussi compris que le Pilates travaillait dans le sens de mon travail ostéopathique, c'est-à-dire dans le sens d'un renforcement musculaire et d'une recherche de souplesse, stabilité et mobilité ! Le lendemain je me suis réveillé avec des courbatures qui sont la preuve d'un travail conduit avec efficacité.

Les principes du Pilates

Il est important de préciser que le Pilates n'est pas non plus un exercice de torture, il faut aussi prendre du plaisir lorsque vous le pratiquez. Car l'idée de détente que l'on doit ressentir après une séance est sans doute aussi importante que l'idée de concentration et de précision. Joseph Pilates a mis au point plus de 500 exercices au sol.

Les principes les plus importants du Pilates sont la respiration, la concentration, le contrôle, le centre, la précision et la fluidité des mouvements. Il est dans tous les cas déconseillé de forcer en le pratiquant. Le Pilates vous amènera à vous mouvoir différemment et ce, avec une tout autre attention que celle dont vous avez d'habitude.

Le Pilates et mon mal de dos

Il n'est pas rare de voir les personnes se diriger vers le Pilates après un accident du dos, ou un problème de dos.

Au-delà des études que l'on peut trouver, on observe un bon nombre de patients dont l'état s'est amélioré depuis qu'ils pratiquent le Pilates. Qui plus est, ils semblent éprouver un certain plaisir à le pratiquer. Ce qui est étonnant dans leur discours, c'est la façon dont leur rapport avec leur corps change. Et ce que l'on peut constater lorsque les patients pratiquent de façon régulière, c'est une souplesse accentuée et un meilleur gainage. On va remarquer de meilleurs appuis au niveau des muscles de la colonne et des muscles transverses de l'abdomen.

Toutefois, comme nous nous plaisons à vous le répéter, pratiquer avec un objectif de prévention est sans doute le plus beau cadeau que vous puissiez faire à votre dos. Bien encadré, vous pourrez vous lancer sans aucun problème dans le Pilates.

Les contrefaçons peuvent vous coûter cher !

Le Pilates n'est pas un exercice sans danger : mal pratiqué, mal encadré, il peut faire des dégâts. Comme toute profession, il demande que la personne ait été correctement formée. La formation au Pilates est une formation complète.

On voit dans les magazines féminins ou autres hebdomadaires des sujets sur le Pilates où des exercices sont présentés. Il est fortement déconseillé de faire des exercices compliqués sans avoir au préalable été dans une école de Pilates. Les exercices proposés sur Internet sont souvent des exercices auxquels l'on ne devrait pas avoir accès avant quelques mois, voire quelques années de pratique. Surtout si vous avez ou avez eu un dos fragile, soyez prudent, pratiquez en connaissance de cause ! Il existe une multitude de techniques qui se nomment Pilates, mais qui ne sont pas toujours du Pilates. La méthode Romana Pilates est sans doute la méthode qui se rapproche le plus de la pensée de Joseph Pilates. Si le studio auquel vous vous rendez possède les machines, c'est un très bon signe, cependant on peut aussi expérimenter un bon Pilates sans machine. Je vous conseille un bon livre sur le sujet : *Perfect Pilates* de Martine Curtis-Oakes (Vigot, 2005).

Chapitre 23

Les meilleurs exercices et quelques massages

Dans ce chapitre :

- Quels sont les exercices qui peuvent aider votre dos ?
- Comment muscler votre dos pour ne plus souffrir ?
- Quand et comment pratiquer ?
- Quelques massages à faire à votre entourage

Voici quelques exercices simples que vous pouvez faire à la maison, le soir ou le matin. Prenez votre temps pour les réaliser. Il est important de ne pas forcer en les réalisant. Ces exercices doivent vous permettre d'assouplir votre dos, ils ne sont pas forcément adaptés à tous les dos, ainsi faites-les en fonction de vos capacités.

Puis, vous pourrez aussi avoir une idée de la façon dont on peut pratiquer certains massages, ce sont des massages pour les débutants, à pratiquer avec le plus de douceur possible, là encore référez-vous au livre *Le Massage pour les Nuls* pour aller plus avant dans l'art du massage.

Exercices

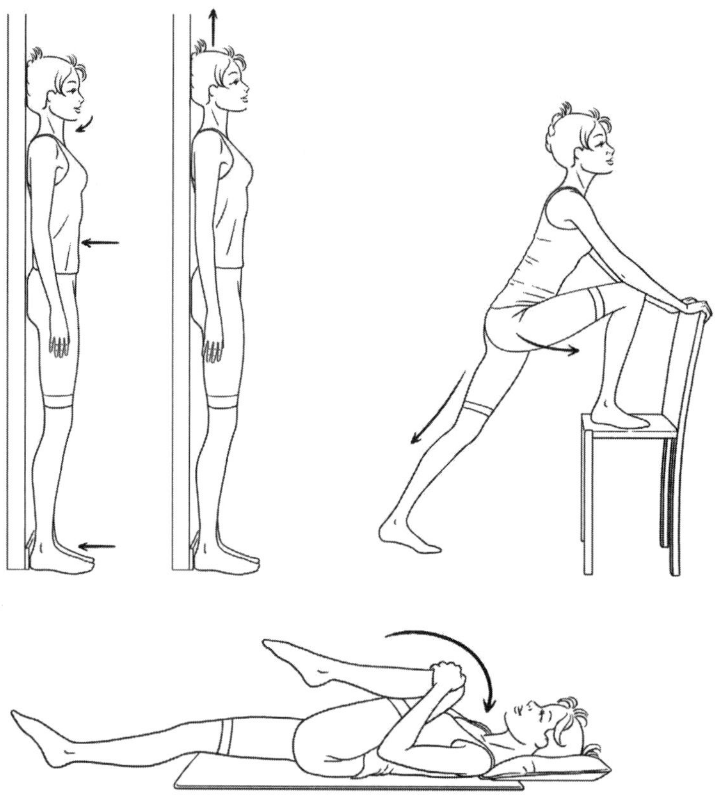

Figure 23-1 : Quelques exercices.

Massages

L'ambiance

Pour qu'un massage soit effectué dans de bonnes conditions, il faut tout d'abord choisir un endroit calme, une ambiance tamisée. Vous pouvez éventuellement mettre une musique douce afin que le calme soit présent.

En effet, une atmosphère de détente est importante pour que la personne se laisse totalement aller.

Pour effectuer un massage, vous pouvez choisir un lit ou une table de massage, veillez à avoir vous aussi une position agréable. Pour masser, évitez d'être tordu, sinon c'est vous qui aurez besoin de vous faire masser après. Allongez la personne sur le ventre, mettez-vous à la tête du lit, et commencez.

La technique

Choisissez une bonne huile de massage, une huile Weleda à l'arnica par exemple. Veillez à lubrifier l'ensemble du dos de manière généreuse en faisant des mouvements légèrement circulaires, et en revenant au centre, du haut vers le bas. Prenez bien soin de lubrifier les flancs, les bras et la nuque aussi, descendez jusqu'aux muscles fessiers. Vous pouvez remonter en faisant des formes en huit. Faites cela une quinzaine de fois.

Puis vous pouvez remonter avec vos doigts, index et majeur de chaque côté de la colonne vertébrale, en étant sur le côté de la personne, cette manœuvre est très agréable. Il ne faut pas exercer une pression trop importante, vous pouvez faire la même manœuvre avec les paumes de vos mains, de chaque côté de la colonne vertébrale. Faites cela une dizaine de fois.

Ensuite en vous plaçant toujours sur le côté, vous pouvez effectuer une manœuvre en ciseau, qui consiste à aller et venir de manière perpendiculaire à la colonne vertébrale, c'est-à-dire dans le sens de la largeur, les mains se croisant à chaque passage. Commencez en bas et montez vers le haut, jusqu'à la nuque.

Vous pouvez terminer par un massage de la nuque en douceur, en faisant une pince avec vos pouces et vos index, en montant et en descendant vos doigts, de bas en haut des cervicales.

Enfin vous pouvez masser les trapèzes en asseyant la personne sur la table, et en vous positionnant derrière elle. Les trapèzes sont ces muscles qui partent de la nuque et qui vont presque jusqu'aux épaules ; massez-les avec une main sur chacun pour commencer, puis attardez-vous sur chacun avec les deux mains de chaque côté dans un mouvement de va-et-vient, de l'avant vers l'arrière. Effectuez cette manœuvre une dizaine de fois, puis laissez la personne allongée encore le temps nécessaire.

Vous voici capable de masser qui vous voudrez, pour soulager et détendre un dos tendu ou bloqué.

Chapitre 24

La guérison « de la tête au dos »

Dans ce chapitre :

- Les maux pour le dire
- Apprendre à gérer votre stress
- La méditation
- L'hypnose
- Apprendre à vivre dans le moment présent

Nous ne parlerons ici que du lien entre ce qui se passe dans votre cerveau et votre mal de dos. Il est important de savoir qu'aujourd'hui un bon nombre de recherches vont dans ce sens-là. On se rend compte que même s'il existe toujours une dimension mécanique, à savoir travail, accident, usure, la partie psychologie et la partie stress ne sont pas négligeables. Nous vous donnerons quelques pistes fiables pour traiter la partie liée à la psyché. Nous parlerons pour cela de psychothérapie, de gestion du stress et de méditation. En dernier lieu, nous vous donnerons un aperçu de l'hypnose, que l'on rencontre de plus en plus à l'hôpital dans le traitement des grandes pathologies du dos.

Les maux pour le dire

Le rôle de la psyché et des émotions

Le lien entre la psyché et le mal de dos peut vous sembler un peu poussif. Toutefois c'est bien à cet endroit que l'expression populaire « en avoir plein le dos » prend tout son sens.

Il est certain que la psychothérapie n'est pas une nécessité pour chaque personne qui souffre du dos. Cependant un travail pour essayer de comprendre ce que l'on peut avoir comme blocages psychiques peut aider à alléger la tête. Cela ne veut pas dire que le mal de dos se situe dans la tête de la personne qui souffre, ni que chaque mal de dos est relié à ce qui se passe dans son esprit. Néanmoins on peut constater que certains problèmes de dos proviennent de la tête au sens psychique du terme. Les problèmes fonctionnels peuvent être en lien avec une accumulation de stress, nous l'avons vu.

Certaines personnes sont exposées à des situations complexes de la vie courante, qui se cumulent les unes aux autres. Ces situations difficiles font que la personne se sent nerveuse, et de ce fait va développer des tensions.

Ces tensions psychiques vont agir sur le système musculaire et cela va se reporter sur les dorsales, les cervicales ou les lombaires. Lorsque le mal de dos devient chronique et qu'il pèse sur votre vie de tous les jours, lorsque les examens réalisés au fil du temps n'ont pas permis de révéler un réel dysfonctionnement, il est peut-être temps d'aller alléger votre sac à dos, en allant parler. Il est peut-être temps d'envisager un travail de réflexion sur vous-même.

Le professeur de neurologie Antonio Damasio dit : « L'émotion : c'est la façon qu'a le corps de vivre le monde. » Ce qui signifie que chaque émotion a un impact sur notre structure. On peut imaginer que le système hormonal réagit très fortement lui aussi à ces émotions. Ainsi travailler sur soi pour aller libérer des tensions correspondant à ces émotions bloquées, pourrait permettre de soulager notre corps.

Les anxieux et le mal de dos

Il paraît assez clair que les personnes anxieuses sont plus sujettes au stress et à l'émotivité. Elles sont plus perméables au monde, c'est-à-dire qu'en général ce sont des personnes qui somatisent plus facilement que les autres. Elles sont plus sensibles, donc sont plus réactives que les autres. En général les personnes anxieuses intériorisent beaucoup, c'est pour cette raison que le corps et le cerveau sont amenés à trouver des voies d'extériorisation. Les formes de somatisation vont varier d'une personne à une autre : certaines vont souffrir de spasmophilie, d'autres seront plutôt sujettes aux migraines et enfin d'autres encore vont avoir mal au dos. La typologie anxieuse est une typologie à douleurs. Les personnes anxieuses vont en général consulter plus facilement leur médecin. Elles peuvent aussi être hypocondriaques. Loin du cliché de la personne qui remue dans tous les sens, le sujet nerveux ne se repère pas forcément. Au contraire, ces personnes sont assez fréquemment en retrait, elles souffrent en silence. Et c'est la raison pour laquelle, le corps va s'exprimer à la place de la parole.

Un ami radiologue m'a dit un jour : « De novembre à mars, 70 % des examens radiologiques pratiqués sont liés à l'anxiété. » Il a ajouté que ces consultations n'ont d'autre sens que de rassurer ces patients. À son avis ces personnes devraient plutôt être orientées vers des psychothérapeutes ou des thérapeutes qui les rassurent.

Le merveilleux pouvoir de la parole

La parole a un merveilleux effet sur l'ensemble du corps. La parole libère des émotions et de ce fait des tensions accumulées. La parole peut permettre d'exprimer des histoires que l'on garde enfuies depuis longtemps, ou elle peut aussi permettre de libérer un trop-plein d'émotions. Sans aller forcément voir un psychologue, ou un psychothérapeute, il peut être positif de parler de soi, et de vider son sac de temps en temps. Le mécanisme des émotions est un mécanisme complexe : lorsqu'elles ne sont pas exprimées, elles s'intensifient doucement intérieurement comme une petite musique.

Prenons le cas de la colère. Elle naît d'une frustration. Tout d'abord vous pouvez ressentir de la contrariété, puis vous sentirez de l'irritabilité, et enfin soit vous exprimerez en libérant cette colère, soit vous continuerez à garder cette émotion et vous pourrez voir apparaître une tension qui peut se transformer en douleur. Cette dernière va pouvoir avoir pour siège les trapèzes ou la nuque, ou peut être le bas du dos.

Si vous envisagez un travail thérapeutique sur la parole, cela pourra vous aider à vivre mieux. Sans pour autant tomber dans un cycle de quinze années de psychanalyse, la thérapie appliquée à des souffrances psychiques momentanées peut diminuer les tensions du dos. Le magazine français *Psychologie* traite souvent de sujets sur les liens psychocorporels et les thérapies que l'on peut trouver pour entamer le chemin de la guérison.

Il est très important d'un point de vue psychique de faire évoluer les choses de l'intérieur vers l'extérieur pour que les difficultés que vous avez pu rencontrer et que vous avez stockées au cours de votre vie personnelle et professionnelle, sortent.

Un divan est un lieu de parole privilégié, mais il existe d'autres thérapies efficaces.

À RETENIR

La psychothérapie, une hygiène de vie

En abordant ce sujet, il est capital de se sortir de l'esprit que la psychothérapie est faite pour des personnes faibles ou des personnes malades. Elle n'est pas non plus faite pour des personnes qui ne parviennent pas à s'en sortir sans l'aide d'une tierce personne. La psychothérapie, sans en faire une religion, est un moyen de vous aider à aller mieux. Vous n'allez pas consulter un psychothérapeute parce que vous avez un lumbago aigu. Vous prendrez peut-être conscience que votre mal de dos s'est déclenché à la suite d'un événement douloureux de votre vie (décès, séparation ou maladie d'un proche). Peut-être découvrirez-vous qu'il est lié à l'accumulation d'un certain nombre d'événements quelque peu « traumatisants » de votre vie personnelle. Dans ces cas, la psychothérapie peut être une piste intéressante. Celle-ci est aussi fondamentale lors de grands traumatismes du dos, lorsque parfois les situations sont extrêmement préoccupantes. À la fois exutoire et bâton de pèlerin, la parole dans ces moments-là apporte le soulagement essentiel pour une reconstruction.

Comme le disent les bouddhistes, l'homme est debout sur une barque les bras écartés et le but est de rester en équilibre sur l'embarcation. Notre quotidien devrait tendre vers cela, essayer de ne pas être agressé, de prendre les choses qui nous arrivent avec calme et sérénité, être suffisamment détendu pour envisager sereinement les agressions de la vie, et conserver ainsi un dos en pleine santé.

Apprendre à gérer votre stress

Il existe un grand nombre de moyens pour gérer ou évacuer son stress. Le sport en est un. Toutes les techniques telles que le taï chi, le yoga, la méditation permettent d'apprendre à mieux gérer le stress. Toutes les techniques de relaxation peuvent être efficaces. De la relaxation classique à la sophrologie, il en existe une multitude qui ne demandent pas plus de quelques minutes tous les jours pour se remettre en route et éliminer les tensions.

Il est important d'identifier le stress pour parvenir à le gérer. À quel moment devez-vous agir ? Pour un certain nombre de personnes, se sentir stressé est quelque chose d'étranger. Lorsqu'on commence à parler de tension, cela ne rentre plus dans le domaine du possible. Mais la réponse à la question « Êtes-vous soumis au stress ? », est assez souvent : « Non, je n'ai pas l'impression d'être stressé. » Cette réponse est obtenue principalement chez les sujets masculins. Cependant les femmes classées dans la catégorie

« *business women* » ont elles aussi souvent du mal à admettre qu'elles peuvent être sujettes au stress.

Le lumbago, le *burn out* du dos

Trop de stress, tendu depuis longtemps, soyez-en sûr… Lorsqu'un lumbago toque à la porte, c'est souvent pour une bonne raison, il a été déclenché par une goutte d'eau qui a fait déborder le vase. Il apparaît comme l'ultime maillon d'une chaîne de tensions. Ce cumul de tensions est, semble-t-il, un heureux mélange entre des tensions physiques et des tensions psychiques. Nous vous avons d'ores et déjà donné les détails de ce que vous pouvez faire, soit pour l'éviter soit pour le soigner. Il vous faudra toujours vous interroger sur les raisons qui l'ont mis en route. Si ces raisons appartiennent pour tout ou partie à la sphère psycho-émotionnelle et que vous parvenez à les identifier, il vous faudra les traiter d'une manière ou d'une autre. Il existe deux types de déclencheur, soit il s'agit d'un événement appartenant au passé (par exemple un choc émotionnel ou un stress important), soit il s'agit d'un stress qui se prolonge dans le présent (par exemple harcèlement moral au travail, relations conjugales ou familiales dégradées). Dans les deux cas, il est important d'entendre la complainte du dos. Un lumbago vient signifier un trop-plein. Un travail personnel pour essayer de comprendre et surtout éviter que cela ne se reproduise peut réellement être salvateur. Au préalable il aura fallu traiter la lésion mécanique, par une thérapie manuelle ou médicamenteuse.

Apprendre à lâcher prise

Que signifie lâcher prise ? Littéralement libérer son mental au profit d'une façon de penser et d'agir plus libre. On doit s'affranchir du contrôle que l'on a sur notre vie. Nous sommes dans une société qui favorise la prise de pouvoir sur les objets, sur le temps, sur soi et parfois sur les autres. Mais au final la vie n'est-elle pas simplement quelque chose qui nous traverse ?

Le lâcher-prise va nous demander de faire le deuil pendant quelques instants de ce en quoi nous croyons. Il nous arrive au cabinet de voir des patients qui souffrent du dos et qui se sentent comme trahis par leur corps. Ils ont toujours eu la maîtrise de leur corps, il ne leur a jamais fait faux bon. Et pourtant un jour ils se bloquent. Il va falloir tenter d'amener ces personnes à lâcher prise. Les amener à faire un pas de côté pour regarder les choses sous un angle différent. Il va falloir tenter d'accepter que le corps vienne exprimer son mécontentement, son état de fatigue ou son état d'usure. Le lâcher-prise va demander de relativiser et de se laisser aller. Ceci pour se sentir mieux dans son corps et dans sa tête. Il doit, dans votre organisation du quotidien, impérativement exister des moments pendant lesquels vous déconnecter de vos stress et de vos angoisses.

Tout le monde est sujet à des tensions internes, et il est important de songer à les évacuer de temps en temps. Il existe beaucoup de façon de lâcher prise : le sport, les arts martiaux, le yoga et d'autres techniques de relaxation du corps et de l'esprit. On parle d'ailleurs paradoxalement de maîtrise de soi, ce qui signifie que l'on ne doit pas non plus se laisser totalement aller aux emprises que peuvent avoir les émotions sur nous. Cependant un exercice de respiration le soir avant d'aller vous coucher peut être suffisant pour relâcher vos tensions.

Le fait de se concentrer sur sa respiration permet de centrer son attention sur elle, et de vider le cerveau de toute pensée. La respiration doit être consciente et accompagnée par votre attention, et vous verrez qu'après quelques minutes vos épaules, votre nuque et le bas de votre dos seront relâchés. En vous concentrant sur votre effort physique, vous êtes de ce fait dans le moment présent et vous vous libérez de vos tensions intérieures.

Dans le moment présent

L'être humain du XXIe siècle se projette en permanence dans le moment qui va suivre. Quand il ne s'agit pas d'anticiper les choses de façon anxieuse, il s'agit de planifier ce que l'on va faire tout à l'heure. Parfois on constate l'inverse, on pourrait parler de nostalgie de l'instant qui vient de s'écouler, ou de l'instant qui existait hier.

En agissant ainsi, on se coupe de notre conscience du moment présent et de notre corps. Combien de fois vous rendez-vous compte que vous respirez dans la journée ? Vous souvenez-vous à un seul moment d'avoir eu conscience du sol sous vos pieds ? En revanche, si vous avez été allongé dans votre lit parce que vous avez eu mal au dos, vous aurez constaté que le temps a été long, et que les minutes ont eu du mal à s'écouler. La douleur vous lie parfois au moment présent, principalement les douleurs neuropathiques, parce qu'elles sont souvent aiguës.

Le moment présent est le seul moment qui nous appartienne vraiment, c'est celui dans lequel, on entend notre cœur battre, on ressent les choses, nos pieds sur le sol, ou vos mains sur ce livre. Vous pouvez sentir votre livre, mesurez-en le poids, laissez-vous aller à sentir la pulpe de vos pouces qui glissent sur sa tranche en l'ouvrant plus. Touchez le grain du papier !

D'aucuns ont besoin de rouler à 300 à l'heure sur un circuit pour sentir le moment présent, d'autres ont juste besoin d'être assis dans l'herbe, de respirer. Être dans le moment présent signifie aussi qu'en étant dans la conscience de celui-ci, on peut se rendre compte de toutes les tensions que l'on impose à notre dos. Lorsqu'on est assis par exemple, et qu'on en prend conscience, cela permet de trouver une meilleure position ou tout simplement de relâcher nos trapèzes, nos épaules, et de laisser aller le bas de votre dos contre le dossier de votre chaise.

Être tolérant et généreux avec soi-même

Apprenez à vous faire du bien, tentez de ne pas être trop strict et trop rigoureux avec vous-même, une rigueur extrême mène à la rigidité, et cette dernière est tout sauf une alliée du dos.

Apprenez à prendre du temps pour vous, et laissez cette pile de dossier ou de linge vous regarder. Ouvrez la porte et allez marcher vingt minutes. Vous êtes indispensable à l'endroit où vous êtes, et la tâche que vous faites est urgente ou capitale, mais ne sont urgents que les moments dans lesquels un pronostic vital est engagé. Les urgences se passent à l'hôpital et pas dans un bureau ou dans une maison. Parfois en tant que soignant on se demande : « Pourquoi a-t-il fallu que cette personne passe par cette épreuve-là (maladie ou problème de dos) pour décider de prendre soin d'elle ? ».

On prend soin de soi quand on a pris conscience des risques que l'on peut faire encourir à notre dos en n'y faisant pas attention. Faites toutes les activités du monde même les plus dangereuses, si elles viennent vous aider à avancer dans votre cheminement personnel. Mais à côté de cela apprenez à être généreux avec vous-même, prenez le temps de vous asseoir dans un canapé et de ne rien faire.

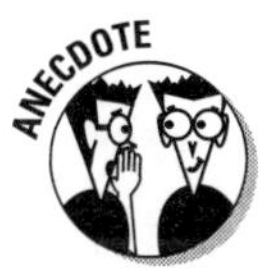

Un neurologue dit un jour à une patiente surmenée et hypertendue : « Prenez une journée à ne rien faire du tout ! » Elle s'étonne : « Vous voulez dire une journée à rester à la maison ? » Le médecin lui répond : « Non, une journée à ne rien faire du tout, ni lire ni vous promenez, rien. Ne rien faire et vous verrez qu'après cela ira mieux… » Et la patiente se trouva réellement mieux après une journée de détente totale.

Les bienfaits de la relaxation

La relaxation est une méthode qui vous permet d'apprendre à vous détendre, ce qui est parfois utile pendant des périodes de stress. Basée elle aussi sur la respiration, elle est une version occidentale de la méditation. La relaxation agit par une décontraction des muscles, elle travaille sur les muscles lisses et les muscles striés. Toutes les formes de relaxation s'inspirent soit du yoga soit du training autogène (technique inventée par le docteur Schultz). Cette méthode induit une réduction des tensions et du stress. Dans la relaxation, on emploie des techniques de visualisation. Ce sont des techniques proches de l'autohypnose, elles appellent à programmer des sensations dans le corps, de lourdeur, de douceur, ou de chaleur que l'on doit faire voyager. Ces perceptions sont censées envahir le corps puis les organes. Certaines techniques débutent par le haut du corps et d'autres, par le bas du corps. Les conditions requises sont en général un lieu calme, une température ambiante agréable, des vêtements amples pour sentir son corps le plus libre possible.

Il existe des CD de relaxation. Sur une musique douce en général assez lente, une voix vous indique ce que vous devez faire. Progressivement cette voix vous amène vers un état de détente. Elle commence en général par vous demander de respirer profondément, puis elle va vous faire sentir un relâchement qui va progressivement envahir tout le corps. Ensuite la visualisation peut continuer par un voyage, où l'on vous demande de vous laisser encore plus aller et de vous imaginer que vous sortez de votre corps pour aller vous promener par exemple sur une plage de sable chaud. On vous suggère de ressentir ce sable chaud sous vos pieds, puis la chaleur du soleil sur votre peau. Ensuite, il faut effectuer un voyage de retour, afin de réintégrer votre corps : il est important de revenir doucement à la réalité. Il est absolument certain que si vous suivez réellement les instructions vous allez vous sentir très détendu au sortir de cette séance. Vous aurez fait une expérience inédite. Et il n'est pas rare que la relaxation vous amène à un réel soulagement de vos tensions dorsales.

Ce processus doit vous amener à complètement vous concentrer sur autre chose que vos douleurs ou vos tensions musculaires quotidiennes, simplement en modifiant l'attention que vous portez à votre corps. C'est un moyen simple et efficace d'arriver à une bonne qualité de détente générale, ainsi qu'à un relâchement des muscles du dos.

Pour les suites d'accident du dos ou de traumatisme important, la relaxation peut être un parfait outil d'aide à la guérison. Elle permet d'avoir des moments pendant lesquels on se concentre sur autre chose que la douleur ou la mémoire de la douleur. La relaxation est aussi utilisée dans le sport, pour permettre d'aider par exemple un sportif à se détendre avant ou après l'effort.

La sophrologie

La sophrologie a été inventée par le professeur Alfonso Caycedo, psychiatre d'origine espagnole. L'école est fondée en 1960. La sophrologie s'appellera Sophrologie Caycédienne, ceci pour la distinguer des écoles qui s'inspireront de cette méthode. La sophrologie, d'après son fondateur, est à la fois une science, une philosophie, une thérapeutique et un art. Son but est l'étude de l'ensemble des moyens psychologiques, physiologiques, chimiques et physiques capables d'agir sur la conscience humaine et de la modifier. Il ne faudra pas confondre la sophrologie et l'hypnose. Étymologiquement, *sôs* signifie harmonie équilibre, *phren* signifie esprit et *logos* : étude ou traité.

La sophrologie s'inspire de plusieurs techniques thérapeutiques, dont l'hypnose, mais aussi de différentes techniques de relaxation et du yoga. D'un point de vue corporel, la sophrologie permet d'apprendre à gérer des douleurs, avec de petits exercices simples. La sophrologie agit sur certains symptômes. On va vous demander par exemple de tenter de changer une douleur, ou une sensation de douleur, en une sensation plus agréable, de chaleur par exemple. On retrouve aussi la sophrologie dans l'éventail des techniques permettant un accouchement sans douleur. Certains exercices de sophrologie sont utilisés par des chirurgiens-dentistes pour faire des interventions sans anesthésie.

En ce qui concerne le mal de dos, la sophrologie peut être un précieux allié, elle permet de détendre l'ensemble du système nerveux et a de ce fait une action sur les tensions musculaires, tendineuses et ligamentaires. Cependant il est bien clair que l'impact le plus évident se fait sur la personne dans sa totalité. Par exemple on ne peut pas dire que la sophrologie permet de débloquer une vertèbre. Toutefois en couplant la sophrologie à une thérapie mécanique, on peut réellement espérer des progrès rapides.

Le déroulement de la séance

Comme dans toute thérapeutique basée sur la relaxation, l'environnement d'une séance de sophrologie, ce que l'on va appeler une sophronisation, doit être très calme et serein. Il faut préférer une lumière douce à une lumière violente, les bruits venant de l'extérieur doivent eux aussi être atténués.

Ceci a pour but de diminuer notre champ de conscience, afin de pouvoir se concentrer sur ce qui se passe à l'intérieur de notre propre corps. Lorsque le processus commence à fonctionner, le patient reçoit de moins en moins d'informations venant de l'extérieur. Il se concentre sur la voix du sophrologue. Au stade suivant, le patient commence à ne plus sentir toutes les informations proprioceptives relatives aux muscles. Il réussit petit à petit à couper avec son besoin de localisation dans l'espace. Puis le thérapeute accentue le travail sur la sensation de lourdeur et de pesanteur dans l'ensemble des muscles du corps.

Le patient sent ses muscles se relâcher, une perception de plénitude vient l'envahir. Le calme intérieur est très grand, si l'on fait le test de prendre le bras du patient pour le soulever et qu'on le relâche, le bras retombe lourdement.

Si le but de la séance est d'obtenir un résultat ciblé, le travail peut emmener plus loin. Si par exemple l'on veut traiter un problème lié à un traumatisme, il existe des techniques sophrologiques pour remonter jusqu'à l'origine de celui-ci.

On peut travailler sur une douleur et faire un exercice pour la désactiver. Ce qui, dans le cas de douleurs de dos post-traumatiques, peut avoir beaucoup de sens. L'état dans lequel se trouve le patient est variable, il est parfois très profond et d'autres fois plus superficiel.

La fin de la séance consiste à sortir de ce champ de conscience modifié pour revenir à un champ de conscience normal. Ce processus doit s'effectuer en douceur, afin de ne rien brusquer et de conserver cette sensation de plénitude. Il est important d'instaurer un dialogue à la fin de la séance pour échanger sur la façon dont la personne a vécu les choses.

Le mécanisme de l'anticipation positive

On trouve aussi en sophrologie un système de programmation positive utilisé dans le milieu du sport de haut niveau, que l'on retrouve aussi parfois dans le cadre d'interventions chirurgicales. Mais on peut l'appliquer à tout événement qui va susciter de l'anxiété dans la vie de tous les jours. Voici un exemple concret : lorsqu'un compétiteur veut optimiser sa course, il peut utiliser un exercice de visualisation qu'il va tout d'abord réaliser accompagné par un sophrologue. Puis le jour J, il pourra effectuer tout le déroulement de celle-ci en optimisant au maximum ce qui va se produire durant sa course.

Il se passe la même chose pour un travail sur une opération chirurgicale. Pour une opération du dos par exemple, le patient va visualiser ce qui va se passer, en se programmant pour que l'intervention se déroule bien.

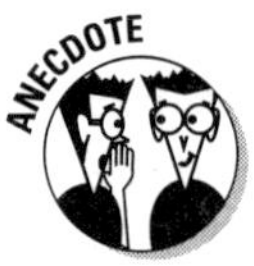

Nicolas était nageur, il est allé jusqu'en finale des jeux Olympiques. Avant certaines compétitions, il effectuait une visualisation de ses courses. Il s'imaginait monter sur le plot de départ, puis entrer dans l'eau le premier au moment du départ. Il allait jusqu'à imaginer les sensations qu'il percevait dans son corps, les appuis qu'il prenait dans l'eau. Il s'appliquait à sentir ses muscles détendus. Il imaginait faire la course en tête et la gagner et, de fait, cela l'a aidé à remporter un certain nombre de compétitions. Optimiser dans sa tête ses courses avant de prendre le départ lui permettait de monter sur le plot de départ plus sereinement.

Dans le cas du traitement du mal de dos post-traumatique, ou post-incident sévère, la sophrologie – comme la relaxation – peut jouer un rôle extrêmement important, pour soulager les douleurs de dos ou mieux les gérer. Elle apprend à se concentrer sur elle et à négocier avec elle, en tentant *via* la respiration et ce travail sophrologique de la modifier en la transformant en une chaleur ou une pesanteur, en s'imaginant une chaleur envahir la zone sensible et en visualisant les tensions musculaires « fondre » sous l'effet de cette chaleur.

Il n'est pas facile pour tout le monde d'accéder à un processus de relaxation, de sophrologie ou de méditation.

Notre société nous pousse tant à fonctionner avec notre intellect, notre capacité d'analyse et de maîtrise qu'il pourra vous paraître extrêmement difficile de vous laisser aller à vous concentrer sur votre respiration. Il n'est pas rare d'entendre des patients dirent qu'ils n'arrivent pas à se laisser aller. Ils testent le yoga, la relaxation ou la sophrologie et ils ne parviennent pas à lâcher prise. Cela peut arriver, mais parfois la persévérance paye.

Toutefois je vois des patients qui pratiquent la sophrologie pour entrer dans la nuit avec moins de tensions et moins de douleurs, ou au contraire qui vont pratiquer le matin pour aborder la journée avec plus de fluidité, de souplesse et moins de douleurs.

Le rôle de l'hypnose dans la douleur

L'hypnose a fait son entrée à l'hôpital il y a quelques années. Elle permet aujourd'hui d'effectuer des interventions chirurgicales sans l'aide de produits d'anesthésiants. Cela signifie qu'il est possible d'amener les patients à un niveau de conscience extrêmement profond, suffisamment pour ne plus ressentir la sensation du scalpel qui coupe la chair. Autant dire que l'on peut aussi imaginer être en mesure de soulager totalement un mal de dos aussi aigu soit-il, momentanément par l'hypnose.

Mais on peut aussi imaginer que des séances quotidiennes d'hypnose dans un travail de rééducation et de retour à une vie active après un sérieux problème de dos, pourraient améliorer des patients traumatisés.

L'hypnose par ailleurs est un mécanisme assez peu expliqué, il ressemble au mécanisme du sommeil. L'hypnose fonctionne en altérant les points de connexion avec le monde environnant : on modifie totalement la perception au monde du patient pour lui permettre comme en sophrologie de se concentrer sur ce qui se passe soit dans son corps, soit dans son cerveau.

On trouve l'hypnose dans des centres antidouleur. Elle permet surtout d'agir sur les patients dont le mal de dos est devenu chronique. Le but de l'hypnose est de sortir la personne qui souffre de la focalisation qui s'est opérée sur sa douleur. Le praticien qui accompagne le patient sur le chemin de l'hypnose lui propose, lors d'un premier stade qui s'appelle l'induction, de centrer son attention sur une partie du corps.

À force de concentration, on parvient à un état d'isolement, comme si l'on était plongé dans un livre. C'est ce que l'on appelle la dissociation.

En dernier lieu, lors de ce que l'on va nommer l'ouverture, le patient se laisse aller à ses perceptions, il associe librement les images et les sensations qui lui sont fournies par son imaginaire. Lorsqu'il reviendra à son état de conscience normal, le patient se sentira beaucoup plus détendu et sera mieux dans son corps.

L'hypnose peut prendre un sens différent que celui d'un travail sur la douleur, elle peut aider à aller chercher des émotions ou des blocages profonds qui peuvent s'avérer absolument inaccessibles avec des techniques de psychothérapie classique. Le processus contient les mêmes étapes, mais demande d'aller un peu plus en profondeur.

LE SAVIEZ-VOUS ?

Tout sauf un phénomène de foire

L'hypnose pratiquée par un psychiatre, un psychologue ou un psychothérapeute n'a rien à voir avec les hypnotiseurs que l'on peut croiser dans les foires. On ne vous encouragera pas à avaler des sabres ou des couleuvres. L'hypnose telle qu'elle peut être pratiquée autour de la douleur et dans le domaine psychothérapeutique, est régie par des règles strictes. Comme pour tout type de thérapeutique touchant à un travail sur l'inconscient, il est très important de faire cela dans un cadre bien défini, ce afin de ne pas prendre de risque. Rassurez-vous, en aucun cas, vous n'aurez oublié ce que vous avez fait durant la période d'hypnose. Cette méthode mérite d'être connue et utilisée, car elle constitue un chemin thérapeutique tout à fait passionnant dans le traitement du mal de dos et de souffrances psychiques, sachant que ces souffrances sont souvent impliquées pour partie dans le processus tensionnel du dos.

L'exercice de la méditation

La pratique de la méditation est très répandue en Asie. Avec la diffusion de l'enseignement bouddhiste aux États-Unis et à l'Europe au cours des vingt dernières années, on retrouve maintenant la méditation sur une grande partie de la surface de la planète. Les débuts de la méditation en Occident ont eu une connotation hippie.

Cependant, ces dernières années, on ne compte plus aux États-Unis les études qui ont été réalisées pour mettre en évidence les effets de la méditation sur la douleur et plus spécifiquement sur les douleurs chroniques. Dans l'une de ces études, on parle aussi des douleurs de dos et de l'action de la méditation sur celles du bas du dos, de la nuque ou de l'arthrose. (*Journal of general internal medicine*, « Use of Mind-Body Medical therapies », online library Wiley). En Angleterre, certaines assurances maladies privées payent des cours de méditation à des patients atteints de douleurs chroniques pour les soulager. La méditation pratiquée quotidiennement procure, comme le yoga, la relaxation ou la sophrologie, une importante détente cérébrale et neuromusculaire.

La méditation est tout à fait appropriée pour faire partie de l'éventail thérapeutique d'accompagnement du mal de dos. Elle peut venir s'ajouter à un travail thérapeutique corporel.

Le mécanisme de la respiration et le dos

À RETENIR

Il suffit de voir quels sont les muscles impliqués dans le mécanisme de la respiration pour comprendre qu'il y a une grande interdépendance mécanique entre la respiration et le fonctionnement du dos. Le premier muscle qui est impliqué dans la respiration est le diaphragme, muscle situé en dessous des poumons. Lorsqu'on inspire, le diaphragme s'abaisse et s'aplatit sous la pression des poumons qui se gonflent d'air. Quand le diaphragme relâche, les poumons évacuent l'air, et reprennent leur taille et leur volume normal. Le diaphragme a une relation très étroite avec le dos *via* ses piliers.

En ce qui concerne les autres muscles qui prennent part au processus de la respiration, on trouve les muscles intercostaux et plusieurs muscles du cou, dont le scalène, qui travaillent à chaque inspiration. Lors d'une sollicitation plus importante, par exemple lors de la pratique d'un sport qui va nécessiter plus de travail de la part des poumons, d'autres muscles du dos, des épaules et du cou peuvent venir en renfort. Lorsque les muscles ne fonctionnent pas correctement à cause d'une paralysie ou d'un blocage, vous allez ressentir un essoufflement.

Vous comprenez mieux maintenant comment une simple respiration lente et profonde va pouvoir permettre un relâchement d'un certain nombre de muscles. Vous sentez d'ailleurs lorsque vous commencez un exercice de respiration, si ce n'est pas quelque chose d'habituel, que la respiration est dans un premier temps restreinte. Et au fur et à mesure que vous respirez, vous sentez vos épaules descendre et se détendre progressivement.

Tous les exercices de relaxation, sophrologie, taï chi, yoga et méditation, sont animés par ce processus physiologique. Cela signifie que le premier résultat de ces techniques sur le mal de dos est lié au mécanisme de la respiration, qui est un merveilleux moyen pour nous permettre de relâcher. Cela n'enlève rien à l'efficacité des autres composantes de ces méthodes, mais cela leur donne une composante scientifique qu'il n'est pas inutile de prendre en considération.

La respiration est la clef de tout travail sur le stress et les tensions musculaires superficielles, tensions qui, nous l'avons vu, affectent de près ou de loin le dos. La respiration a aussi une grande influence sur le système cardiovasculaire.

Compostelle ou la guérison

En conclusion, si vous souhaitez guérir, il est certain que vous devez trouver vous-même la ou les techniques qui sont susceptibles de vous convenir. Vous pouvez privilégier l'approche corporelle ou l'approche plus générale pour soigner votre mal de dos. Vous pouvez utiliser les deux. Parfois même les choses rentreront dans l'ordre toutes seules. Si le problème de dos est profondément ancré, les autres thérapeutiques seront les plus utiles. Il faudra souvent du temps si vous souffrez du dos pour que vous alliez jusqu'à voir un professeur de méditation ou un praticien qui utilise l'hypnose pour apprivoiser ou faire céder les douleurs.

La route de la guérison peut être longue, et parsemée d'embûches. Beaucoup de réponses sont à votre portée, mais il vous faudra passer outre votre douleur, outre votre fierté, parfois outre votre dépression pour être capable de prendre vos douleurs en main. On ne sera jamais plus le même ou la même après un épisode sévère de mal de dos. Il vous aura fallu accepter d'aller consulter, puis trouver des réponses ou non. Dans le cas où vous n'auriez pas eu de réponse, reprendre votre bâton de pèlerin ou votre canne pour consulter ailleurs, la fatigue, la douleur et l'irritation vous accompagnant…

Et parfois, presque miraculeusement, le chemin de la guérison ressemble à une autoroute, le premier médecin ou thérapeute que vous rencontrez a une réponse pour vous : un médicament qui vous soulage, un traitement qui vous redonne de la verticalité, ou une parole qui vous rassure. Cela ne doit pas pour autant vous empêcher d'aller chercher plus loin et de tout mettre en place pour être sûr de ne plus jamais être importuné par des douleurs de dos.

Il est important de garder à l'esprit que le chemin vers la guérison est souvent d'une grande richesse. Ce n'est pas ce qui saute aux yeux en premier lorsqu'on est à l'intérieur de la problématique, car le désir de ne plus souffrir est le but à atteindre. Cependant ce chemin devrait vous apprendre à vivre plus en harmonie avec votre dos et à faire preuve de plus de respect envers vous-même. Il n'est pas rare de voir des patients changer radicalement de mode de vie.

La frustration peut exister, de ne pas avoir eu le choix, d'avoir été obligé de changer. Le travail peut être au centre de ces changements, s'il est inadapté aux nouvelles conditions requises pour votre dos.

Toutes les propositions thérapeutiques qui vous ont été faites dans ce chapitre, donnent accès à un soulagement à la fois structurel mais aussi nerveux. L'accès à ce nouveau bien-être, vous demandera sans doute du travail, mais après tout : « Le travail c'est la santé ».

Cinquième partie

La partie des Dix

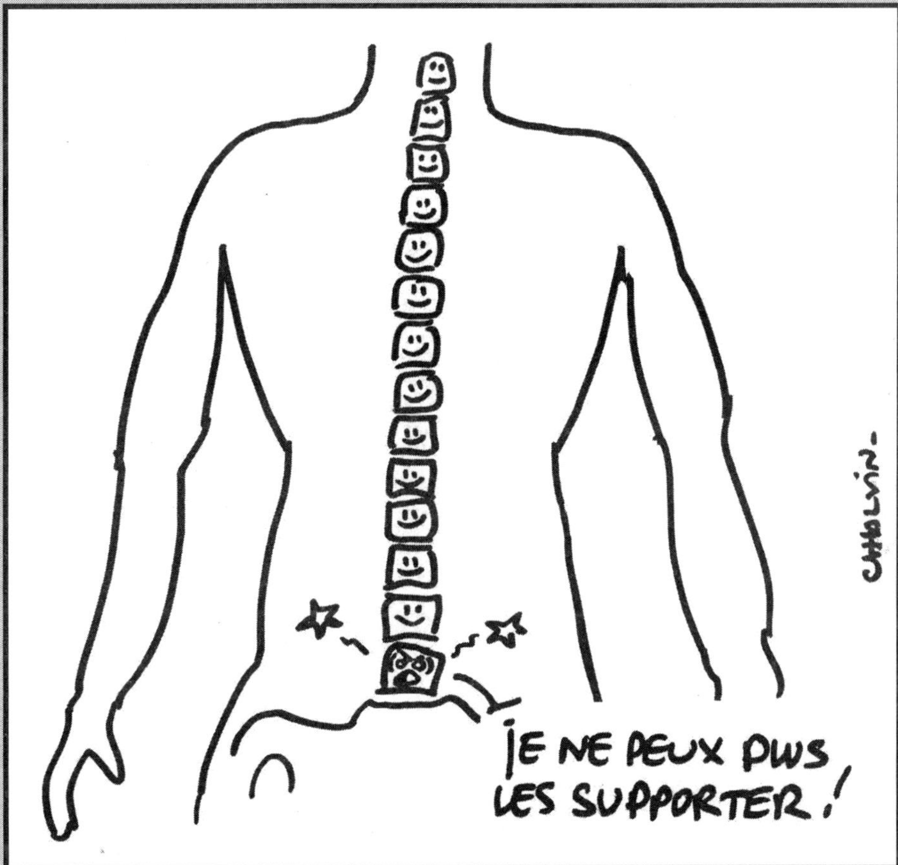

Dans cette partie...

Présente dans tous les ouvrages pour les Nuls, cette partie va vous permettre dans un premier temps de naviguer dans les méandres du mal de dos en définissant les dix mots-clefs du mal de dos. Nous verrons ensuite dix questions que vous vous posez certainement sur le mal de dos, auxquelles nous apporterons des réponses. Nous aborderons les dix gestes à éviter lorsqu'on a mal au dos. Nous vous parlerons aussi des dix idées reçues sur le mal de dos, beaucoup d'aberrations sont véhiculées depuis la nuit des temps. Enfin nous vous indiquerons dix « pense-bêtes » concernant le mal de dos à coller sur votre ordinateur.

Chapitre 25

Dix mots-clés du mal de dos

Parlez-vous mal de dos ? Voici les dix mots qui vous permettront de faire la lumière sur le mal de dos. Avec ces mots vous pourrez comprendre ce dont vous parle votre médecin. Ce sont ceux que l'on rencontre le plus fréquemment.

La névralgie

Une névralgie par définition est une douleur le long du trajet d'un nerf.

Les névralgies venant du dos entraînent le plus souvent des douleurs dans le membre inférieur (névralgie sciatique ou crurale) ou dans le membre supérieur (névralgie cervico-brachiale). Elles s'accompagnent d'une douleur du dos, lui-même à l'origine de la douleur, lombalgie ou cervicalgie.

La douleur est liée à l'inflammation du nerf par irritation ou compression, elle peut concerner tout ou une partie du trajet de ce nerf.

L'objectif thérapeutique sera de diminuer l'inflammation de ce nerf en traitant sa cause par traitement médicamenteux, kinésithérapie, manipulation, acupuncture… En cas de douleur persistante par compression du nerf, on devra parfois avoir recours à la chirurgie si la lésion du nerf ne peut être résolue autrement.

Le lumbago

Un lumbago correspond à une douleur plus ou moins aiguë de la région lombaire du dos. Il est dû à une souffrance discale ou articulaire postérieure entraînant une contracture réflexe des muscles du bas du dos.

La notion de lumbago renvoie à une zone assez large de la colonne lombaire. L'expression populaire définissant le lumbago était le fameux « tour de rein », le lumbago apparaissant souvent à la suite d'une manœuvre brusque mais pas uniquement.

La sciatique

Une sciatique est l'affection du nerf du même nom, ce nerf chemine le long de la face postérieure de la cuisse et du mollet, il innerve aussi les pieds. C'est le nerf principal qui descend dans la jambe, avec le nerf crural descendant dans la face interne de la cuisse.

La sciatique est l'irritation de ce nerf, par une compression liée soit à une lésion, soit à une tension sur la zone dans laquelle il prend racine, c'est-à-dire entre L4-L5 et L5-S1. La forme la plus fréquente de compression est la hernie discale.

À la différence du lumbago dont les douleurs sont diffuses, la sciatique déclenche une douleur tout à fait précise.

La hernie discale

Une hernie discale est la conséquence de l'altération d'un disque intervertébral. Ce disque a été abîmé par dégradation ou par suite d'un traumatisme et son noyau gélatineux central a fait une saillie dans sa partie périphérique, l'anneau fibreux, qui peut comprimer la racine d'un nerf.

Il se trouve que les hernies discales sont plus fréquentes au niveau des vertèbres lombaires basses, mais on en trouve aussi au niveau des vertèbres cervicales, plus rarement des vertèbres dorsales.

Le rhumatisme

« Rhumatisme » est un terme assez large englobant l'ensemble des douleurs articulaires et concerne bien sûr la colonne vertébrale riche en articulations.

La science médicale qui s'applique aux rhumatismes est la rhumatologie, mais toutes les thérapies qui touchent au dos sont concernées par ce groupement d'affections.

L'arthrose

L'arthrose est l'usure du cartilage qui recouvre la surface des os des articulations. Ce trouble n'est pas inflammatoire, mais il est dégénératif. Il engendre de multiples douleurs qui sont le plus souvent diurnes et qui ont tendance à limiter la mobilité des articulations.

L'arthrose entraîne des douleurs chroniques. Il existe certaines alternatives pour diminuer les douleurs liées à l'arthrose.

Vous saurez à quoi correspond le terme arthrose, s'il s'avère que l'on vous en trouve sur une radiographie.

L'ostéoporose

L'ostéoporose est une maladie qui se définit par une déminéralisation osseuse. On observe une perte du capital osseux, liée à plusieurs facteurs. Ces facteurs sont génétiques, parfois nutritionnels et environnementaux. L'ostéoporose apparaît surtout chez la femme après la ménopause en raison de la carence en hormones féminines.

Mais elle peut atteindre hommes et femmes dans certaines pathologies hormonales comme la maladie de Cushing, en cas de corticothérapie au long cours ou d'immobilisation prolongée.

L'ostéoporose n'est pas forcément douloureuse, cependant elle fragilise le squelette et favorise les fractures, notamment les fractures vertébrales mais tous les os peuvent être concernés, au premier rang desquels le col du fémur et le poignet.

La cyphose

La cyphose est une déformation de la colonne vertébrale se caractérisant par une grande convexité dorsale. Autrement dit une bosse au niveau des vertèbres dorsales.

La cyphose n'est pas une atteinte grave de la colonne vertébrale, cependant elle peut provoquer des difficultés respiratoires. La personne qui souffre de cyphose donne l'impression de profil d'avoir la tête qui se projette vers l'avant.

Il existe des moyens de corriger la cyphose. La pratique de certains sports ou de certains exercices de gymnastiques en est un. La rééducation posturale peut aussi permettre d'améliorer la courbure dorsale.

La lordose

La lordose désigne une courbure vers l'intérieur de la colonne lombaire. C'est ce que l'on nomme aussi cambrure. La lordose est une déformation de la colonne vertébrale, elle n'est en rien une lésion grave. On retrouve la lordose au niveau des lombaires ou au niveau des cervicales. Lorsqu'une lordose est excessive, on parle d'hyperlordose. L'hyperlordose peut causer des tensions, voire des douleurs.

Après un massage du dos ou une séance de manipulation, lorsque les muscles sont détendus, on constate que la lordose s'atténue quelque peu. Ce n'est toutefois pas suffisant pour atténuer les tensions liées à une lordose très prononcée.

La scoliose

La scoliose est une déformation de la colonne vertébrale. La colonne prend à la radiographie une forme de S, cependant la déformation ne s'effectue pas uniquement dans la latéralité, on constate aussi une rotation des vertèbres. On pourrait dire que la colonne se modifie dans les trois plans de l'espace.

La scoliose apparaît fréquemment au moment de l'adolescence. Il existe des cas plus ou moins importants. Quand le rachis est réellement vrillé, il prend des allures d'escalier en colimaçon. Il entraîne avec lui les tissus et muscles qui l'environnent. Muscles, ligaments et articulations vont devoir compenser les tensions de la colonne.

Elle modifie totalement la posture de la personne qui en est atteinte, la position des épaules dans l'espace est modifiée elle aussi.

La scoliose peut occasionner des maux de dos, si elle n'est pas traitée.

La méthode Mézières est tout à fait indiquée en cas de scoliose. La natation sur le dos est elle aussi recommandée, le fait d'étirer la colonne de façon symétrique est bénéfique.

Chapitre 26

Dix gestes à ne pas faire lorsqu'on a mal au dos

Nous vous parlerons de ces mouvements qu'il faut absolument éviter lorsqu'on a mal au dos.

Peindre un plafond

Si vous avez mal au dos, le bricolage et la peinture ne sont pas exactement recommandés. Tant que les tâches restent raisonnables, ce n'est pas un problème. La peinture murale passe encore, bien qu'en général ce soit un travail long et relativement pénible, car l'amplitude du geste est importante. Se baisser de façon répétitive pour peindre les plinthes et tendre le bras vers le haut pour peindre le haut du mur… ces postures font subir à un dos douloureux une contrainte importante. Mais la peinture d'un plafond le bras tendu, la nuque en hyperextension, relève de l'ineptie si l'on souffre du dos.

Cette posture met les lombaires et les cervicales à très rude épreuve. Ainsi, si vous pouvez remettre à plus tard ces travaux, vous vous en porterez mieux.

Désherber la tête en bas

Nous l'avons vu, le jardinage est un exercice plus ou moins apprécié par le dos. Être penché en avant, les jambes tendues, le tronc plié est de loin l'une des postures les plus criminelles pour le dos. Pensez soit à vous baisser dans les genoux, soit à vous agenouiller, il existe de petits tabourets que l'on peut utiliser pour désherber ou planter assis, pour conserver un dos droit pendant que l'on arrache les mauvaises herbes. Il n'y a aucune contre-indication à cela.

L'idéal étant d'être assisté pour ce qui est du ramassage et du portage des sacs dans lesquels vous mettez ces mauvaises herbes.

Toutefois durant la période la plus algique, tentez d'économiser votre dos. Si vous pouvez déléguer momentanément l'entretien de votre jardin, n'hésitez pas !

Soulever une charge lourde à bout de bras

Toute manœuvre de soulèvement doit être envisagée avec beaucoup de précaution. Si vous ne pouvez éviter de porter, un enfant par exemple, veillez à ne pas le soulever à bout de bras. Faites le venir jusqu'à vous, baissez-vous dans les genoux, prenez-le contre vous et soulevez-le.

Prendre une charge à bout de bras va induire que vous soyez légèrement courbé en avant. Dans ce cas, ce ne sont pas vos abdominaux qui vont vous aider à porter mais bel et bien votre rachis. Et justement cet endroit qui est déjà affaibli risque de devenir encore plus douloureux.

Ensuite si vous êtes obligé d'aller faire des courses, tentez d'équilibrer les charges dans chacune de vos mains. Et n'hésitez pas à vous rendre plusieurs fois chez votre épicier, pour éviter de tout porter en une fois.

Quand au travail, si votre travail consiste à soulever des charges lourdes, tentez dans la période la plus aiguë de changer de poste. Si cela n'est pas possible, portez une ceinture lombaire pour le port de charges lourdes. Tentez de vous baisser le plus possible dans les genoux. Et si vraiment rien n'y fait, et que les douleurs s'accentuent, demandez à votre médecin son avis sur un éventuel arrêt de travail. Ceci le temps que vous retrouviez un dos fonctionnel. Si arrêt il devait y avoir, profitez-en pour que cet arrêt soit actif et que son objectif soit la réparation de ce dos fragilisé avec si nécessaire une prise en charge thérapeutique.

Passer huit heures à conduire

Lorsqu'on a mal au dos, la station assise prolongée n'est pas toujours la moins douloureuse. C'est envisageable si l'on peut se permettre de changer de position. Il peut être bénéfique de s'arrêter et de marcher pour se dégourdir les jambes, et faire quelques étirements. La position de conduite ne réunit pas de bonnes conditions pour le dos. Qui plus est, elle demande une attention toute particulière non seulement au cerveau, mais aussi aux jambes et aux bras.

Le fait de conserver les mains sur le volant, ajouté aux vibrations de la route sollicite tous les muscles de la ceinture scapulaire. Le poids des bras tenus à la perpendiculaire du tronc pendant une longue période accentue aussi les tensions de la charnière cervico-dorsale.

Les muscles du cou sont eux aussi sollicités pour pouvoir conserver une vision élargie de la route. Et en dernier lieu, la pression exercée sur les pédales de la part du pied droit et du pied gauche constitue une tension permanente pour les muscles du bas du dos et des jambes, ce qui sur une durée assez long est extrêmement pénible pour le dos.

Si vous devez voyager loin, tentez de vous faire relayer, augmentez le nombre de poses ou faites la route en deux ou trois étapes. Si vous le pouvez, préférez une alternative comme celle du train qui vous permettra de changer de position et de vous déplacer durant le trajet.

Évitez toutes les manœuvres de rotation

Même si vous ne passez pas votre vie à danser le twist ou à faire du hula-hoop, les mouvements de rotation représentent un danger si vous êtes sujet au mal de dos. Un danger qui guette plus précisément vos lombaires et votre bassin. Les rotations sont les mouvements dans lesquels il est le plus aisé de vous bloquer définitivement. Les personnes qui se rendent dans les cabinets pliées en deux sont dans une majorité des cas, des personnes qui ont réalisé un mouvement de rotation avec parfois en plus une petite composante de bascule du bassin vers l'avant. C'est dans ce type de gestes qu'une vertèbre peut se mettre en rotation et comprimer une racine de nerf.

Préférez à cela des mouvements dans l'axe. Il vous suffira par exemple de tourner vos pieds ou votre chaise d'un quart de tour pour être face à la tâche que vous vouliez effectuer. De cette manière vous ne prendrez aucun risque.

Évitez les sports violents

La période durant laquelle vous souffrez du dos est peu propice au saut à l'élastique, à la chute libre ou au base jump. C'est un temps pendant lequel vous pourrez vous adonner pleinement à la lecture, au point de croix ou aux échecs. Les sports violents, sans être pour autant les sports extrêmes précités, ont la particularité de mobiliser le corps dans tous les axes avec force et vigueur.

Lors de la pratique de ces sports qualifiés d'intensifs, vous aurez rarement le temps de prendre soin de votre dos, c'est pour cette raison qu'ils sont déconseillés.

Il existe deux cas de figure :

- Dans le premier, la douleur initiale vous empêche littéralement de pratiquer l'un de ces sports.
- Dans le second, la douleur ou les tensions sont tolérables, vous en avez vu d'autres. Vous envisagez malgré votre mal de dos d'en pratiquer un. Vous commencez par vous échauffer, puis une fois que vos muscles sont chauds, la sécrétion d'endorphine entre en jeu. Ces deux effets cumulés vont arriver à quasiment camoufler toute douleur.

De ce fait, pendant l'effort vous n'aurez point de rappel à l'ordre. Toutefois, le risque de vous blesser est largement accentué. Si votre dos est douloureux c'est qu'il est d'une manière ou d'une autre fragilisé. Les risques de claquage, de déchirure musculaire sont importants. Mais le risque majeur est d'accentuer une pathologie du dos naissante dont vous ne voyez jusqu'à présent qu'une petite partie.

Il est aussi possible que vous terminiez votre sport sans autre forme de signal. Selon cette hypothèse, vous rentrerez chez vous, assez sereinement. Ce n'est que quelques heures après l'effort, lorsque muscles, ligaments et autres tendons se seront refroidis, que vous mesurerez l'étendue des dégâts. Il y a de fortes chances pour que vous soyez réellement très mal après et que votre problème de dos se voit accentué.

Évitez tout mouvement répétitif

Les mouvements répétitifs à effectuer sur votre lieu de travail ou lors d'une séance de bricolage sont à éviter tant que vous souffrez du dos. Toutefois s'il s'agit de taper sur un clavier d'ordinateur, la pénibilité n'est pas suffisante pour que cela accentue fortement votre mal de dos. Bien qu'il ne soit pas rare de voir des cervicalgies attribuées au travail sur écran, ainsi que des tendinites de l'épaule et du coude, dont on peut attribuer l'origine à la souris. Néanmoins ce n'est pas cela qui va vous mettre dans un risque extrême de dégrader votre mal de dos.

Il s'agirait plutôt de mouvements répétitifs accompagnés du port d'une charge plus ou moins lourde. Ces gestes répétitifs sont souvent asymétriques. Cela peut concerner un poste de travail en usine ou un travail de remplissage de rayon dans la grande distribution, activité qui demande toute la journée le même mouvement. Ces mouvements répétitifs, s'ils viennent se cumuler à des douleurs de dos déjà existantes ne vont pas les arranger, au contraire. Toutefois le mal de dos peut se graduer en fonction des douleurs qu'il occasionne. Ici encore, votre médecin sera à même de définir si, pendant cette période algique, il est néfaste ou non pour vous de continuer votre travail.

Si vous n'avez pas le choix, veillez à faire quelques exercices et étirements, le soir ou le matin, reportez-vous par exemple au « *warm-up* » qui figure au chapitre 9.

Sinon pratiquez un sport doux, régulièrement, pour équilibrer les contraintes induites par l'asymétrie du travail.

Chapitre 27

Dix questions que vous vous posez sur le mal de dos

Les dix interrogations qui vous taraudent sur votre mal de dos.

Mon mal de dos va-t-il disparaître ?

Le mal de dos, s'il s'agit de la première fois qu'il vous rend visite, provoque de la surprise. Il peut représenter pour certains le premier mal que vous rencontrez. S'il s'installe et qu'il commence à devenir insistant vous vous poserez sans doute un jour la question : « Va-t-il un jour disparaître ? » Le mal de dos présente tant de formes différentes qu'il est impossible de répondre de façon universelle à cette question.

Dans un premier temps il vous faudra le prendre en considération, puis le traiter de la manière que vous jugerez la meilleure, vous trouverez dans cet ouvrage un certain nombre de techniques qui pourront sans doute vous satisfaire.

Toutefois lorsqu'on utilise le terme mal de dos, cela concerne bien souvent un mal qui demeure possible à guérir. S'il n'est pas possible de le guérir, vous parviendrez sans doute à réduire ses effets.

Ainsi il est important de ne pas démarrer avec cette idée d'un mal incurable dont vous souffrirez jusqu'à trépas. Dans la majeure partie de ses manifestations, il ne deviendra pas chronique. Et même s'il devait le devenir, il apparaît souvent par crises qui ne durent qu'un temps.

La réponse est « oui » dans un grand nombre de cas, il va disparaître.

Vais-je pouvoir un jour vivre comme avant ?

À cet endroit encore, une réponse précise est difficile à donner, l'éventail des maux de dos étant si important. Pour certaines personnes le mal de dos va demander une réduction de leurs activités.

Dans de grand nombre de cas, le mal de dos vous dictera la marche à suivre. Dans un premier temps, il vous demandera d'obéir à ses exigences. Les douleurs vous limiteront dans vos faits et gestes.

Puis une fois que vous aurez commencé à le traiter, vous vous sentirez bien souvent soulagé. Vous commencerez à entrevoir l'idée d'un retour à une vie plus proche de celle que vous avez connue avant.

Avec de la chance, du travail et de la patience vous verrez que vous pourrez sans doute reprendre une vie « normale ». Il est clair que ce discours s'applique à des personnes souffrant d'un mal de dos transitoire, dont les causes sont plus fonctionnelles que liées à un dysfonctionnement grave.

En ce qui concerne les personnes âgées que l'arthrose aurait progressivement abîmées, le retour à une vie sans douleur n'est pas toujours possible. Certaines thérapies peuvent néanmoins plus ou moins atténuer les douleurs des personnes atteintes.

Lorsqu'un mal de dos est la conséquence d'un accident grave, il n'est pas toujours évident de retrouver sa vie d'avant, tout dépend de sa gravité. Votre corps et votre vie porteront la trace de cet impact, ce qui ne vous empêchera pas de vous orienter vers une nouvelle vie.

Pourquoi cela m'est-il arrivé ?

Un mal de dos peut avoir des origines diverses. Du facteur strictement ostéo-articulaire, au facteur somatique en passant par le facteur héréditaire, ou encore l'âge. Vous avez certainement dû cumuler plusieurs facteurs. Et tout à coup, il a suffi d'un mouvement de trop, pas toujours significatif, pour déclencher votre mal de dos.

Si cela vous est arrivé, c'est que vous avez peut-être d'une manière ou d'une autre « poussé le bouchon un peu trop loin ». Ce qui signifie qu'il peut y avoir eu des signes avant-coureurs, auxquels vous auriez dû prêter attention.

Cependant, il arrive aussi qu'un mal de dos apparaisse de manière totalement spontanée, chez un enfant ou chez une personne âgée. Il peut n'être lié à rien de précis et pourtant déclencher des douleurs insupportables.

Parfois le mal de dos entre en scène uniquement pour mettre en garde sur la nécessité de faire attention à votre santé, comme un signal d'alarme.

Pourquoi mon mal de dos peut-il devenir chronique ?

La chronicité du mal de dos est véritablement complexe. On estime qu'une douleur devient chronique après trois mois. Il existe un grand nombre de personnes qui souffrent de douleurs chroniques de dos plus ou moins invalidantes. Il est difficile de définir quels seront les patients qui deviendront chroniques.

Le lit de la chronicité est souvent constitué de différents types de profils :

- Des personnes qui ont travaillé trop dur depuis parfois très tôt et qui souffrent d'usure.
- Des personnes qui ont été victimes d'un traumatisme du dos.
- Des personnes au profil psychologique fragile, ou des personnes ayant subit un traumatisme émotionnel important.
- Des personnes ayant souffert d'une maladie du dos ou d'une autre maladie grave qui a affaibli le dos.

La difficulté thérapeutique du patient chronique est qu'il a souvent essayé un grand nombre d'outils de la médecine traditionnelle. Il s'est aussi tourné vers des médecines dites complémentaires et si aucune solution n'a été trouvée, il se trouve souvent bien seul avec les douleurs chroniques de son mal de dos.

Si l'on parle de personnes souffrant d'un mal de dos plus courant, ce mal peut devenir chronique parce qu'il n'a pas été pris au sérieux à temps. De ce fait, sa prise en charge s'est faite tard et il s'est sérieusement installé. Mais dans bon nombre de cas de maux de dos, l'on parvient à améliorer l'état du patient.

Quand dois-je aller voir mon médecin ?

Il existe deux cas de figure dans lesquels vous pouvez consulter votre médecin.

Dans un premier scénario, vous sentez des douleurs s'installer progressivement. Chaque jour, chaque semaine, vous vous sentez un petit peu plus raide, ou un petit peu moins mobile. Lorsque les douleurs ne disparaissent plus, qui plus est si elles s'accentuent la nuit, n'hésitez plus, il est temps d'aller consulter votre médecin et de voir ce qu'il vous conseille. Il est votre premier interlocuteur. Il pourra vous conseiller soit de faire des examens, soit de faire des séances de kinésithérapie, ou de physio, d'aller vous faire manipuler, ou d'aller voir un rhumatologue.

Dans un second scénario, vous êtes un jour traversé par une douleur fulgurante, durant une activité sportive, un travail ou encore en ne faisant rien d'autre que mettre la tête en arrière pour vous laver les cheveux. Si cette douleur persiste n'hésitez pas à consulter.

Votre ostéopathe est aussi un praticien de première intention, ainsi vous pouvez prendre rendez-vous chez un ostéopathe qui pourra vous traiter et vous enverra chez votre médecin pour avoir son avis si nécessaire. Quand des symptômes persistent sur le long terme, il peut être bien de prendre plusieurs avis.

Dois-je m'arrêter de travailler ?

Vous arrêtez de travailler n'est pas une nécessité. La pénibilité de votre travail et le diagnostic qui a été posé sur votre mal de dos, ainsi que les douleurs dont vous souffrez, sont déterminants pour savoir si oui ou non il est utile que vous vous arrêtiez de travailler.

Le réseau thérapeutique que vous aurez mis en place vous donnera aussi son avis. Cet avis est important car il est en quelque sorte le miroir de votre état. Il est toujours difficile de procéder à une introspection et de définir son propre état de santé. Vous pouvez évaluer l'intensité de vos douleurs, mais pour le reste c'est compliqué, c'est un métier. S'arrêter de travailler ne doit en aucun cas signifier arrêter toute activité physique.

On observe dans les pays occidentaux, un grand nombre de personnes qui tirent au flanc sous couvert de problèmes de dos. C'est un sujet préoccupant, car cela peut rendre les interlocuteurs médicaux et l'encadrement dans l'entreprise suspicieux. Ainsi, il faut espérer que vos interlocuteurs soient compréhensifs et que vos examens médicaux soient suffisamment explicites. Ce sont eux qui définiront si cette période d'arrêt de travail est une réelle nécessité.

Si vous souffrez d'un mal de dos moyennement fort, il n'est aucunement utile que vous vous arrêtiez de travailler. Continuez à travailler permet aussi de concentrer son attention sur autre chose que ses douleurs, et ceci présente un avantage non négligeable.

Dois-je me faire manipuler ?

Vous pouvez vous faire manipuler. Préférez la méthode douce à la méthode forte. Même si parfois certains verrous ont besoin d'être levés avec une relative vigueur. Cependant il est préférable de vous faire aider en douceur.

La manipulation en douceur *a contrario* de la méthode forte ne demande pas systématiquement d'avoir des radiographies ou autres examens médicaux.

Il est toutefois préférable de se rendre chez le médecin du sport, l'ostéopathe ou le chiropracteur, avec un état des lieux, même ancien.

La manipulation bien faite ne présente *a priori* pas de risques contrairement à une idée reçue. Il faudra simplement éviter à tout prix de vous faire manipuler en force les cervicales.

Quand dois-je faire un scanner ?

Un scanner n'est pas une nécessité pour un problème de dos, tranquillisez-vous de toutes les façons ce sera votre médecin qui décidera de vous envoyer en faire un, s'il l'estime nécessaire. On doit au minimum attendre six semaines après l'apparition des premiers symptômes.

Le scanner est indispensable lorsque l'imagerie traditionnelle n'a pas suffi à montrer une problématique significative suspectée. Dans ce cas il est obligatoire d'aller investiguer plus loin pour démasquer une éventuelle problématique plus profonde.

On peut avoir recours au scanner dans le cas d'un traumatisme sévère du dos, un accident de voiture, une chute de montagne ou encore un accident du travail. Le scanner avec l'IRM sont les outils d'investigation les plus efficaces pour desceller une problématique profonde, invisible à la radio.

Le scanner est l'arme absolue pour identifier notamment une hernie discale. Donc en cas d'irradiation dans la jambe, voire de paresthésie dans toute la jambe ou de douleur persistante au niveau des cervicales accompagnée d'une irradiation dans le bras.

Quand puis-je reprendre le travail ?

La réponse est le plus vite possible, si votre travail est un travail dont la pénibilité n'est pas trop importante. Car comme nous vous le disions, l'immobilisme et la station allongée ne sont vraiment pas la meilleure thérapie pour le dos.

Le fait de retourner au travail est important pour la psyché, car cela permet de reprendre une vie normale après un épisode difficile. Le travail peut vraiment faire partie des outils de retour à une vie fonctionnelle. Il permet de penser à autre chose qu'à ses douleurs.

On rencontre en cabinet de patients qui ont traversé de grands moments de solitude face à leur mal de dos et qui témoignent de leur bonheur d'avoir pu retourner au travail. Non pas pour le travail lui-même, mais pour le symbole que cela représente de pouvoir retourner à une vie active.

Parfois le retour est trop compliqué, car les douleurs sont toujours aussi présentes et dans certains cas augmentées par les contraintes du travail. Dans le cas où le mal de dos est né d'un surmenage, le repos peut être recommandé.

Il existe des structures spécialisées pour faciliter la reprise du travail et pour identifier un travail en adéquation avec la problématique de la personne qui souffre du dos.

Si votre mal de dos est un mal de dos simple, que rien de grave n'est identifié, dès que vous le pouvez, reprenez le chemin du travail !

Si j'ai mal, puis-je continuer à faire du sport ?

Alors que le sport est un véritable allié du dos, lorsqu'on commence à avoir mal au dos, il n'est pas forcément recommandé de faire du sport. Tout dépend du type de sport. Même la natation, qui est un sport recommandé pour le dos, peut occasionner une augmentation des douleurs de dos.

Si vous pratiquez vos sports habituels sans exagération en toute prudence et avec souplesse (si cela vous est encore possible), il n'y a pas de grande contre-indication.

Toutefois, lorsque votre mal de dos est la résultante de plusieurs tensions qui se sont accumulées. Un sport comme la course à pied sera susceptible d'ajouter une contrainte supplémentaire.

Il sera préférable d'aller vous faire manipuler ou traiter avant de continuer à faire du sport. Ceci pour éliminer un maximum de tensions avant votre activité sportive. Les conseils éclairés de votre médecin ou de votre ostéopathe vous seront sans doute d'un grand secours quant à l'attitude à adopter.

Chapitre 28

Dix idées reçues

Vous trouverez ici, des idées que l'on se fait sur le mal de dos, idées bien ancrées dans la conscience collective.

L'arthrose vertébrale est toujours douloureuse

C'est une idée fausse. L'arthrose peut sommeiller longtemps sans mot dire. Un beau jour, vous consultez votre médecin, parce que vous souffrez de la nuque par exemple, et ce dernier vous prescrit une radio. C'est à ce moment que vous découvrez que vos cervicales sont percluses d'arthrose et pourtant jamais jusque-là vous n'aviez senti la moindre douleur.

Vous pouvez aussi avoir de l'arthrose et n'en souffrir que de temps en temps en période de crise. Cependant lorsque le mot arthrose est évoqué, c'est souvent en référence aux douleurs qu'elle provoque. C'est sans doute pour cette raison qu'arthrose et douleurs sont difficiles à dissocier.

L'arthrose ne touche que les personnes âgées

Encore une idée fausse… Même s'il est vrai que dans la grande majorité des cas que l'on peut rencontrer, l'âge est un facteur d'usure et de vieillissement du rachis et des articulations.

Les personnes âgées ne sont pas les seules à souffrir d'arthrose. Il arrive que des personnes aient des malformations congénitales du bassin ou du dos favorisant l'apparition d'arthrose, parfois très tôt.

La pratique de certains sports de façon intensive comme le football, la gymnastique, le basket-ball peut occasionner une apparition prématurée d'arthrose.

La difficulté d'une tâche répétitive lors d'un travail physique ou le travail à la ferme dès le plus jeune âge sont autant de facteurs qui peuvent rendre précoce le processus arthrosique.

Il faut tout de même dire que dans un grand nombre de cas l'arthrose se développe à partir de la cinquantaine, et elle va dépendre de la qualité de vie des personnes touchées.

Il est plus rare de voir des patients de 75 ans qui ont une colonne vertébrale de jeune homme ou de jeune fille, mais cela arrive.

Une hernie discale, ça s'opère toujours

L'idée que la hernie discale s'opère systématiquement n'est pas juste. Il fut un temps où c'était une réalité. Il existe des pays où c'est encore le cas aujourd'hui. Lorsqu'on mettait la main sur une hernie discale qui occasionnait une sciatique, pire encore si cette sciatique occasionnait des fourmillements dans le pied, c'était la table d'opération assurée.

Aujourd'hui on est beaucoup plus mesuré avec les hernies discales. La précision de l'imagerie permet aussi de mieux cerner la taille et l'emplacement exact de la hernie. Dans un premier temps on va observer, comment se passe l'évolution des douleurs.

Un suivi thérapeutique peut être de bon augure, massages, manipulations douces, anti-inflammatoires, infiltrations, table de traction. Le plus fréquent est que les choses rentrent dans l'ordre d'elles-mêmes après quelques semaines de douleurs aiguës. Dans 80% des cas, la hernie se résorbe.

Un acte chirurgical peut être totalement salvateur si l'on se trouve dans une phase critique de douleurs terrifiantes (phase durant laquelle les douleurs ne cèdent à aucun médicament, y compris à la morphine), s'il y a perte de sensibilité totale dans la jambe ou dans le bras, cela dépendra aussi de l'emplacement de la hernie.

Quand on a mal au dos, on reste couché

Le repos a été pendant longtemps considéré comme l'allié de la personne qui souffre du dos, ce n'est plus du tout le cas aujourd'hui. Si vous souffrez du dos, évitez de partir faire un trekking dans l'Himalaya, cependant ne restez en aucun cas couché.

Continuez à vivre le plus normalement possible, sans exagérer. Le mouvement est bénéfique pour le dos. Vous parviendrez à diminuer vos douleurs en bougeant. Le mouvement, c'est la vie !

D'un point de vue psychologique, le fait de rester alité vous donne la sensation d'être vraiment malade. Il existe des hôpitaux d'avant-garde dans lesquels les patients s'habillent la journée comme dans la vie de tous les jours, tout simplement pour ne pas avoir l'impression d'être malade.

Vous ne pourrez plus jamais faire de sport

Voici encore une vue de l'esprit ! Il ne vous sera d'aucune manière impossible de refaire du sport après un épisode de mal de dos.

Certains médecins peuvent parfois vous décourager, et il est vrai que certains sports seront à éviter après un sérieux problème de dos. Mais le sport fera partie de votre rééducation. Il n'est pas rare de voir des patients reprendre la course à pied, voire le tennis après une intervention chirurgicale de hernie discale.

Attendez le temps qu'il faudra pour reprendre une activité, ne reprenez pas en pleine période de douleurs.

Le sport est votre meilleur allié pour renouer avec une vie normale. Sans vous surestimer, reprenez à votre rythme, à l'écoute des réactions de votre dos.

Une fracture vertébrale est toujours douloureuse

Si une fracture survient à la suite d'un accident, il est évident qu'elle est douloureuse. Elle vous demandera beaucoup de patience et de grandes précautions, peut-être même un séjour alité dans les premières semaines.

Une fracture vertébrale n'est pas toujours douloureuse. Il existe des fractures tassements par ostéoporose qui ne sont pas douloureuses. La vertèbre s'affaisse sur elle-même sans bruit.

Mon père a eu mal au dos, j'aurais mal au dos

Ce n'est pas parce que vos parents ont eu des problèmes de dos, des rhumatismes ou de l'arthrose, que vous aurez systématiquement mal au dos. L'hérédité génétique est une chose mais ce n'est pas pour autant une fatalité qui s'abat sur vous.

On entend trop souvent en cabinet, cette phrase : « Le mal de dos, c'est dans la famille. » Il peut y avoir une corrélation, mais ce n'est en rien une obligation. C'est de la peur que naît le glaive. Cela ne sert à rien de se programmer par avance un hypothétique mal de dos.

Les médicaments vont tout solutionner

Les antalgiques ou autres anti-inflammatoires qui concernent le traitement du mal de dos peuvent être d'une grande efficacité. Dans tous les cas, ils représentent un parachute en cas de douleurs importantes. C'est-à-dire qu'ils vont permettre de réduire les effets de la douleur, ainsi que l'inflammation dans certains cas. Mais cela ne suffira pas à tout régler.

Toutefois si vos douleurs de dos sont liées à un blocage vertébral ou à un déséquilibre du bassin ou du rachis, les médicaments ne suffiront pas. Il vous faudra aussi traiter votre mal de dos par d'autres méthodes.

Les campagnes publicitaires récentes qui conseillent de ne pas consommer des antibiotiques de façon systématique, invitent aussi, plus généralement, à un usage prudent et raisonné du médicament. Le médicament reste une solution immédiate qui peut soulager momentanément ou durablement, mais il ne permet pas d'agir sur l'origine du problème de dos. Le médicament va éliminer le symptôme sans pour autant traiter la cause.

Plus on a mal, plus c'est grave

Un mal de dos peut parfois être extrêmement douloureux, sans pour autant être grave. Prenons l'exemple d'un blocage vertébral dorsal, ce que l'on appelle un DDIM (dérangement douloureux intervertébral mineur), il peut être très douloureux, vous couper la respiration, sans pour autant être grave. Il suffira d'une petite manipulation vertébrale pour que les choses rentrent dans l'ordre.

Ainsi l'intensité de la douleur n'est pas un gage de gravité. Les douleurs neuropathiques sont toujours intenses, sans qu'elles soient le signe d'une pathologie ou d'une lésion grave.

Par ailleurs, on rencontre des problèmes de dos graves sans que les douleurs soient à se tordre.

Toutefois un mal de dos, surtout s'il est très important, ne doit jamais être pris à la légère. La douleur est toujours à prendre en considération, elle vient systématiquement vous signifier quelque chose.

Chapitre 29

Dix « pense-bêtes »

Vous trouverez des conseils de posture que vous pourrez noter sur un post-it et coller sur un coin de votre ordinateur, sur votre lieu de travail, ou encore sur le miroir de votre salle de bain.

Tenez-vous droit devant votre ordinateur

Installez-vous confortablement dans votre siège. Deux solutions s'offrent à vous : soit vous avez la chance d'avoir un siège ergonomique, auquel cas réglez toutes les composantes de votre siège afin d'avoir les lombaires bien calées. Ensuite rapprochez votre siège au plus près de votre bureau, afin de pouvoir conserver le dos calé et les coudes sur les accoudoirs, ceci pendant que vous tapez à l'ordinateur.

Sinon, vous pouvez aussi expérimenter cette posture : être assis au bord de la chaise, les jambes en appui sur le sol et légèrement fléchies, avec les pieds bien à plat. Cette position vous oblige à avoir le dos droit. Imaginez que vous portez un corset et que des petites lanières dans votre dos rapprochent les muscles de chaque côté de la colonne, et ramènent vos épaules en bas et en arrière, plutôt qu'en haut et en avant.

Veillez ne serait-ce qu'à avoir les épaules relâchées, et vous verrez vos journées seront beaucoup plus détendues.

Décroisez vos jambes

Les jambes croisées lorsqu'on est assis à un bureau engendrent plusieurs mauvaises choses. La première est une posture vrillée, car lorsque vous croisez les jambes, vous créez un déséquilibre du bassin, et comme vous le savez le bassin est le socle de la colonne vertébrale. Ainsi tout le corps se trouve vrillé, les épaules sont elles aussi en rotation, avec une épaule qui est plus en avant que l'autre. Cette posture prolongée est l'un des facteurs déclencheurs du mal de dos.

Veillez à avoir votre écran en face de vous

Les mouvements de rotation du tronc répétés sont préjudiciables pour le dos. Ainsi si vous pouvez éviter d'avoir votre écran sur votre gauche ou votre droite, c'est tout à fait préférable. Il est vrai que lorsqu'on reçoit du public dans un bureau, il est compliqué d'avoir son ordinateur face à soi, et lorsque vous tournez votre siège vers l'ordinateur, il est courant d'avoir dans cet axe soit les jambes gênées par des tiroirs de rangement, ou d'être plus éloigné du bureau et d'avoir de ce fait le buste qui se décale en avant pour pouvoir taper sur le clavier.

Réglez aussi la hauteur de votre écran

Votre ordinateur est votre fidèle compagnon, il est important qu'il soit adapté à votre usage. Si vous êtes habitué à travailler sur un ordinateur portable, il faudra veiller à ce qu'il soit rehaussé ou à brancher un clavier, pour que vous n'ayez pas en permanence une vue plongeante sur l'écran, car cela sollicite les cervicales de mauvaise manière. En effet un portable posé sur un bureau (à moins de disposer d'un écran de 17 pouces) oblige systématiquement à avoir une vision descendante.

Ce qui n'est pas le cas d'un poste fixe qui bénéficie d'un écran rehaussé, écran qui permet de conserver une vision parallèle au plan. Petite mise en garde : attention aux verres progressifs qui invitent à une hyperextension des cervicales. Un écran placé à mauvaise hauteur peut entraîner des tensions cervicales.

Faites des poses

La position assise, vous le savez, est une position qui nuit fortement au dos sur le long terme. C'est pourquoi pensez à faire des pauses, levez-vous, allez faire quelques pas dans le couloir, ou dehors. Ne restez pas assis toute la journée.

Et si l'on vous fait une remarque quant au temps que vous passez loin de votre bureau, répondez tout simplement qu'en faisant une pause vous optimisez la qualité du travail que vous fournissez.

Songez à respirer

Réglez votre montre ou votre téléphone sur chaque heure, afin qu'il vous bipe. À chaque bip, songez à respirer pendant au minimum une minute, cela sera sans doute plus discret que de vous promener toutes les heures en faisant de grandes inspirations et en poussant de grands soupirs. La respiration abdominale est la clef de la détente musculaire. En faisant cela vous ouvrirez ainsi systématiquement votre diaphragme et libérerez vos épaules. Cette pause s'avère beaucoup plus bénéfique pour la santé que la pause cigarette.

Faites quelques étirements

En vous référant au « *warm-up* » que je vous propose au chapitre 9, vous pouvez là aussi chaque deux heures, prendre quelques petites minutes pour étirer votre nuque, vos bras et votre dos. Mais vous pouvez aussi effectuer ces étirements en allant à l'armoire qui contient vos dossiers. Vous pouvez encore les réaliser en vous rendant aux toilettes ou à votre pause déjeuner. Les étirements ou autres mouvements sont autant d'habitudes qui devraient devenir des réflexes. Ils vous permettront de garder un dos en pleine santé.

Marcher tous les jours

« Il n'y a pas de mauvais temps, il n'y a que des gens mal habillés », parole d'un homme sage que j'ai eu la chance de soigner un jour. Comprenez par là qu'il faut marcher par tous les temps et en toute saison. Il est vrai que la marche pour vous rendre au bureau est le plus beau cadeau que vous puissiez vous faire. Mais il est important de marcher toute l'année.

Si vous avez une pause déjeuner, choisissez un restaurant à quelques encablures de votre bureau pour vous forcer à quelques exercices. Prenez toujours les marches dans le métro ou au travail. Une dispense peut vous être octroyée si votre bureau est au 35e étage. La marche est un exercice en plus, mais un exercice au combien bénéfique pour la totalité des muscles de votre squelette.

Votre bouteille doit être sur votre bureau

Boire est essentiel, pour la santé de votre organisme, pour votre dos et pour vos articulations. Lorsque vous les interrogez, nombre de personnes vous confient ne pas boire assez. Voici un condensé des excuses que l'on entend :

- La principale étant : « Je le sais, mais je n'y pense pas » ;
- Vient ensuite : « J'y pense en été parce que j'ai soif, mais jamais en hiver » ;
- Puis : « Si je bois, je dois tout le temps aller aux toilettes » ;
- Et enfin : « Il n'y a pas d'eau au bureau ».

Ainsi, pour parer à toutes ces excuses qui valent ce qu'elles valent, mettez une bouteille d'un litre cinq dans votre petit sac, emmenez-la au bureau et posez-la non pas sous le bureau entre la poubelle et les câbles d'ordinateur, mais sur votre bureau. Et buvez-la…

Vous pouvez noter sur cette bouteille en lettres d'or : « À boire dans la journée… »

Ou dessinez un smiley qui vous sourira à chaque fois que vous le croiserez du regard dans la journée.

Changez de position plusieurs fois par jour

Si vous en avez la possibilité, changez de position de travail plusieurs fois par jour pour ne pas enfermer votre corps et surtout votre dos dans une posture prison. Une posture qui est toujours exactement la même est mauvaise. Vous pouvez varier entre deux positions ou plus.

Ce n'est pas toujours évident de pouvoir changer, mais il faudrait vraiment le tenter. Si par hasard vous avez plusieurs chaises dans votre bureau, n'hésitez pas à en changer, simplement pour garder le corps en état d'adaptation à différentes stations assises.

Conclusion

Nous sommes arrivés au terme de ce voyage qui concerne le mal de dos. Mon souhait était de vous donner un aperçu le plus large possible des origines de votre mal au dos, ainsi que des solutions qui existent pour prévenir, prendre en main ou soigner votre mal de dos.

Nous avons tenté avec Sylvie Godon-Hardy de vous expliquer comment s'installe une douleur, comment se bloque un dos, et nous avons voulu vous aiguiller dans les démarches à entreprendre en fonction de vos douleurs : de la plus simple contracture, liée au stress le plus abstrait, à la fracture vertébrale la plus grave liée à un accident. Nous vous l'avons dit le dos est une structure centrale, impactée par la plupart des tensions et problèmes qui affectent notre corps. Nous avons tenté de vous présenter un panorama des techniques et thérapies qui peuvent apporter soit plus de confort, soit une guérison d'un mal de dos. Il existe sans doute d'autres techniques susceptibles de soulager un mal de dos, nous n'avons pas pu toutes les citer ici.

Et nous avons surtout voulu vous faire passer un message quant à l'idée d'une certaine ouverture aujourd'hui entre la médecine dite « classique » qui apporte un grand nombre de réponses dans le traitement de maux de dos sévères, et des thérapies différentes qui, lorsqu'elles sont pratiquées de manière sérieuse, peuvent amener un mieux-être quotidien non négligeable. Pour preuve, nous les voyons fleurir à l'hôpital.

Le mal de dos est un problème qui touche beaucoup de monde. Si l'on parvenait à mettre en place des techniques de prévention, une éducation du dos en quelque sorte, et un apprentissage des gestes à éviter, on parviendrait à préserver beaucoup de personnes de douleurs qui sont souvent difficiles à vivre. Notre dernier but était de vous proposer différents exercices et autres conseils pour vous rendre plus autonome, pour que vous puissiez améliorer par vous-même la situation dans laquelle vous vous trouvez. Nous espérons que ce voyage vous a permis de voir plus clair dans le paysage mal de dos, et que vous y avez trouvé des solutions pour prendre soin de votre dos et de vos articulations de manière plus efficace.

Index

24 heures du Mans, *101*

A

abdominaux, *145*
accident, *16, 49, 73, 74, 75, 76, 11, 162, 164, 214, 218, 219, 290, 294, 313, 320*
accidents vasculaires, *265*
accouchement, *115*
achillée, *280*
acide lactique, *176*
acouphènes, *165*
acupression, *258*
acupuncture, *115, 183, 247*
    points d', *260*
adolescents, *120, 126*
âge, *129*
alcool, *82, 127*
alimentation, *126, 167*
    vive, *168*
aliments
    à éviter, 173
    acidifiants, *169*
    alcalinisants, *169*
    contenant de la vitamine D, *172*
    contenant des oméga-3, *171*
Allemagne, *183*
alpinisme, *149*
amaigrissement, *196*
anesthésie, *232*
anévrisme aortique, *66*
anneau fibreux, *30*
antalgiques, *113, 202, 352*
antécédents familiaux, *82*
antibiotique, *259*
anticipation positive, *322*
antidépresseurs, *208*
antiépileptiques, *208*
antigène, *87*
anti-inflammatoires, *77, 204, 229, 245, 295*
    non stéroïdiens, *202, 205*
anxiété, *223, 296, 303, 315, 322*
apophyses transverses, *34*
aptonomie, *115*
aquacycling, *145*
aquagym, *145*
aquajogging, *145*
arc postérieur, *29*
arthrite
    ankylosante, *130*
    réactionnelle, *87*
    rhumatismale, *130*
arthrose, *46, 56, 58, 59, 80, 130, 147, 332, 349*
articulations, *13, 14, 29, 30, 64, 80, 147, 193*
    postérieures, *31*
    sacro-iliaques, *25*
arts martiaux, *101*
aspirine, *202, 204*
Association internationale de la douleur (ASP), *18*
attitude antalgique, *192*
attitude scoliotique, *192*
australopithèques, *10*

B

ballon, *158, 217*
basilic, *281*
basket-ball, *125, 349*
baskets, *147*
bassin, *11, 15, 23, 25, 32, 36, 108, 349, 352*
bébé, *114, 117, 159*
bec-de-perroquet, *82*
Bernard, Alain, *184*
Bibed, *119*
blocage, *17, 56, 88, 89, 92, 106, 109, 118, 152, 162, 165, 182, 14, 216, 220, 240, 270, 291, 325*
boxe, *101*
bras, *164*
brasse, *144*
bricolage, *16, 79, 92*
brûlure, *57, 190*
bruxisme, *105, 111*
burn out, *106*

C

calcium, *48, 125, 126, 168, 169, 170, 173, 196, 276*
cambrure, *191*
camphre, *281*
canal
    cervical, *69*
    rachidien, *65*
    vertébral, *40, 231*
cancer, *66, 70, 83, 88*
cartilage, *28, 31, 58, 80, 85, 332*
ceintures lombaires, *218*
cataplasmes de boue, *218*
céphalées, *35, 76, 131, 164*
cerveau, *18, 19*

cervicales, *17, 139, 148, 151, 155, 164, 220, 240, 244, 262, 311, 314, 332, 334, 335, 345, 349, 356*
cervicalgie, *53, 66, 187*
  symptomatique, *69*
cervicarthrose, *66, 67*
chaise, *157*
charnière
  cervico-thoracique, *27*
  cranio-vertébrale, *27*
  lombo-sacrée, *27*
  thoraco-lombaire, *27*
chaussures, *155*
chimpanzé, *11, 278*
chiropraxie, *270*
chirurgie, *21, 71, 78, 94, 125, 180, 218, 223, 226, 229, 230, 231, 232, 239, 245, 294, 321*
chocs, *100, 144*
  psychologiques, *86, 89*
chute, *16, 68, 71, 73, 79, 83, 108, 113, 121, 49, 162, 164, 208*
cigarette, *127*
circulation sanguine, *251*
clavicule, *26*
Clooney, Georges, *76*
cobalt, *276*
coccygodynie, *53, 71*
coccyx, *24, 25, 26, 37, 53, 71, 10*
codéine, *114, 203*
coliques néphrétiques, *66, 104*
collier cervical, *220*
colonne vertébrale, *11, 15, 23, 355*
colopathie fonctionnelle, *107*
compensation, *15*
Compex, *216*
compléments alimentaires, *177*
compression médullaire, *227*
conduite, *139*
constipation, *104*
contracture, *14, 20, 62, 66, 67, 77, 89, 95, 100, 152, 161, 192, 199, 201, 214, 258, 260, 265, 269, 282, 300, 331*
contraintes, *38*
corps vertébral, *28*
corset, *124*
corticoïdes, *48, 202, 207*
corticothérapie, *82*
côtes, *25, 26*
cou, *69*
coup du lapin, *67, 75*
courbatures, *74*
courbures, *25, 27, 191*
course à pied, *100, 145*
coxarthrose, *80*
crâne, *11, 26*
crawl, *144*
croissance, *71, 120, 122*
cruralgie, *19, 63, 77, 163, 262*
cubitus, *26*
cuisine, *142*
cuivre, *276*
cure thermale, *152*
cyclisme, *147*
cyphose, *25, 125, 144, 333*
  dorsale, *27, 36*
  sacrée, *27*

D

danse, *148*
décontracturants, *77*
dégénérescence discale, *58*
dentiste, *266*
dents, *110*
dermotomes, *41*
déshydratation, *176*
détox, *174*
diaphragme, *35, 105*
discarthrose, *59*
discectomie, *230*
discopathie inflammatoire, *62*
disque intervertébral, *28, 30, 58, 79*
doppler, *52*
dorsalgie, *19, 53, 54, 61, 70, 189, 196, 240*
dos crawlé, *144*
douleur, *18, 43, 54, 199*
  aiguë, *55*
  chronique, *56*
  diurne, *56, 190*
  inflammatoire, *56, 190*
  mécanique, *56, 190*
  myofasciale, *57*
  neuropathique, *56, 191*
  nocturne, *56, 190*
  psychogène, *57*
  sine materia, *57*
drainage lymphatique, *182*
dure-mère, *76*

E

eau, *176*
échauffement, *99, 142*
échelle numérique, 189
échelle visuelle analogique, 189
échographie, *43, 52*
électromyogramme, 50
électrostimulation, 258
éléments (cinq), 248
élimination, *181, 182*
émotions, *313*
encéphale, *40*
endométriose, *66*
endorphines, *20, 142*
enfants, *119, 159*
engourdissement, *190*
entorse, *65*
épaules, *25, 164*
épaulières, *221*
épendymome, *225*
équilibre, *13*
équilibre acido-basique, *169*
équitation, *148*

estomac, *104*
États-Unis, *18*
étiopathie, *271*
étirements, *74*, *99*, *142*, *357*
examen clinique, *191*
examens biologiques, *196*
examens d'imagerie, *196*
exercices, *309*
    de prévention, *152*
extension, *32*, *38*, *192*

F

fatigue, *106*, *293*
faux mouvement, *15*, *91*
femme enceinte, *113*
fémur, *26*
fer, *275*
fibrome utérin, *66*
fibromyalgie, *83*
fièvre, *190*
Fillon, François, *108*
flexion, *192*
force musculaire, *194*
fourmillements, *190*
flexion, *32*, *38*
fracture, *50*, *74*, *75*
froid, *14*

G

gainage, *142*, *150*
gaultherie, *281*
genoux, *143*
gestes (à ne pas faire), *335*
gluten, *168*
golf, *14*
grossesse, *114*
guérison, *17*, *313*
gymnastique, *114*
    abdominale hypopressive, *117*
    rythmique et sportive, *100*

H

hanche, *80*, *109*
handicapés, *238*
Hao Pi, *280*
Haute Autorité de Santé, *43*, *197*
hérédité, *95*
hernie discale, *21*, *48*, *56*, *59*, *62*, *64*, *67*, *68*, *71*, *79*, *99*, *109*, *197*, *230*, *332*, *350*
homéopathie, *283*
Homo sapiens, *11*
hormones, *114*
Huber, *217*
huiles essentielles, *281*
humérus, *26*
hydratation, *74*, *176*
hydromassages, *152*
hypercyphose dorsale, *57*, *192*
hyperlordose, *81*, *114*, *191*
hypertension artérielle, *107*
hyperthyroïdie, *83*
hypnose, *323*

I

imagerie médicale, *42*
imipraminiques, *208*
infarctus du myocarde, *70*, *104*
infection, *47*, *50*
infiltration, *77*, *209*
    articulaire postérieure, *210*
    épidurale, *209*
inflammation, *50*, *73*, *86*
intestin, *104*, *163*
intolérances alimentaires, *175*
IRM, *43*, *45*, *48*, *88*, *197*
IRS, *208*
IRSN, *208*
irradiation radiculaire, *193*

J

jambe, *163*
jardinage, *16*, *79*, *92*, *141*
jogging, *146*
John Fitzgerald Kennedy, *83*
judo, *101*

K

karaté, *101*
kinésithérapeute, *215*, *266*
kinésithérapie, *104*, *115*, *124*
kyste articulaire synovial, *197*

L

laminectomie, *78*, *231*
lampe à infrarouge, *217*
laser, *258*
laurier, *281*
lavande, *81*
lésion, *53*
    mécanique, *58*
    non mécanique, *60*
    osseuse infectieuse, *227*
    osseuse tumorale, *227*
    ostéopathique, *240*
Lewis, Carl, *111*
ligaments, *13*, *32*, *228*
    craniovertébral, *32*
    ilio-lombaire, *32*
    interépineux, *32*
    intertransversaire, *32*
    jaunes, *32*
    vertébral commun antérieur, *32*
    vertébral commun postérieur, *32*
listhésis, *197*
lithium, *276*
loi de Euler, *28*
lombaires, *12*
lombalgie, *53*, *61*, *122*, *187*

lordose, *25*, *157*, *334*
cervicale, *27*
lombaire, *27*
Louboutins, *157*
Lucy, *10*
lumbago, *55*, *56*, *58*, *62*, *65*, *88*, *89*, *159*, *190*, *207*, *211*, *240*, *260*, *282*, *331*
lutte, *101*
luxation, *71*

M

magnésium, *276*
maigreur, *83*
maladie d'Addison, *83*
maladie de Crohn, *87*
maladie de Scheuermann, *71*, *125*, *126*
maladies infectieuses, *88*
manganèse, *276*
manipulation, *104*
marche, *121*, *139*
marche sportive, *143*
massages, *104*, *181*, *309*
matelas, *154*
maux de tête, *164*
MBT, *156*
médecine
du sport, *214*
manuelle, *213*
nucléaire, *43*
médicaments, *77*, *199*, *352*
méditation, *138*, *324*
ménage, *141*
méningiome, *225*, *228*
ménopause, *82*, *173*
menthe poivrée, *281*
méridiens, *251*, *255*
méthode Mézières, *124*, *268*
mésothérapie, *211*
migraines, *164*
millepertuis, *280*
minéraux, *169*
mobilité, *192*
moelle épinière, *11*, *19*, *23*, *40*, *49*, *75*, *76*, *163*, *194*, *197*, *200*, *203*, *225*, *227*, *228*, *232*, *251*, *254*
morphine, *21*, *203*
motocross, *101*
mouvement, *13*, *38*, *290*
répétitif, *338*
moxibustion, *257*
Mozart, *121*
MRC (Medical Research Council), *194*
muscles, *11*, *13*, *15*, *33*, *268*
dorsaux, *33*
du cou, *35*
ventraux, *33*
musculation, *150*
myélopathie cervicarthrosique, *68*, *228*
myorelaxants, *207*
myotomes, *41*

N

natation, *114*, *124*, *144*
nerf sciatique, *63*, *163*, *261*
nerfs, *13*, *49*, *63*
crâniens, *40*
spinaux, *40*
neurinome, *225*, *228*
névralgie, *331*
cervico-brachiale, *19*, *68*, *228*, *229*, *262*
nucléus pulposus, *30*
Numération formule sanguine, *196*
nuque, *15*, *164*

O

obésité, *98*
occlusion dentaire, *109*
oligothérapie, *275*
oméga-3, *171*
ophtalmologiste, *266*
ordinateur, *355*
oreiller, *155*
Organisation mondiale de la santé (OMS), *18*, *84*, *201*
orthodontiste, *266*
orthoptiste, *266*
os, *13*, *85*
carpien, *26*
du tarse, *26*
métacarpien, *26*
métatarsien, *26*
ostéodensitométrie, *48*
ostéopathe, *240*, *267*
ostéopathie, *88*, *104*, *115*, *182*, *237*
ostéophyte, *82*
ostéoporose, *48*, *54*, *60*, *73*, *75*, *82*, *83*, *130*, *146*, *147*, *169*, *173*, *195*, *333*
ostéosynthèse, *78*

P

palpation, *19*
pancréatite, *104*
papillon, *144*
paracétamol, *114*, *202*
parachutisme, *101*
paralysie, *76*
parapente, *101*
paresthésie, *76*
parole, *315*
patchs, *280*
pathologie dégénérative, *58*
pelvis, *26*
péroné, *26*
phalanges, *26*
physiothérapie, *119*
phytothérapie, *278*
picotements, *190*
pieds, *267*
Pilates, *14*, *114*, *306*
pincement discal, *68*
plantes, *278*
podologie, *267*
podologue, *267*

poids, *97*
pollution, *86*
polyarthrite rhumatoïde, *61*, *83*, *85*
posturologie, *266*
potassium, *168*, *276*
préhistoire, *9*
primates, *9*
protéine C réactive, *88*, *196*

Q

qi, *248*

R

rachialgie, *43*, *44*, *53*, *195*, *203*, *212*, *223*
rachis
- cervical, *34*
- dorsal, *35*
- lombaire, *36*

radiographie, *196*
radiologie, *45*
radius, *26*
raideurs, *161*
randonnée, *143*
rayons X, *43*, *45*, *48*
rectocolite hémorragique, *87*
rééducation
- fonctionnelle, *219*
- posturale, *124*

réflexes ostéo-tendineux, *194*
réflexologie plantaire, *181*
reins, *104*, *162*
relaxation, *137*, *296*, *319*
remèdes naturels, *273*
repos, *211*
respiration, *325*
retraite, *131*
rhumatisme psoriasique, *87*
rhumatismes, *61*, *195*, *332*
rhumatologue, *201*
romarin, *281*
Ronaldo, Cristiano, *110*
rotation, *32*, *92*, *140*, *337*
rotule, *26*
rugby, *101*

S

sacralgie, *53*
sacrum, *24*, *26*, *36*, *53*, *210*, *225*, *240*, *261*
sangle abdominale, *146*
scanner, *43*, *46*, *79*, *197*
sciatique, *19*, *63*, *76*, *111*, *332*
- hyperalgique, *226*
- paralysante, *226*

scintigraphie, *43*, *49*, *197*
scoliose, *57*, *59*, *81*, *123*, *192*, *334*
sédentarité, *82*
Seignalet, docteur, *168*
seniors, *129*
sensibilité, *195*
signe
- d'Elvey, *193*
- de Babinski, *194*
- de Lasègue, *193*
- de Léri, *193*

singe, *12*
ski, *101*, *149*
somatisation, *108*
sommeil, *122*
sommier, *154*
sophrologie, *320*
souci, *279*
soulèvement, *141*
souplesse, *14*, *184*, *299*
spondylarthrite ankylosante, *83*
spondylarthropathies, *86*
spondylodiscite, *60*
spondylolisthésis, *46*, *65*, *78*, *232*
sport, *16*, *74*, *79*, *98*, *124*, *127*, *142*, *351*
- asymétrique, *99*
- de haut niveau, *184*

squelette, *25*, *26*
station
- debout, *10*
- quadrupède, *10*

sternum, *26*
stimulation médullaire, *233*
stretching, *117*, *300*
stress, *16*, *20*, *89*, *163*, *293*, *316*
Suisse, *246*
surcharge pondérale, *97*, *98*
surmenage, *105*
surpoids, *174*
syndrome
- de la queue-de-cheval, *64*, *225*
- douloureux rachidien, *227*
- du canal étroit, *78*
- lésionnel, *227*
- sous lésionnel, *227*

système EOS, *46*
système
- endocrinien, *254*
- immunitaire, *254*
- nerveux, *40*, *49*

T

tabagisme, *82*
tables d'étirements, *195*
taï chi, *14*, *305*
tassement, *46*, *60*
Taylor Still, Andrew, *239*
tendinite, *111*, *175*
tennis, *99*
tensions, *14*, *140*, *151*
tétraplégie, *74*
thalassothérapie, *152*
thérapie, *213*
thermalisme, *151*
thym, *281*
thyroïde, *70*
tibia, *26*
tomodensitométrie, *46*

tomographie par émission de positons TEP, *43*
torticolis, *58*, *67*, *88*
toxicomanie, *224*
toxines, *175*
traitement orthopédique, *124*
tramadol, *203*
trapèzes, *94*, *97*, *105*, *146*, *296*, *300*, *311*, *315*, *319*
traumatisme, *74*
traumatologie, *74*
travail, *15*, *79*, *93*
Trédaniel, Christian, *271*
triathlon, *102*
trou de conjugaison, *40*
tuberculose, *88*
tumeur, *47*, *50*, *66*, *195*, *197*, *228*

U

ulcère, *70*, *104*
Ulna, *26*
ultrasons, *43*, *216*
uncus, *45*
urgence, *225*
usure, *15*, *46*, *80*
utérus, *117*

V

vélo, *139*, *147*
  de route, *148*
  de ville, *147*
  VTT, *148*
ventouses, *258*
ventre, *103*, *122*, *163*
vertèbres, *28*, *232*
  cervicales, *24*, *26*
  dorsales, *24*, *26*
  lombaires, *24*, *26*
  soudées, *24*
vertebroplastie, *232*
vertiges, *109*, *110*, *165*, *203*, *208*
vésicule biliaire, *104*
vessie, *104*
vieillissement, *46*, *80*, *129*
vitamine D, *126*, *172*, *173*
vitesse de sédimentation, *88*, *196*
voie motrice, *41*
voies sensitives, *42*
voiture, *140*, *159*
volley-ball, *125*

W

warm-up, *143*
Wii, *150*
Woods, Tiger, *110*

Y

yang, *248*
yin, *248*
yoga, *14*, *122*, *137*, *295*, *299*, *302*

Z

zinc, *276*
zygarthrose, *64*, *191*